Los colegios profesionales y su razón de ser en el siglo XXI. Los colegios de farmacéuticos

© 2024. José Ignacio Centenera Jaraba
Ediciones Universidad de Navarra, S. A. (EUNSA)
Campus Universitario • Universidad de Navarra • 31009 Pamplona • España
+34 948 25 68 50 - Fax: +34 948 25 68 54
eunsa@eunsa.es

ISBN 978-84-313-3898-5
DL NA 4-2024

Imprime: Podiprint

Printed in Spain - Impreso en España

Cupón para la Biblioteca Virtual

Accede a la versión eBook de este título por solo **1,99 €**. Con la compra de este libro puedes utilizar el siguiente cupón para la lectura en *streaming** desde la Biblioteca Virtual. **Sigue estas instrucciones** para visualizar tu libro:

1. Dirígete a la web de la Biblioteca Virtual **https://ebooks.eunsa.es/library**.

2. En la web ve a **Iniciar sesión** e introduce tu email y contraseña. Si no estás registrado, deberás completar el proceso en **Registrarse**.

3. Tras registrarte, accede a la página del libro o lee el QR de esta página. Bajo el precio podrás **insertar el código oculto en el siguiente cupón** para activar la promoción.

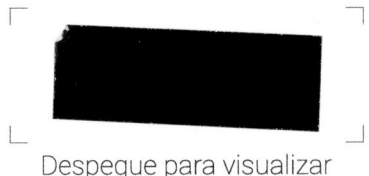

Despegue para visualizar

Acceso directo al eBook

Canjéalo en ebooks.eunsa.es

*Con acceso a internet desde cualquier navegador.

LOS COLEGIOS PROFESIONALES Y SU RAZÓN DE SER EN EL SIGLO XXI. LOS COLEGIOS DE FARMACÉUTICOS

JOSÉ IGNACIO CENTENERA JARABA

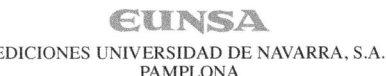

EUNSA

EDICIONES UNIVERSIDAD DE NAVARRA, S.A.

PAMPLONA

A mi esposa Sagrario.
A mis hijos: María, Borja, Nacho,
Covadonga, Jaime y Ana.
A mis nietos: Sonsoles, Jaime, Guadalupe,
Carmen, Carmencita y Teresa.
A mis padres: Pilar y Andrés.
Todos estáis en mi vida.

"Parece que toda arte y toda investigación, e igualmente toda actividad y elección, tienden a un determinado bien; de ahí que algunos hayan manifestado con razón que el bien es aquello a lo que todas las cosas aspiran"

(ÉTICA A NICÓMACO. Aristóteles. Libro I)

"Cada vez me parece más confirmada mi vieja idea de las raíces morales de la inteligencia. Mi convicción de que sin una considerable dosis de bondad se puede ser listo, pero no verdaderamente inteligente"

(APERTURA A LA VERDAD. Julián Marías)

ÍNDICE

CAPÍTULO 1

INTRODUCCIÓN

El diccionario de la Real Academia de la Lengua Española define que el vocablo profesión proviene de "professio", es decir "acción y efecto de profesar", pero también significa "empleo, facultad u oficio que cada uno tiene y ejerce públicamente". Analógicamente el término "profesor" deriva de la misma raíz; siendo éste la persona que "profesa" una ciencia e igualmente quien la enseña didácticamente en público. De esta forma podemos decir que el profesional lleva a cabo labores de carácter público y que a la vez actúa como didáctico; en todas las oficinas de farmacia los profesionales atienden y orientan a sus pacientes; en los bufetes, los abogados atienden a cuantos requieren de sus servicios; y en los centros sanitarios los médicos atienden a sus pacientes.

Así pues, el profesional realiza una función social reconocida, pública y reglamentada; al momento de recibir su título, jura ("protesta") comportarse bajo ciertos alineamientos éticos y morales bien concretos. Esta tradición contempla no sólo su actuación profesional, sino al mismo tiempo su conducta en la vida privada. Lo anterior, de hecho, establece la diferencia entre una profesión y un oficio. En la primera el individuo jura ("protesta") adecuar su comportamiento personal a una cierta Ética, en tanto que en el segundo no se plantea la existencia de algún contenido moral, aunque sí involucra el compromiso para realizar una labor técnica o artesanal bien ejecutada. En otras palabras, la moral del oficial se reduce a procurar hacer bien las cosas, mientras que la preparación del profesional le exige elaborarlas no sólo correcta y eficazmente, sino asimismo sostenidas en determinados principios morales, a hacerlas moralmente bien y a la vez a ser seres de bien, lo que en su conjunto conduce o debe conducir hacia una excelencia profesional virtuosa en la acción de profesar.

Desde los tiempos de la "Romanae Societatis", los diferentes profesionales se organizaron en Colegios Profesionales y como veremos más adelante, éstos fueron evolucionando y adaptándose a los diferentes estilos y requerimientos de la sociedad de forma que fueron construyendo las Corporaciones profesionales que hasta nuestros días han llegado.

Pero desde el último tercio del siglo pasado y al albor de ciertas corrientes socioeconómicas, se viene poniendo en cuestión, nuevamente, como si la historia se repitiese, la necesidad o no de la existencia de estas Corporaciones profesionales de interés público. Ya la historia nos relata que las corrientes liberales que surgieron posteriormente a la Revolución francesa en el siglo XVIII condujeron a la prohibición de este tipo de estructuras profesionales-sociales por considerarlas enemigas del progreso y de la revolución industrial. De la misma forma corrientes como, por ejemplo, el neoliberalismo ha intentado, también en nuestros días mediante otro tipo de justificaciones, eliminar a las Corporaciones profesionales tachándolas de corporativistas y de realizar prácticas anticompetitivas. Las corrientes suelen ser modas pasajeras, mudables y transitorias, la profesión es algo permanente en cuanto al tiempo y a sus fines.

Y como comenta López Guzmán[1] en una reciente publicación: *Es una realidad que, desde diversos sectores y con diversos argumentos, está siendo cuestionado el sentido y la función tradicional de los Colegios Profesionales.*

1.1. BREVE HISTORIA DE LOS COLEGIOS PROFESIONALES

Como bien referencia Salom Parets, en su excelente libro: "Los Colegios Profesionales"[2], los primeros datos de los Colegios profesionales se remontan al ordenamiento jurídico del Bajo Imperio Romano con los "Collegia", que se constituyeron como las principales bases de organización del trabajo de los profesionales en las ciudades del Imperio Romano. En este ámbito era importante el interés público de estas Asociaciones, cualidad requerida para ser constituidos los "Collegia", así aquellas profesiones que respondían al desarrollo de una función de utilidad colectiva o pública podían constituir este tipo de forma de Asociación. La autora señala que estos "Collegia", se asimilan en el "Digesto de Justiniano", a las Instituciones municipales, lo que en cierto modo les confería ya un carácter público,

---

[1] López Guzmán, J. *Los Colegios Oficiales y la excelencia profesional.* Albarelo. 2007; 13: 13-14.

[2] Salom Parets, A. *Los Colegios Profesionales,* Primera edición. Barcelona: Atelier; 2007. p. 25.

un interés público en realidad[3]. Así, en el ordenamiento jurídico del Bajo Imperio Romano, los "Collegia" se configuraban como las principales instituciones de la organización del trabajo en todas las ciudades de Roma, con una importante influencia política. Estamos ante unas instituciones que, ya en este momento, tenían encomendadas importantes funciones públicas, tal como demuestra el hecho de que la "Lex Iulia" exigiera como requisito a la creación de un *Collegia* que existiera un interés público real[4].

Tras la caída del Imperio Romano de Occidente, hemos de remontarnos hasta el siglo XI, momento de renacimiento de la industria y el comercio, para encontrar otro de los precedentes de los actuales Colegios profesionales. Así, fue en la Baja Edad Media y como consecuencia del renacimiento de la industria y del progreso cuando nacieron los gremios (*craft-guilds*). Asociaciones que agrupaban a los artesanos de un mismo oficio y que pretendían equilibrar la demanda de obras y el número de talleres activos, garantizando el trabajo a sus asociados, su bienestar económico y los sistemas de aprendizaje. Estas Asociaciones incorporaban intereses profesionales y particulares. Los gremios eran de adscripción obligatoria para los patrones y obreros de un mismo oficio, de manera que nadie podía ejercerlo si no formaba parte de éste, circunstancia que dio lugar a que los gremios se diseñaran en beneficio exclusivo de sus miembros, lo que los convirtió en enemigos del capitalismo y del progreso industrial. Eran, por tanto, Organizaciones bastante rígidas por lo que fueron prohibidos por las legislaciones de Francia e Inglaterra a finales del siglo XVIII, legislaciones muy progresistas, pero bien es cierto que uno de los factores condicionantes de esta, a nuestro juicio, poco reflexionada prohibición fue precisamente la nula capacidad de los gremios para evolucionar en toda su magnitud con los avances sociales.

Pero no podemos olvidar, a pesar de todo que uno de los resultados que ha sido de gran transcendencia es el de que se dio lugar, por acción de estas Organizaciones, al nacimiento de las Universidades, entre las que podemos citar las de Bolonia, París-Sorbona, Oxford o Cambridge a lo largo del siglo XI, aunque algunas como las de Paris y Oxford, aun no siendo catalogadas como tales en el citado

---

[3] Fanlo Loras, A. *Naturaleza y fines. La autonomía colegial.* En: Luis Martin-Retortillo, editor. *Los Colegios Profesionales a la luz de la Constitución.* Primera edición. Madrid: Civitas; 1996: 67-124.

[4] Trayter Jiménez, JM. *El futuro de los colegios profesionales.* En: José Eugenio Soriano García y Manuel Estepa Montero editores. *Por el derecho y la libertad. Libro homenaje al profesor Juan Alfonso Santamaría Pastor, vol. II.* Primera edición. Madrid: Iustel; 2014: 1439-1482.

siglo, ya a principios del siglo X se fundaron como colegios de estudios superiores, promovidos por estas Asociaciones de trabajadores, entre otros[5].

Entre los avatares que tuvieron que sufrir los Colegios profesionales en la historia hemos de resaltar la aparición del liberalismo como consecuencia de la Revolución francesa, como hemos comentado anteriormente. Así el 12 de marzo de 1776 se promulga el edicto de "Turgot", donde se produce un ataque frontal al sistema corporativo que es donde reside la técnica del buen hacer por parte de sus miembros colegiados. La Revolución Francesa, determinará la supresión de las Corporaciones[6].

El liberalismo doctrinario de principios del siglo XIX entendía a los Colegios como Organizaciones anacrónicas, relacionadas con los gremios, por lo que insistió en su supresión. Se apoyaban en los argumentos que estructuraban la corriente liberal imperante y su principio de no intervención del Estado. Pero el declive de los movimientos revolucionarios y liberales que surgieron con la Revolución Francesa, a mediados del siglo XIX proyecta de nuevo la aparición de los Colegios profesionales que ejercen como Organizaciones representativas de los intereses de sus profesionales y que además ostentan un fuerte peso político[7]. Lamentablemente, todavía no se había llegado a vislumbrar el excelente peso social que los Colegios profesionales podrían ejercer y donde desde nuestro criterio está una de las esencias de las profesiones, la labor humanística que pueden desempeñar en la sociedad.

En España, a partir de finales del siglo XVIII e influenciada por las corrientes liberales y revolucionarias, también aflora un rechazo hacia este tipo de Organizaciones, que se refleja en las Reales Órdenes de 26 de mayo de 1790 y de 1 de marzo de 1798. Fue necesario que se suavizaran los movimientos revolucionarios y liberales propios de la Revolución francesa para que, a lo largo de los siglos XIX y XX, aparecieran los Colegios profesionales, entendidos como Organizaciones representativas de los intereses de sus miembros y con un importante peso político (aún seguimos por tanto en la dinámica de ser más actores "lobbysticos" que humanísticos). Estas Organizaciones fortalecieron el sentimiento de las profesiones, apareciendo nuevos ámbitos en los que los Colegios desarrollarían su actua-

---

[5] Iyanga Pedi, A. *Historia de la Universidad en Europa*. Departamento de Educación Comparada e Historia de la Educación. Valencia: Universitat de València; 2000: 19-23.

[6] Ibíd. Salom Parets, A. *Los Colegios Profesionales*. p. 30.

[7] Mauriac, C. La corporation dans l'Etat [Tesis doctoral]: Bordeaux: Servicio publicaciones Université Bordeaux Montaigne;1941, p. 10.

ción. Así las cosas, los Colegios profesionales ejercían una actividad de control y registro sobre las titulaciones académicas de sus miembros, amparándolos en el ejercicio de sus profesiones frente al intrusismo profesional. Sin embargo, y pese a estas novedosas funciones, únicamente había Colegios profesionales en el seno de un número reducido de profesiones, que podríamos calificar como de tradicionales y que desempeñaban un papel importante en la sociedad, tales como: abogados o procuradores, agentes de cambio y bolsa, médicos o farmacéuticos, ingenieros civiles, arquitectos y aparejadores. Este proceso se vio interrumpido como consecuencia de la Guerra Civil de 1936 a 1939 pero, una vez finalizada ésta, se produjo una proliferación y extensión de los Colegios profesionales, especialmente en cuanto a las profesiones técnicas. Así, incluso durante los años del régimen del general Franco, los Colegios profesionales tuvieron un papel relevante en la sociedad, aprobándose en este periodo la Ley 2/1974, de 13 de febrero, de Colegios Profesionales[8].

1.2. PANORAMA JURÍDICO-COMPETENCIAL

En esta breve introducción acerca de los orígenes históricos de los Colegios profesionales, aflora uno de los principales problemas que, aún hoy en día, plantean estas Corporaciones, y es la contraposición entre los distintos tipos de intereses que las mismas defienden, y las dos almas que conviven en su interior. Por un lado, la defensa de los intereses de la profesión, de los antiguos intereses gremiales, los más importantes originariamente. Junto a ellos, la defensa de los intereses de las personas que se relacionan con ellos, de los intereses de toda la sociedad. El correcto ejercicio de la profesión respecto a los terceros usuarios debía también ser protegido por esas Corporaciones. Para ello, se las dota de potestades de control tanto del acceso (colegiación) como del ejercicio de la profesión (potestad disciplinaria). Además, y por último, se reconoce la autonomía colegial respecto de los poderes públicos con la finalidad de poder cumplir correctamente las anteriores funciones, proporcionándoles un cierto cariz de independencia[9].

En esa línea, la diversidad de los intereses defendidos por los Colegios profesionales a la que venimos haciendo referencia ha dado lugar a un amplio debate doctrinal acerca de la naturaleza jurídica de los mismos, cuestión de suma importancia en cuanto determina, entre otros extremos, su régimen jurídico. Sin ánimo

---

[8] Ley 2/1974, de 13 de febrero, sobre Colegios Profesionales. BOE núm. 40, de 15 de febrero de 1974.
[9] Ibíd. Trayter Jiménez, JM. *El futuro de los colegios profesionales* p. 14.

de ser exhaustivos las principales posturas defendidas en el seno de este debate son las siguientes:

a) La primera tesis, defendida, entre otros autores, por Fernando GARRIDO FALLA, Ramón ENTRENA CUESTA y Mariano BAENA DEL ALCÁZAR LÓPEZ-MUÑIZ[10], podríamos calificarla como dualista, pues entiende que los Colegios profesionales les resulta de aplicación el régimen jurídico público o el régimen jurídico privado, según el Colegio ejerza funciones de una u otra índole. Sin embargo, los autores que defienden esta teoría consideran que, en el elenco de funciones que desarrollan los Colegios profesionales, revisten de mayor importancia las funciones privadas, por lo que el régimen ordinario de dichos órganos será el privado. Cuando, de manera excepcional, ejerzan funciones públicas, les será de aplicación el Derecho Público, ostentando, entonces, la consideración de personas jurídico-públicas integradas en la Administración institucional[11].

b) La segunda de las posturas doctrinales es la que define a los Colegios profesionales como Corporaciones sectoriales de base privada, excluyéndose así, la consideración de éstos como administración de cualquier índole. Esta postura es defendida principalmente, por Eduardo GARCÍA DE ENTERRÍA y Tomás RAMÓN FERNÁNDEZ[12].

c) Gaspar ARIÑO ORTIZ y José María SOUVIRÓN MORENILLA defienden la última de las tesis, según la cual los Colegios profesionales se configuran como personas jurídico-públicas, que actúan en virtud de la descentralización corporativa y, por tanto, no se integran en la Administración del Estado. En la misma línea, Antonio FANLO LORAS, también considera a los Colegios profesionales como personas jurídico-públicas que ejercen funciones públicas que les son delegadas por las Administraciones Públicas, convirtiéndose en una suerte de Administraciones "ad hoc"[13].

Por su parte, el Tribunal Constitucional (TC) ha evolucionado desde una primera jurisprudencia en la que primaban los intereses particulares de las profesiones y, por tanto, su base privada (STC 123/1984, de 20 de febrero) a la más reciente que declara que son Corporaciones de Derecho Público, en donde las funciones principales a defender son funciones de carácter público, que son las

---

[10] Ibíd. Trayter Jiménez, JM. *El futuro de los colegios profesionales*. p. 15.
[11] Ibíd. Trayter Jiménez, JM. *El futuro de los colegios profesionales*. p. 17.
[12] Ibíd. Trayter Jiménez, JM. *El futuro de los colegios profesionales*. p. 18.
[13] Ibíd. Trayter Jiménez, JM. *El futuro de los colegios profesionales*. p. 18.

que realmente priman, aunque no ha dado el paso de declarar a los Colegios como verdaderas Administraciones Públicas (STC 1989/89, de 11 de mayo)[14].

Esta ambigüedad ha sido propiciada también por la regulación normativa posterior a la Constitución Española (CE) de 1978 (Carta Magna que no derogó la Ley 2/1974 de Colegios Profesionales, aunque sufrió diversas modificaciones "a posteriori") reflejada en diferentes Decretos, Reales Decretos-Ley y Decretos Estatales y Autonómicos que no siendo objeto de este trabajo no vamos a enumerar y desarrollar, pero que sí han conducido a una ambigüedad ciertamente preocupante que no define de una manera clara (jurídicamente hablando) el derecho que asiste a los Colegios profesionales y la clarificación de las funciones reconocidas de forma legal a los mismos. En base a lo descrito, nos encontramos con que resulta de aplicación el Derecho Administrativo en diversas esferas de su actuación (funcionamiento de los órganos del Colegio, ejercicio de potestades de colegiación, potestad normativa, sancionadora o disciplinaria). Asimismo, se aplica el Derecho Público a los trámites procedimentales en relación con los ciudadanos y sus propios colegiados. También en esas esferas, los actos del Colegio, provenientes de la Junta de Gobierno, la Asamblea General o los órganos unipersonales, son actos administrativos y es competente para su conocimiento e impugnación la jurisdicción contencioso-administrativa (arts. 1 y 2 Ley Reguladora de la jurisdicción contencioso-administrativa, Ley 29/1998[15]. Por su parte, se les aplica el Derecho Privado en las relaciones con el personal a su servicio y su patrimonio también se rige por este mismo Derecho Privado.

En definitiva, un panorama bastante confuso, con una normativa ciertamente dispersa y agravada por el reparto competencial que, en este ámbito, existe entre el Estado y las Comunidades Autónomas (CCAA)[16]. Estas cuestiones, a nuestro entender, requieren de una revisión normativa que, aunque se nos antoja va a ser de generación compleja, sí que es necesaria para aclarar el marco jurídico y el espacio de competencias que requieren los Colegios profesionales en la sociedad compleja de la España actual. Es cierto que caminamos hacia una sociedad más abierta que corporativa, más instrumental que institucionalizada, y la liberalización de las estructuras profesionales es un paso necesario que hay llevar a cabo

---

[14] Ibíd. Trayter Jiménez, JM. *El futuro de los colegios profesionales.* p. 19.
[15] Ley 29/1998, de 13 de julio, reguladora de la Jurisdicción Contencioso-administrativa. BOE núm. 167, de 14 de julio de 1998.
[16] Ibíd. Trayter Jiménez, JM. *El futuro de los colegios profesionales.* p. 20.

mediante procesos normativos que no supongan traumáticas decisiones sobre Organizaciones profesionales. La solución a estos problemas no pasa, en nuestro Ordenamiento jurídico, por suprimir los Colegios profesionales o vaciarlos de contenidos o modificar sus funciones o reducirlas a la mínima expresión. Muy al contrario, la tradición y la eficacia social que han demostrado sobradamente a lo largo de los años necesita una adaptación a los nuevos tiempos[17]. Lo que no nos hemos puesto como objetivo de investigación en esta reflexión alrededor de los Colegios profesionales, es empezar a sentar aspectos de adaptación normativa, no es nuestro objeto realizar grandes proposiciones en el campo del Derecho, pero sí sugerir revisiones de sus funciones, aportar algunas nuevas y aumentar las capacidades de los Colegios profesionales para que puedan responder a las demandas de los profesionales que los conforman y a las de la sociedad a la que sirven.

1.3. EL ACTUAL CUESTIONAMIENTO DE LA UTILIDAD DE LOS COLEGIOS PROFESIONALES

Es notorio que por múltiples razones los Colegios profesionales se encuentran en la sociedad actual nuevamente cuestionados en su utilidad para con sus colegiados y en su aportación en la mejora de la sociedad, muchas veces también por ciertos intereses, digamos libertarios que obedecen más a acciones de "lobby" que a justificar una ineficacia real de la necesaria labor que realizan. Pero es cierto que son muchos los profesionales que se preguntan si es necesario y útil pertenecer a ellos, si les aporta algún tipo de beneficio en su ejercicio o alguna tutela en su quehacer diario. Es cierto que muchos Colegios están reaccionando con excesiva lentitud a ciertas nuevas realidades y no están dando una respuesta adecuada a las necesidades de los colegiados vinculadas a determinadas cuestiones relacionadas con el ejercicio profesional. Y entre otras cuestiones nos queremos referir a la transparencia, a las políticas en calidad de los servicios, a la respuesta a los diferentes dilemas éticos que surgen día a día y a la responsabilidad e integridad profesionales. Es un reto que la nonata Ley de Servicios y Colegios profesionales nos colocaba en un horizonte muy próximo, pero no se ha hecho nada desde entonces. Y en esto sí nos jugamos su credibilidad y, en cierta medida, nuestra legitimidad social porque muy vinculado a ello se encuentra la protección eficaz de los derechos de los ciudadanos y la satisfacción de sus intereses. Así como la

---

[17] Barranco Vela R. *Comentarios a la Ley de Sociedades Profesionales*. 1.ª ed. Cizur. Navarra: Aranzadi SAU; 2012. p. 1149-1231.

Deontología Profesional, la libertad, la independencia, la integridad, la excelencia y la dignidad profesionales.

Entre las críticas que actualmente se vierten sobre la necesidad de la existencia de los Colegios profesionales se pueden destacar, entre otras: el riesgo que supone la subsistencia de un corporativismo desmesurado; la falta de capacidad de los Colegios para ofrecer respuestas satisfactorias acordes a los nuevos tiempos y a los nuevos dilemas de toda índole que van surgiendo; o, simplemente, el considerar que se trata de una figura obsoleta, más propia de otros siglos que de la época contemporánea[18]. Sin duda, detrás de cada una de estas aseveraciones puede haber algo de cierto. Son los profesionales jóvenes, como bien comenta Amando de Miguel, los que más necesitan servirse de la Organización colegial. Pero son esos mismos jóvenes profesionales los que suelen alejarse un tanto de la colegiación. Los Colegios aparecen así dominados por aquellos estratos de profesionales que están más instalados profesionalmente y que podría parecer que son los que menos necesitan de esa afiliación, aunque esto tampoco es absolutamente cierto en la vida de un profesional. Uno de los objetivos perentorios de casi todos los Colegios actuales es la de reconquistar la participación de los jóvenes. Se impone una redefinición de las funciones colegiales, que seguramente tienen que ver más ahora con el empleo, la formación técnica continuada, la acreditación del ejercicio profesional y su desarrollo en cuestiones como la formación humanística y Bioética que les conduzca por los caminos de la excelencia profesional. Un planteamiento que a nuestro juicio sería necesario, es el de buscar fórmulas que establezcan esa formación de posgrado de forma más reglada, a caballo entre la Universidad y los Colegios profesionales, con una colaboración más eficaz de cada institución en su correspondiente papel, de esta forma el Colegio podría establecer las necesidades de dicha formación y en colaboración con las Universidades y los entes acreditados en la formación, desarrollarla e impartirla, en este caso la dedicación de formadores correría a cargo de éstos últimos que suelen ser los capacitados y los

---

[18] De Miguel Rodríguez, A. *El modelo de las profesiones liberales en una sociedad compleja. Evolución y adaptación a la realidad.* En: *Aportación de los Colegios profesionales a la sociedad.* 1.ª ed. Madrid: Unión Profesional; 2004. p. 10-21.
De Miguel mantiene que los Colegios Profesionales no son reminiscencias de otras épocas. "No es así porque se incorporan nuevas profesiones y porque el conjunto de profesionales supone un estrato muy significativo en la realidad económica de una sociedad compleja. El más de medio centenar de profesiones colegiadas que hay en España (repartidas en cerca de mil Colegios Profesionales) agrupa a más de millón y medio de personas, prácticamente todas con título universitario. Es evidente la enorme contribución de recursos humanos que significa ese conjunto".

Colegios serían los impulsores y los coordinadores de la misma. Por eso es preciso también aproximar mucho más a los Colegios con la Universidad, ente formador de los nuevos profesionales; el tradicional "desenganche" que existe entre ambas instituciones (aunque últimamente parece que muy poco a poco va cambiando), no favorece nada que los jóvenes sientan la necesidad de acceder a los Colegios. Por otro lado, debería ser conveniente que las instituciones colegiales participasen de forma más activa en el desarrollo del perfil profesional de los futuros graduados, cuestión ésta que consideramos de radical importancia para la mejora sustancial de los planes de estudio y al mismo tiempo trasladar las futuras necesidades de formación continuada a estas instituciones.

Según indica Rafael Barranco Vela[19]: *estamos en presencia de un tema en el que existen cuestiones muy heterogéneas, pero al mismo tiempo imbricadas entre sí. Al cuerpo sustantivo formado por el concepto de profesional y el principio de libertad profesional se le van uniendo multitud de «escamas», que hacen necesario que para su estudio se tengan que contemplar otras perspectivas distintas a la del mero análisis jurídico. Por ello, para adentrarse en la problemática profesional, y más desde el aspecto normativo, se tendría que centrar el debate sobre quién es un profesional, qué tipos existen, cómo se regulan sus Asociaciones y las distintas formas de asociarse. Y todo ello además sin dejar de perder de vista la proyección social, económica e internacional del tema. Necesitamos acudir a conceptos que han sido desarrollados, principalmente por la sociología de las profesiones, porque una pequeña reflexión al respecto será necesaria para estudiar un tema sobre el que planean diferentes consideraciones y relaciones sociales. No obstante, esta cuestión excede de las posibilidades de este estudio, aunque no por ello podemos dejar al menos señalado este aspecto de la materia, pues la situación actual es fruto de una herencia histórica que supone un previo determinismo y dependencia estatal de determinados sectores profesionales, y que además provoca diferencias abismales en el tratamiento de los diferentes grupos de profesionales e incluso la tradicional carencia de suficientes grupos de interés. Al fin, un proceso socialmente peligroso, ya que puede conllevar a nuevas desigualdades y conflictos en torno a los mecanismos que deben imperar para que los intereses particulares no primen sobre los generales. Por otra parte, la falta de un absoluto voluntarismo corporativo en algunas profesiones, y la proliferación de otros grupos de interés —notas fundamentales a cualquier sistema corporativo en una sociedad democrática moderna—, generan fuertes contradicciones ante la prevalencia de determinados intereses particulares.*

---

[19] Ibíd. Barranco Vela R. *Comentarios a la Ley de Sociedades Profesionales.* p. 1149-1231.

Es verdad que en nuestro país hace falta una rigurosa reflexión e incluso un gran plan estratégico que, desde una perspectiva integral, muestre lo que son los Colegios profesionales y lo que son capaces de ofrecer a una profesión en todas sus vertientes y capacidades de servicio, tanto para los profesionales jóvenes que acceden al mercado de trabajo como para el resto de los ya instalados y que precisan de una formación continuada y una actualización de conceptos constantes, así como la valoración de la introducción en el ejercicio profesional de sistemas de acreditación y de recertificación. Sólo una consideración de estas características podrá mostrar con claridad las profundas razones que sustentan la necesidad y la conveniencia del mantenimiento, en el siglo XXI, de los Colegios profesionales. Pero está claro que como de los errores del pasado siempre se aprende, es preciso evolucionar de forma correcta con la sociedad y hacerlo bien, sin olvidar la esencia del humanismo y de la dignidad de las personas. Este es, en definitiva, el objetivo que perseguimos. Y de acuerdo con este enfoque, el interés no radica tanto en describir que han sido, y que son los Colegios profesionales, como en indagar más en las razones que deben impulsar la pervivencia de dichos entes, la gestión del cambio, la introducción de la innovación, el incremento de la transparencia y las actitudes y actividades que éstos deben desarrollar no sólo para adaptarse al nuevo milenio, sino para mejorar de manera notoria a sus profesionales, para humanizarlos más, para que realmente conozcan la verdad con letras mayúsculas y para que se conduzcan a un grado de excelencia y de integridad profesionales que es lo que demanda la sociedad en nuestros días y para que puedan también servir de faro y guía de las mismas.

La Deontología siempre está de moda y debe estar siempre presente en el ejercicio de un profesional, es nuestra esencia, nuestro DNA. Y las cuestiones más relevantes a las que se enfrenta en el momento actual aparecen precisamente vinculadas a esas nuevas realidades a que nos estamos refiriendo. Esto es, a las nuevas tecnologías, a las nuevas formas de organizarse en el ejercicio profesional (Sociedades Profesionales), a la calidad de los servicios y a la satisfacción efectiva de los derechos e intereses de los ciudadanos usuarios de los servicios profesionales. Es nuestra seña de identidad. Por eso necesitamos seriedad absoluta en este punto. *Sin Deontología, los Colegios no harían falta. Me atrevo a decirlo así*[20]. Es más, se trata de la manifestación más importante de las funciones públicas asig-

---

[20] González Cueto T. *Las competencias de los Colegios en relación con la ordenación y ejercicio de la profesión*. En: Muñoz Machado S, dir. *Historia de la abogacía española*. Vol.2. Madrid: Aranzadi Thomson Reuters; 2015, p. 1673-1703.

nadas a los Colegios y, por ello, su principal razón de existir. Así lo ha afirmado el TC. Su Sentencia de 17 de enero de 2013 sobre el recurso de inconstitucionalidad planteado por el presidente del Gobierno de España contra el art. 32º de la Ley del Parlamento de Andalucía 15/200[21] es importante por varias razones. Reitera la competencia estatal para regular con carácter básico los Colegios profesionales (de acuerdo con el art. 149º.1 18ª de la CE) en su fundamento jurídico 5º, vinculando así al legislador autonómico. Pero nos interesa más otra reflexión del Tribunal que se refiere precisamente a la esencia y razón de ser de la institución colegial. En el fundamento jurídico 6º afirma que la razón de atribuir a los Colegios y no a la Administración las funciones públicas sobre la profesión –de las que constituyen el principal exponente la DEONTOLOGÍA y la ÉTICA PROFESIONAL– y, con ello, el CONTROL de las DESVIACIONES en la PRÁCTICA PROFESIONAL, estriba en la pericia y experiencia de los profesionales que constituyen su base corporativa.

Es decir, el constituyente, al redactar el art. 36º de la CE y el legislador al desarrollarlo, han atribuido conscientemente una serie de competencias públicas a los Colegios y no a las Administraciones territoriales o institucionales por razones esenciales de eficacia (conviene recordar que el principio de eficacia rige la actuación de la Administración y se recoge en el art. 103º.1 de la propia CE) basadas en la *pericia y experiencia de los profesionales que constituyen su base corporativa*[22].

Por esta razón, y apoyándonos en *Aristóteles* en lo que manifestaba en su libro *Ética a Nicómaco*[23], *lo propio del sabio es sobre todo ordenar,* y en ese aspecto que se escribe tan sencillo, se encierra un gran contenido del que ningún Colegio se debería abstraer.

---

[21] Tribuna Supremo. Sentencia núm. 3/2013, de 17 de enero de 2013. FJ 5 y 6.
[22] González Cueto T. *Colegios Profesionales: una institución evolutiva.* (conferencia, Unión Interprofesional Comunidad de Madrid, 12 de julio de 2016). [Internet] [consultado el 16 de abril de 2017] Disponible en: https://docplayer.es/211935626-Union-de-colegios-profesionales-alicante.html
[23] Aristóteles. *Metafísica.*1.ª ed. Madrid: Gredos; 1994. p. 18.

CAPÍTULO 2

LA CONFIGURACIÓN LEGAL DE LOS COLEGIOS PROFESIONALES

2.1. HISTORIA DE LA GÉNESIS DE LOS COLEGIOS PROFESIONALES EN ESPAÑA

España, en la época de desarrollo del liberalismo del siglo XVIII, tratado brevemente en el punto primero de la introducción, no queda alejada de las tesis liberales que impregnaron toda la sociedad de ese tiempo; así en 1790 y 1798 se dictaron Reales Órdenes, en la Constitución de Cádiz de 1812 y en el decreto de 1813, en las que se determinará la libertad de industria sin necesidad de realizar para poder ejercer, examen, título o incorporación a ninguna Organización profesional o gremial. En una clara oposición a los Gremios, origen de los Colegios profesionales.

En España, los Colegios profesionales se comenzaron a impulsar desde los claustros de las Universidades como órganos de agrupación de profesionales en pro de la defensa de sus derechos, siendo los primeros colegios los relacionados con las actividades sanitarias y jurídicas.

A partir del segundo tercio del siglo XIX, la larga tradición de los Colegios en España se fue reconstituyendo poco a poco, después del "ataque" del liberalismo que los convirtió en Corporaciones proscritas, hasta terminar adquiriendo la estructura reconocible de nuestros días. Con origen en la ley Moyano de 1857, se establece entonces la correspondencia entre títulos educativos y profesiones. El caminar de los tiempos hará que la tecnología, la ciencia y en general la evolución del saber emerjan gracias a una combinación de elementos, como la educación universitaria, la formación práctica, e incluso el quehacer cotidiano. Tal y como referencia Salom Parets en su excelente trabajo: *el nacimiento de nuevos colegios durante la segunda mitad del siglo XIX favorece el fortalecimiento del sentimiento de las profesiones y esto se traduce en la aparición de nuevos ámbitos sobre los que los Colegios desarrollaran sus actividades*[24].

Toda esta normalidad de las instituciones desaparece por completo durante los años de la Guerra Civil española entre 1936 a 1939 y es entre los años 1940 a 1960 cuando se produce una reconstitución de los Colegios profesionales y una proliferación de estos con su propia autonomía colegial que los diferenció sustantivamente de otras estructuras asociativas como los Sindicatos verticales, tal y como señalan los profesores Calvo Sánchez[25] y Parada Vázquez[26].

La incorporación de la regulación jurídica de los Colegios profesionales a la Constitución Española (CE) constituye una absoluta novedad tanto en nuestro ordenamiento jurídico como en el Derecho Comparado, dado que hasta la CE de 1978 el silencio en la Norma Suprema respecto a dichas Corporaciones era absoluto, tan solo existía una referencia en la Ley 2/1974 aprobada por las Cortes del régimen anterior, en la que se reconoce la autonomía colegial. Se trató de una enmienda "in voce" presentada por el diputado Miguel Herrero y Rodríguez de Miñón y defendida por el diputado Óscar Alzaga Villaamil (ambos del partido político Unión de Centro Democrático) la que llevó, por vez primera, a la Comisión Constitucional del Congreso de los Diputados Constituyente, a introducir el término: "Colegios" en los debates parlamentarios. Posteriormente, durante la sesión de 22 de agosto de 1978, en la Comisión del Senado Constituyente el Senador Antonio Pedrol Rius (Senador por designación real) presentó una enmienda "in voce" del siguiente tenor literal: *La Ley regulará las peculiaridades propias del régimen jurídico de los Colegios profesionales con estructura interna y funcionamiento democráticos.*[27]

Finalmente, el artículo 36° de la CE es el que establece que: *La Ley regulará las peculiaridades del régimen jurídico de los Colegios profesionales y el ejercicio de las profesiones tituladas. La estructura interna y el funcionamiento de los Colegios deberán ser democráticos.*

---

[24] Salom Parets A. *Los Colegios profesionales.* 1ª ed. Barcelona: Atelier; 2007. p. 33.
[25] Calvo Sánchez L. *El régimen jurídico de los Colegios profesionales* Madrid: Unión Profesional, Civitas; 1998. p. 62.
[26] Parada Vázquez R. *Derecho Administrativo II, organización y empleo público.* 16ª ed. Madrid-Barcelona: Marcial Pons; 2003. p. 317.
[27] Barranco Vela R. *Comentarios a la Ley de Sociedades Profesionales.* 1.ª ed. Cizur (Navarra): Aranzadi SAU; 2012. p. 1149-1231.

Dos son las notas fundamentales que el art. 36º CE establece en relación con los Colegios profesionales: la Reserva de Ley y la estructura interna y funcionamiento democráticos. La Norma Suprema atribuye al poder legislativo la regulación del régimen jurídico de los Colegios profesionales, lo que habrá de hacerse mediante una norma con rango de ley, esto es, establece una Reserva de Ley para la regulación de los Colegios profesionales, pero la Constitución no modifica el concepto de Colegios profesionales que se contiene en la Ley 2/1974 (preconstitucional) ni determina la naturaleza jurídica de los mismos. Así lo ha declarado el Tribunal Constitucional en su Sentencia 11/1989, de 11 de mayo, al decir que: *Así es como la legislación vigente configura a los Colegios profesionales, según el artículo 1 de la Ley 2/1974 de 13 de febrero: Corporaciones de Derecho Público, amparadas por la Ley y reconocidas por el Estado, con personalidad jurídica propia y plena capacidad para el cumplimiento de sus fines*. A lo que añade el art. 4º de la propia Ley 2/1974: ... *la creación de los Colegios profesionales se hará mediante ley, a petición de los profesionales interesados*. Estos preceptos han sido ratificados por la Ley 74/1998, de 26 de diciembre que modifica la Ley de Colegios profesionales (LCP). La Constitución no ha modificado ni alterado esta concepción legal, pese a la novedad que supone en la historia constitucional haber introducido en la nuestra una norma como la del art. 36º. Antes bien, reconoce y sanciona la intermediación de la Ley, con un importante matiz justificativo, al señalar ... *las peculiaridades propias del régimen jurídico de los Colegios profesionales*, con los que ya parece distinguirlos de las restantes personas jurídicas o Asociaciones, sean de interés público o privado. Por consiguiente, cierto es que la Constitución Española, como antes se ha dicho, si bien "constitucionaliza" la existencia de los Colegios profesionales, no predetermina la naturaleza jurídica de los mismos, ni se pronuncia al respecto, pero hay que convenir que con su referencia a las peculiaridades de aquéllos y a la Reserva de Ley, viene a consagrar su especial "peculiaridad" ya reconocida por la legislación citada.

2.2. PERSONALIDAD JURÍDICA Y CAPACIDAD DE OBRAR

2.2.1. *Personalidad Jurídica*

Los Colegios profesionales, como ya hemos comentado, son instituciones con una larga tradición e historia casi milenaria, pero a pesar de ello siguen estando de candente actualidad porque deben seguir evolucionando en su estructura corporativa en todos los aspectos, especialmente los de su personalidad jurídica;

pero sin olvidar la necesidad de que en esa adaptación no se pierdan de vista no sólo los aspectos meramente técnicos y jurídicos, sino también los humanísticos y aquellos que conducen a un desarrollo profesional virtuoso y que se dirigen a conseguir la excelencia profesional. Hemos de tener en cuenta que todas las normas profesionales afectan a un gran colectivo de profesionales que según datos de la organización que agrupa a la mayoría de los Colegios profesionales, la Unión Profesional (UP), alcanza los casi un millón y medio de personas[28], además su trabajo afecta también de forma directa a los casi cuarenta y siete millones y medio de ciudadanos de nuestra nación, especialmente cuando la actividad que ejercen, prácticamente su inmensa mayoría, se inserta en los servicios públicos.

Pero resulta verdaderamente paradójico, en palabras de Juan Ramón Fernández Torres: *que la Constitución Española no disponga de un reconocimiento expreso a la libertad profesional*[29], aunque bien es cierto que sí aparece en el texto constitucional un original reconocimiento expreso a los Colegios profesionales que se introdujo, como ya hemos mencionado, tras sendas enmiendas "in voce" y que se encuentra contenido en el art. 36º. A pesar de lo general y poco sucinta que resulta la redacción de este artículo, sí se puede comprobar que existe una específica mención y reconocimiento jurídico muy importante a los Colegios profesionales y a sus propias peculiaridades, tales como la capacidad para constituir unas Organizaciones profesionales para el ejercicio de las profesiones tituladas. Es evidente que no son las únicas Organizaciones profesionales reconocidas (Asociaciones, Sindicatos…), incluso en el ámbito de las profesiones tituladas, pero lo que sí ha dictado la jurisprudencia constitucional es el mantenimiento de la diferenciación entre lo que es un Colegio profesional frente a otras Organizaciones, ya que aun siendo Asociaciones también, presentan características peculiares frente a las otras, con reglas legales propias de las que se deduce que a los Colegios profesionales no se les pueden aplicar las normas desarrolladas para las entidades jurídico-privadas[30].

Por tanto, la premisa para tener en cuenta en el estudio de todo lo referente a la personalidad jurídica de los Colegios profesionales es la redacción con la que

---

[28] Revista Profesiones. Unión Profesional, acceso el 20 de octubre de 2018, http://www.profesiones.org/index.php/profesionales/acerca_de_profesiones/edita

[29] Fernández Torres, JR. *El régimen de las profesiones*. En: Tomás Cano Campos ed. *Lecciones de derecho administrativo*. Madrid: Iustel; 2009. p. 251.

[30] Fernández Torres JR. *El régimen de las profesiones*. En: Tomás Cano Campos ed. *Lecciones de derecho administrativo*. Madrid: Iustel; 2009. p. 265.

figura el art. 36º de la CE: *La ley regulará las peculiaridades propias del régimen jurídico de los Colegios profesionales y el ejercicio de las profesiones tituladas. La estructura interna y el funcionamiento de los Colegios deberán ser democráticos*, como ya hemos comentado antes. Los Colegios profesionales, por tanto, asumen una propia individualidad y especialidad frente a otros tipos organizativos y asociativos previstos en nuestra Constitución, como los Sindicatos de trabajadores, y las Asociaciones empresariales (art. 7º CE) o *las Organizaciones profesionales que contribuyan a la defensa de los intereses económicos que les sean propios* (art. 52º CE). Los Colegios son entidades constituidas en torno a la condición de "profesional titulado" de sus miembros, mientras que las Organizaciones a las que se refiere el art. 52º se crean en razón a la defensa de los *intereses económicos propios*[31]. Hay, por tanto, una doble dimensión en los Colegios profesionales, pública y privada pues no solo realizan funciones de defensa y promoción de los intereses legítimos de sus miembros colegiados, sino que también realizan una verdadera función social de interés público, velando por el adecuado ejercicio de las profesiones tituladas en la sociedad, ofreciendo a los ciudadanos todas las garantías necesarias para que esa función sea llevada a cabo con reconocida excelencia.

Se reconoce en el art. 36º de la CE una Reserva de Ley de manera expresa para elaborar la regulación de los Colegios profesionales y el ejercicio de las profesiones tituladas, dicha reserva legislativa afecta no solo al profesional sino también a la organización donde éste se integra. Además, es necesario aclarar que dicha reserva se establece para los profesionales titulados y dentro de su adscripción a un Colegio profesional. Este hecho legislativo es consecuencia de la Sentencia del Tribunal Constitucional (STC) de 24 de junio de 1984 en la que el propio tribunal aclara que el significado último es el de asegurar que la regulación de los ámbitos de libertad que corresponden a los ciudadanos dependa exclusivamente de la voluntad de sus representantes, constituyendo una garantía esencial en nuestro Estado de Derecho y a la vez una evolución jurisprudencial que ha sido muy favorable a ese criterio, independientemente de que parte de la configuración haya sido realizada por una ley preconstitucional, la Ley 2/1974 y cuyos aspectos jurisprudenciales se han determinado en la importante STC de 11 de mayo de 1989[32]. Es por esta razón por la que a la

---

[31] Serra Rodríguez A. *Personas jurídicas: Colegios profesionales*. Revista de Derecho Civil Valenciano. 2008; 4: 1-13.

[32] Sainz Moreno F. *Comentario al artículo 36*. En: Oscar Alzaga Villaamil ed. *Comentarios a la Constitución Española de 1978, Tomo III*. Madrid: Edersa; 1983. p-590 y ss.

vez que disponen de esa característica pública, tienen reconocida una verdadera capacidad de obrar no solamente desde el punto de vista de la defensa de los intereses y la actividad profesionales de sus colegiados, sino la de garantizar que la actividad profesional hacia los ciudadanos que éstos realizan se lleve a cabo de la más excelente, garantista y segura forma de obrar.

Por otro lado, es necesario poner luz sobre algún aspecto referente a esta Reserva de Ley que, en la lógica evolución jurídica de las normas legales que competen a los Colegios profesionales, podría hacer que fuese interpretada de forma poco correcta.

En esa evolución legislativa antes citada, y, por lo que respecta al derecho a la elección y el ejercicio de profesión, debemos hacer referencia a las sentencias del Tribunal Supremo (STS) de 2 de febrero y de 17 de abril de 1978 y la, posterior, de 30 de junio de 1980. Lo que el Tribunal Supremo va a establecer es que no existe un derecho al trabajo en concreto, sino de una forma abstracta, que se concreta en la obligación del Estado de procurar el pleno empleo y evitar discriminaciones no justificadas que imposibiliten o dificulten la satisfacción de ese derecho[33]; o, dicho de otra forma, en la inexistencia de una reserva legal para el establecimiento de limitaciones al derecho al trabajo, puesto que *el ordenamiento español, en normas de nivel inferior al legal, nos facilita amplias muestras de limitaciones en las profesiones, basadas en múltiples y variadas razones, limitaciones que constituyen, precisamente, al ámbito configurador de la profesión de que se trate: que todos los españoles puedan y deban trabajar no se supone que se pueda desarrollar cualquier actividad, ni en cualquier momento*[34]. Sin embargo, este planteamiento doctrinal sería incompleto, si no se añade que las limitaciones en cuanto a la actividad sí tienen que estar necesariamente establecidas en la ley, en la medida que afecten al contenido de la libertad de ejercicio profesional. Por tanto era preciso que el Derecho suministrase las fórmulas y las técnicas idóneas para articular la intervención pública, cuestión que aparece meridianamente indicada en la STS de 24 de julio de 1984 que establece: *la simple existencia de las profesiones tituladas, a las que se refiere el artículo 36º CE, es decir, el condicionamiento de dichas actividades a la posesión de concretos títulos académicos protegido incluso penalmente contra el intrusismo, es impensable sin la existencia de una ley que los discipline y regule su*

---

[33] Parejo Alfonso L. *Derecho Administrativo. La jurisprudencia del Tribunal Supremo*. Madrid: Ceura; 1988. p. 951.

[34] Souviron Morenilla JM. *La configuración jurídica de las profesiones tituladas*. Madrid: Consejo de Universidades; 1988. p. 49.

ejercicio[35]. Pero cabe plantearse a qué tipo de ley se refiere la STS antes citada, porque nos encontramos ante dos supuestos de reserva legal: la referente a los Colegios profesionales y la que se refiere a las profesiones tituladas. El Consejo de Estado, sí ha tenido ocasión de pronunciarse sobre la primera de ellas afirmando que *la creación de una Corporación de Derecho Público, al amparo de lo dispuesto en el Código Civil, exige una ley en sentido formal, debiendo excluirse la posibilidad de un acto reglamentario, como han pretendido los interesados, en la Federación profesional que se consulta. El principio general de nuestro ordenamiento permitiría al poder legislativo crear una Corporación por una ley singular, aun excepcionando lo previsto por el mismo poder legislativo, en vía general, para las demás Corporaciones de la especie Colegios profesionales. Antes de la entrada en vigor de nuestra Constitución, tal hipótesis sería poco deseable, aunque dependiente sólo de la voluntad del poder legislativo. Tras la nueva Constitución Española, tal hipótesis es, a juicio de este Alto Cuerpo, plenamente inconstitucional*[36]. Sobre el segundo de los supuestos la cuestión es más compleja pues afecta a diferentes cuestiones sobre las que la consideración de ley formal o de norma con rango de ley variaría sustantivamente. No exigirá el mismo rango normativo la aprobación de un título oficial (rango de ley) o de igual modo los requisitos que obliguen a ejercer de forma exclusiva una profesión o que limiten el ejercicio conjunto de dos o más profesiones… (nueva redacción del artículo 2º apdo. 4 de la Ley 2/1974 de Colegios profesionales, realizada por la Ley 25/2009, de 22 de diciembre, de modificación de diversas leyes para su adaptación a la Ley sobre el libre acceso a las actividades de servicios y su ejercicio, la llamada *Ley Ómnibus*[37]), que la posibilidad de exigir un visado profesional, que en un principio fue degradado por el Proyecto de Ley, que lo rebajaba a la categoría de Real Decreto (RD), (nuevo art. 13º, incorporado por el citado Proyecto de Ley a la Ley 2/1974), no obstante al final la Ley promulgada no lo recogió así, pero este hecho nos sirve para poder explicar la necesidad que existía de establecer una norma con rango de Ley para la regulación de los Colegios profesionales.

---

[35] Fernández Torres JR. *El régimen de las profesiones.* En: Tomás Cano Campos ed. *Lecciones de derecho administrativo.* Madrid: Iustel; 2009. p. 292.

[36] Dictamen del Consejo de Estado de fecha 3 de julio 1980 sobre Proyecto de RD de Reorganización de los Colegios de Economistas de España. [Internet] Madrid: Consejo de Estado. Memoria 1980. [consultado: el 12 de febrero de 2019]. Disponible en: https://www.consejo-estado.es/pdf/MEMORIA%201980_4.pdf

[37] Ley 25/2009, de 22 de diciembre, de modificaciónń de diversas leyes para su adaptaciónń a la Ley sobre el libre acceso a las actividades de servicios y su ejercicio. BOE núm.308 de 23 de diciembre de 2009. [Internet] [consultado: 12 de enero de 2019] Disponible en: https://www.boe.es/boe/dias/2009/12/23/pdfs/BOE-A-2009-20725.pdf. También llamada Ley Ómnibus.

De esta manera, con las modificaciones establecidas por la Ley 7/1997 para evitar la transgresión de directivas comunitarias; la Ley 25/2009 conocida como *Ley Ómnibus;* la Ley 2/2007 de Sociedades profesionales y la Ley 17/2009 conocida como *Ley Paraguas;* que trasponen la Directiva de Servicios 2006/123/CE[38], siguen siendo la Ley 2/1974, adaptada por la Ley 74/1978, las vigentes leyes que conforman la personalidad y características jurídicas de los Colegios Profesionales, con las reformas previstas por la *Ley Ómnibus* y la *Ley Paraguas,* de las que más adelante comentaremos cómo han sido aplicadas y cómo se han desarrollado. De esta manera el marco jurídico queda hasta ahora más o menos regulado, aunque como bien comenta Luis Calvo Sánchez *seguimos instalados en la provisionalidad*[39]*,* pero bien es cierto que se ha avanzado algo más en la definición de la personalidad jurídica y su adaptación al nuevo régimen tanto nacional como transnacional. Por ejemplo, es especialmente la Ley 7/1997 de 14 de abril la que proporciona solución jurídica a ciertos aspectos que se planteaban en la realidad social no contemplados por la LCP de 1974 y su modificación posterior por la de 1978. Aspectos como:

- El reconocimiento de la sujeción del ejercicio profesional al régimen de libre competencia.

- La exigencia de colegiación en el Colegio profesional territorial correspondiente al domicilio del profesional.

- La eliminación de la potestad de los Colegios profesionales para fijar honorarios mínimos obligatorios, pudiendo hacerlo solo con carácter orientativo.

Otro aspecto que ha presentado una cierta complejidad es el análisis competencial, la CE no establece si es al Estado o a las Comunidades Autónomas (CCAA) a quien corresponde, de manera específica, la capacidad legislativa en materia de Colegios profesionales y profesiones tituladas. El art. 149º CE determina que es el Estado quien se reserva las condiciones básicas que garanticen la igualdad de todos los españoles en el ejercicio de los derechos y deberes constitucionales, así como la obtención, expedición y homologación de títulos académicos y profesionales y normas básicas de desarrollo del art. 27º CE, a fin de garantizar el cumplimiento de los poderes públicos en esta materia. Precisamente por

---

[38] Directiva 2006/123/ce del Parlamento Europeo y del Consejo de 12 de diciembre de 2006, relativa a los servicios en el mercado interior (DOUE núm. L 376/36 de 27 de diciembre de 2006)

[39] Calvo Sánchez L. *A vueltas con la reforma de los servicios y Colegios profesionales.* Madrid: Thomson Reuters; 2015. p. 15.

esta razón, la cuestión se aviene compleja. Y lo es, porque en la ambigua posición que existe respecto a los Colegios profesionales como Administración o como entes puramente privados, se traslada a lo que atañe a las competencias del Estado y de las CCAA. Se produjo entonces una diferente adaptación gradual a todo lo avanzado ya de forma legislativa, pero esta diferente adaptación, que incluso en el caso de algunas CCAA en las que ni siquiera se habían aceptado competencias en esta materia y por tanto no habían legislado, provocó multitud de desigualdades y gran número de recursos ante el TC. Como resultado de sendos recursos ante el TC, del Gobierno Vasco y Parlamento Vasco, de la Generalidad de Cataluña y el Parlamento Catalán a la Ley 12/1983, Ley Orgánica del Proceso Autonómico (LOAPA), el alto tribunal dictó la STC 76/1983 de 5 de agosto de revisión de la constitucionalidad de dicha Ley respecto a lo mandado por el art. 15º.2 de la LOAPA, en la que resolvía lo siguiente: *la remisión a tales preceptos permite entender que la Ley a que se refiere el artículo 36º ha de ser estatal en cuanto a la fijación de criterios básicos en materia de organización y competencia*. De esta manera se resuelve el conflicto competencial y podemos resumirlo en los siguientes puntos:

1º) El sentido del art. 36º CE es singularizar a los Colegios profesionales y no es una norma atributiva de competencia legislativa al Estado.

2º) De lo anterior no se deduce que el Estado carezca de todo tipo de título habilitante para intervenir en esta materia.

3º) El nivel o grado de competencia estatal no se determina sólo por el nivel o grado competencial que resulte de los propios términos de cada uno de los Estatutos de Autonomía (EA).

4º) La calificación como exclusiva de la competencia, "ratione materiae", que puedan efectuar los EA, nada puede frente a las normas constitucionales que reconozcan al Estado títulos competenciales sobre esa misma materia.

5º) Los principios y reglas básicas a los que han de ajustarse los Colegios profesionales como Corporaciones de Derecho Público, corresponde a la legislación estatal.

Desde el principio, hubo ciertas CCAA que asumieron, a través de sus EA, competencias exclusivas para legislar sobre esta materia, sin perjuicio de la legislación básica del Estado o de lo dispuesto en los arts. 36º y 139º CE Tal fue el caso de las CCAA, del País Vasco (art. 10º. 22 EA), Cataluña (art. 9º. 23 EA), Andalucía (art. 13º. 24 EA) y la Comunidad Valenciana (art. 31º. 22 EA). Otras, en cambio, asumieron tan sólo competencias ejecutivas o de desarrollo de la legislación básica del Estado.

Tras la Ley Orgánica 9/1992, de 23 de diciembre, de transferencia de competencias a las CCAA que accedieron a la autonomía *ex* art. 143º C. y previa reforma de sus Estatutos, tienen reconocida en sus EA la posibilidad de legislar sobre Colegios profesionales la mayoría de las CCAA (entre otras: Asturias, Aragón, Baleares, Cantabria, Castilla-La Mancha, Castilla-León, Extremadura, La Rioja, Madrid y Murcia).

A la vista de las competencias que, sobre Colegios profesionales, han asumido estatutariamente las distintas CCAA, éstas las han ido desarrollado, con mayor o menor intensidad, ya que mientras unas CCAA tienen atribuida competencia exclusiva para dictar su propia Ley, otras la tienen sólo respecto del desarrollo y ejecución del contenido que establezca la Ley estatal.

Así, en el ejercicio de dichas competencias, la mayoría de las CCAA han dictado su propia Ley reguladora de los Colegios profesionales. De esta manera, la CCAA catalana aprobó la Ley 13/1982, de 17 de diciembre, reguladora de los Colegios profesionales, derogada por la vigente Ley 7/2006, de 31 de mayo, de ejercicio de profesiones tituladas y de los Colegios profesionales; Canarias, la Ley 10/1990, de 23 de mayo, de Colegios Profesionales; Andalucía, la Ley 6/1995, de 29 de diciembre, reguladora de los Consejos Andaluces de Colegios profesionales; Castilla y León, promulgó la Ley 8/1997, de 8 de julio, de Colegios profesionales; la CA de Madrid, por la Ley 19/1997, de 11 de julio, de Colegios profesionales de la Comunidad de Madrid; País Vasco, mediante la Ley 19/1997, de 21 de noviembre, de ejercicio de las profesiones tituladas y de Colegios y Consejos profesionales del País Vasco; Aragón, a través de la Ley 2/1998, de 12 de marzo, de Colegios Profesionales de Aragón; Navarra, con la Ley foral 3/1998, de 3 de abril, de Colegios profesionales; Islas Baleares, con la aprobación de la Ley 10/1998, de 14 de diciembre, de Colegios profesionales de las Islas Baleares; Castilla-La Mancha, mediante Ley 10/1999, de 26 de marzo, de Colegios profesionales; La Rioja, por Ley 4/1999, de 31 de marzo, de Colegios profesionales de La Rioja; Murcia, por Ley 6/1999, de 4 de noviembre, de Colegios profesionales de la Región de Murcia; Galicia, mediante Ley 11/2001, de 18 de septiembre, de Colegios profesionales de la Comunidad Autónoma de Galicia; Extremadura, por Ley 11/2002, de 12 de diciembre de Colegios y de Consejos de los Colegios profesionales de Extremadura. No obstante, todas estas legislaciones deben someterse a los criterios básicos emanados por el Tribunal Constitucional y que hemos señalado en los cinco puntos anteriores.[40]

---

[40] Ibíd. Serra Rodríguez A. *Personas jurídicas: Colegios profesionales*: 1-13.

Probablemente todas estas cuestiones sufran un importante vuelco una vez que se produzca la unificación profesional prevista a nivel europeo. Y siendo cierto que han existido algunos pasos al respecto, con reflejo incluso en la normativa autonómica, es evidente que no es nada fácil, en un horizonte cercano, una verdadera uniformidad europea en la materia, incluso a pesar de la Directiva de Servicios 2006/123/CE del Parlamento Europeo. De hecho, se ha concedido una especial importancia al respeto de las normas deontológicas nacionales (dignidad profesional, Ética profesional, incompatibilidades, etc.), así como a los requisitos de colegiación e incluso a la obligatoriedad de colegiarse. En este sentido, el Tribunal Europeo de Derechos Humanos ha declarado que la obligación de inscribirse los profesionales no supone una limitación injustificada, ni contraria a los principios fundamentales. Estas cuestiones se han manifestado en diversidad de asuntos y hasta en las propias Directivas y tienen el razonamiento último, utilizado por los propios Estados miembros, en la diferencia de titulaciones y los requisitos necesarios para obtenerlas, por lo que nuevamente se haría necesaria esa homologación que se preconiza. En este sentido, la Ley 13/1982, de 17 de diciembre, sobre Normas reguladoras de los Colegios profesionales de Cataluña, se modificó por Decreto Legislativo 1/1986, de 24 de agosto, para su adaptación a la normativa comunitaria. Es evidente que, por esta vía, la homologación de titulaciones se va poco a poco haciendo hueco en el proceso de armonización, y también gracias al proceso de Bolonia se ha ido avanzando considerablemente, más que por la utilización de otros caminos de unificación de una normativa marcada por intereses concretos en cada Estado y por la fuerte tradición histórica existente.

Ya hemos comentado de forma sucinta anteriormente, que como consecuencia de la transposición de la Directiva Europea de Servicios 2006/123/CE del Parlamento Europeo y del Consejo de Estado Europeo, aprobada en el marco de la denominada Estrategia de Lisboa, resulta publicada la Ley 25/2009 de 22 de septiembre, que modifica varias leyes anteriores. Dicha Ley reformó de forma considerable la Ley 2/1974 de 13 de febrero, de Colegios profesionales. Esta modificación producida, a juicio de Luis Calvo Sánchez, *es una etapa más en el curso de un proceso reformas que han seguido un método secuencial, a la postre causante de unos efectos perversos disruptivos*[41], lo cual lleva a colegir que la propia reforma se ha hecho "deprisa y corriendo" para cumplir con plazos dictados por la propia Directiva y evitar, simplemente, gravámenes pecuniarios al Estado por incumpli-

---

[41] Ibíd. Calvo Sánchez L. *A vueltas con la reforma de los servicios y Colegios profesionales*. p. 21.

miento, como más adelante comentaremos. Es bien conocido que las Directivas Comunitarias imponen a los Estados miembros, una obligación de resultado, pero los Estados cuentan con un amplio margen de discrecionalidad; de ahí que el Estado español estableciese un doble enfoque en la incorporación de la Directiva al ordenamiento jurídico:

- – Horizontal.
- – Sectorial.

La primera etapa condujo a la elaboración de una "Ley horizontal" en la que aparecen incorporados los principios generales de forma que han producido una depuración del ordenamiento jurídico existente aunque consiguiendo una correcta y completa adaptación a la Directiva (la ley a la que se aboca es la ya referida Ley 17/2009, de 23 de noviembre, conocida como *Ley Paraguas*) En consecuencia, tan solo se limita en general, a reproducir los preceptos de la Directiva, integrándolos en nuestro ordenamiento jurídico como grandes principios que es lo que debían aprobar tanto el Estado (con dicha Ley), como las CCAA, cada uno en su parcela competencial y todas las Administraciones públicas en los desarrollos reglamentarios. Pero es menester comentar que se trata de una norma con escasa virtualidad normativa a juicio de muchos expertos juristas, tal y como hemos podido contrastar al consultar la bibliografía más reciente al respecto[42]. Numerosos principios de dicha Ley sólo contienen mandatos muy generalistas y con poca capacidad de generar una normativa inmediata y completa, es decir, no parece que de los postulados de dicha Ley se pueda dar lugar al desarrollo de unos reglamentos eficaces. Parece más una Ley que se limita a establecer objetivos, cuestión bastante impropia para una norma con rango de Ley. De forma que seguimos permaneciendo, en muchos aspectos, en ese punto de indefinición normativa, casi nos atreveríamos a decir que es como estar en el "no man´s land" (tierra de nadie).

La segunda etapa produjo una adaptación por materias o sectores, de las normativas: Estatal, Autonómica, Local y Corporativa. Todo ello conducido por la aprobación de la ya referida *Ley Ómnibus* que persiguió completar la transposición de la Directiva europea anteriormente citada y la adaptación de la regula-

---

[42] Dictamen del Consejo de Estado de fecha 18 de marzo de 2009 sobre la Ley 17/2009 sobre libre acceso a las actividades de servicios y su ejercicio. Expte. núm. 99/2009. (Agencia Estatal del BOE. Documento CE-D-2009-99). [consultado: 16 de marzo de 2019). Disponible en: https://www.boe.es/buscar/doc.php?id=CE-D-2009-99

ción interna de las actividades y servicios. Esta Ley modificó cuarenta y ocho leyes estatales, entre las que se encontraba la Ley de Sociedades profesionales (Ley 2/2007, de 15 de marzo); bien es cierto que no fue la forma, a juicio de muchos expertos e incluso del propio Consejo de Estado, más adecuada para adaptar la Directiva a nuestro ordenamiento jurídico (cuestión por otra parte acuciante en los plazos dados por las instituciones europeas), sino también que dicha norma no debería haber introducido otras modificaciones en el ordenamiento que no venían impuestas por la citada Directiva, y que debería haberlas dejado para un debate más sosegado pues da la sensación de que se iba más a aprovechar la coyuntura sin pararse a analizar los sesgos de la inclusión de características no contempladas por la Directiva, sin el adecuado debate. Además, se trata de una norma de carácter extraordinariamente amplio (muchos sectores afectados, cuarenta y ocho leyes modificadas) y poco estudiada en esos otros aspectos relevantes a los que hacíamos mención. Pero también es notorio que aunque la reforma que produjo sobre la LCP fue parcial y no muy acertada en todos sus términos, sí ha constituido la más importante de las que se han realizado sobre dicha Ley y además se le atribuye, de manera expresa, el carácter de legislación básica, de forma que todo el panorama de leyes autonómicas hasta el momento promulgadas, se encontró sujeto a la misma y se tuvieron que realizar las correspondientes adaptaciones, pero insistimos en que hubiera sido preferible no haber incluido aspectos que no eran requeridos por la adaptación de la Directiva y haberlos dejado para más adelante en otra norma que los recogiese después de un debate más amplio.

Las modificaciones habidas por la *Ley Ómnibus* sobre la LCP, actuaron sobre cinco pilares fundamentales, algunos contenidos por la indicación de transposición de la propia Directiva Europea y otros no (aunque estos últimos, a los que antes nos referíamos como aspectos que hubiesen requerido más sosiego, deberían haber esperado a debates posteriores entre los sectores afectados, la sociedad y el poder legislativo). Los cinco bloques incluidos, fueron:

1/ Medidas de intensificación de la competencia en el mercado de los servicios profesionales, recogiendo gran parte del informe de la Comisión Nacional de Mercados y Competencia (CNMC) E-2008-01 Colegios Profesionales I[43].

---

[43] Estudios de mercado: Colegios profesionales I E-2008-01. CNMC. [Internet] [consultado: el 20 de octubre de 2016]. Disponible en: https://www.cnmc.es/expedientes/e-2008-01

2/ El nuevo régimen de la colegiación que depara un nuevo tratamiento del principio de colegiación obligatoria. Con ciertas "desventuras" en su tratamiento.

3/ Indicación de las nuevas funciones, tanto externas como internas y los fines esenciales de los Colegios profesionales, donde se contempla entre otras, un reforzamiento de la protección de los intereses de consumidores y usuarios, así como un impacto importante sobre el llamado visado colegial.

4/ La implantación de servicios colegiales obligatorios de atención a colegiados y consumidores o usuarios y la ventanilla única, incorporando servicios de acceso de tecnología digital.

5/ La trasparencia en la gestión, herramientas para la gestión trasparente, mecanismos de coordinación y otros. En este apartado de otros se incluye una cuestión de complicado y difícil encaje y clasificación en lo referente al acceso y ejercicio de las profesiones colegiadas que ordena sea realizado sobre la base de igualdad de trato y no discriminación por razones de raza, sexo u orientación sexual, edad, discapacidad, religión o convicciones; pretendiendo cubrir algo que tanto la CE como otras leyes ya dictaminan.

El carácter secuencial del proceso de reforma de los Colegios profesionales es evidente que todavía se encuentra bastante inconcluso y en muchos aspectos seguimos estando en esa especie de "tierra de nadie" a la que antes nos referíamos. Es muy cierto lo que afirma Luis Calvo Sánchez: ... *la Ley Ómnibus no es el puerto de llegada sino más bien el de salida*[44] como algunos parece que no quieren creer. Así, entre otras cosas, sigue sin estar desarrollado un RD sobre visados obligatorios, previsto en la disposición transitoria tercera y tampoco se ha llevado a cabo el proceso de remisión a las Cortes Generales, previa consulta a las CCAA y posterior aprobación, de un proyecto de Ley que determinase las profesiones para cuyo ejercicio sea obligatoria la colegiación y gran parte de la desigual adaptación producida en las normas previamente aprobadas por las CCAA. Pero paralelamente a estas deficiencias que confieren un carácter de incompleto a todo el proceso, hay que añadir también la necesidad de que las Organizaciones colegiales adapten las normas estatutarias y corporativas al nuevo marco legal, aunque éste resulte todavía bastante incompleto. Bien es cierto que resulta muy sorprendente, en este último aspecto, que en la propia *Ley Ómnibus* no exista un mandato expreso de adaptación al nuevo marco legal de dichos Estatutos o normas corporativas

---

[44] Ibíd. Calvo Sánchez L. *A vueltas con la reforma de los servicios y Colegios profesionales.* p. 53.

y aunque de manera sorprendente el Ministerio de Economía y Hacienda instó a la reforma de dichas normas estatutarias, no siendo el Ministerio competente (quien realmente tiene la competencia es el de Administraciones Públicas), ello provocó un procedimiento inconcluso en el que sólo seis Colegios profesionales se adaptaron, parcialmente; el resto se encuentra en vía muerta por la paralización del Anteproyecto de Ley de Servicios y Colegios profesionales. Todo esto rompe el carácter secuencial del proceso de reforma y, por tanto, seguimos en una situación de "tierra de nadie".

Creemos importante señalar, con Joan Manuel Trayter que resulta evidente que estas reformas producidas, aunque repitamos que el proceso se encuentra inconcluso, sí refuerzan al menos el carácter de verdadera Administración pública de los Colegios profesionales que los diferencia sustantivamente del resto Asociaciones o Sindicatos profesionales, ya que debajo del propio Colegio laten de manera fundamental: intereses públicos, intereses generales (ver art. 103º CE) y en este sentido la defensa de los derechos de consumidores y usuarios que señalaba la Directiva de servicios y recogía la *Ley Ómnibus*, demuestra claramente que las funciones públicas de los Colegios profesionales prevalecen sobre el resto[45]. Pero aunque esta caracterización ha sido un aspecto exigido por la Directiva y ahora por la Ley, tanto para los Colegios profesionales como para los Consejos Generales y los Consejos Autonómicos de Colegios, no debe hacer perder de vista u olvidar la función (aunque en otro capítulo hablaremos más profusamente de las funciones que tienen los Colegios) de defensa de la profesión, de los profesionales, frente a las injerencias de los poderes públicos o de terceros, porque este carácter es el que imprime la verdadera autonomía colegial y su propia independencia. Por tanto, creemos firmemente que sólo pueden existir Colegios profesionales en los que se realicen funciones públicas en sus profesionales y que la colegiación sea por tanto obligatoria (esta cuestión es en la que con Juan Manuel Trayter, creemos que tanto la Directiva como la propia Ley, resultado de aquella y del propio informe de la CNMC, yerran gravemente). Debe existir un "núcleo duro" de Colegios profesionales que derivan del Estado social, técnico y jurídico, ya que protegen al ciudadano en aspectos muy importantes de su día a día y de su consideración de persona; aparte de que se les confieren a estas Corporaciones potestades públicas por la Ley tales como:

---

[45] Trayter Jiménez, JM. *Presente y futuro de los Colegios profesionales*. En: Vicenç Aguado i Cudolà y Belén Noguera de la Muela eds. *El impacto de la Directiva de servicios en las Administraciones públicas: aspectos generales y sectoriales*. Barcelona: Atelier; 2012. p.175-212.

– Control de la colegiación para la prestación de la profesión.

– Control del ejercicio profesional de la misma mediante la potestad disciplinaria.

Es en este sentido en el que el futuro anteproyecto de Ley de Servicios y Colegios profesionales debe transcurrir y transformar al resto de Colegios de profesiones universitarias y no universitarias (reguladas) que no posean esas características anteriormente señaladas en las que la base privada del ejercicio es preeminente sobre la pública, en Asociaciones profesionales sin ánimo de lucro con la finalidad de velar por el buen ejercicio profesional y para la defensa de sus intereses y los generales de la profesión[46].

2.2.2. *Capacidad de obrar*

Respecto a la capacidad de obrar, por parte de los Colegios profesionales, podemos afirmar que en base a la vigente LCP, reformada por todas las normas que en párrafos anteriores hemos comentado, los Colegios profesionales tienen atribuida, por Ley básica, una plena capacidad de obrar ya que por esta norma se les atribuye una potestad normativa tanto de manera explícita como implícita. Respecto a la primera porque tienen reconocida la creación de normas estatutarias, bien en forma de Estatutos Generales como de Estatutos particulares y otras normas jurídicas, entre las que se encuentran incluidos tanto los Reglamentos de Régimen Interior y los Códigos Deontológicos y que a nuestro juicio entendemos que también podrían estar incluidos los Códigos éticos, así como la capacidad de elaboración de normas de carácter electivo y constitución de sus órganos de gobierno. En cuanto a la segunda, implícita, porque disponen de una especie de *estatus* general que le otorga necesariamente una capacidad normativa consustancial al reconocimiento de su autonomía y que es uno de los aspectos primordiales de esta capacidad de obrar y que se encuentra reconocido por la LCP y en la propia terminología del art. 36º CE[47].

Las normas estatutarias que se encuentran inmersas en los Estatutos Generales de la profesión correspondiente a cada Organización colegial, es donde se reservan las materias con mayor relevancia en las Organizaciones pues determinan su funcionamiento, estructura y régimen jurídico y que según la vigente LCP, se debe someter a la aprobación por parte del Gobierno/Administración pública

---

[46] Ibíd. Trayter Jiménez, JM. *Presente y futuro de los Colegios profesionales.* p. 182.

[47] Ibíd. Calvo Sánchez L. *A vueltas con la reforma de los servicios y Colegios profesionales.* p. 281.

competente, pero solamente bajo un principio de control de la legalidad, pero la elaboración de las normas y sus aprobación son totalmente autónomas por parte de las Organizaciones colegiales. En lo que respecta a las normas de orden reglamentario, entre las que se incluyen el Reglamento de régimen interior o los Códigos Deontológicos, entre otros, se supeditan a los propios Estatutos Generales desde un punto de vista jerárquico, pero son elaboradas y aprobadas con plena autonomía corporativa, libres de cualquier tipo de control externo de legalidad o injerencia administrativa[48]. Este modelo es reproducido en el ordenamiento autonómico de la misma manera. Bien es cierto que, para la CNMC, esta autonomía reglamentaria según su criterio podría generar prácticas anticompetitivas, lo cual se nos antoja ciertamente muy intervencionista, pretendiendo atacar a una potestad de autonomía de la que las Corporaciones profesionales disponen en nuestro ordenamiento jurídico, constituyendo un ataque sin precedentes a la misma y presentando aspectos muy parecidos a la agresión que sufrieron las Corporaciones profesionales en las postrimerías del régimen anterior al democrático. Afirmamos que la autoridad de competencia dispone de mecanismos suficientes para evitar prácticas anticompetitivas de las Corporaciones profesionales y que además han sido reforzados tras la aprobación de la Ley 20/2013, de 9 de diciembre, de garantía de la unidad de mercado (LGUM) que son menos lesivos con el principio de autonomía colegial y el de proporcionalidad[49]. El mantenimiento libre de cualquier intervención administrativa en las normas deontológicas, por otro lado, supone una necesidad y un elemento absolutamente alineado con la citada autonomía y la esencia propia de las Corporaciones profesionales y son el reducto final de independencia para valorar el deber ser y la excelencia en las profesiones.

2.3. LOS PRINCIPIOS DE SUBSIDIARIEDAD, SOLIDARIDAD, DELEGACIÓN Y JUSTICIA

La historia de las profesiones nos relata cómo se han ido, a lo largo de los siglos, adaptando éstas a la realidad de la sociedad a quién sirven y a los avances técnicos, científicos, culturales y humanísticos. Desde los llamados oficios que surgieron en la Edad Antigua ya en la antigua Mesopotamia, hasta la aparición de las profesiones que hoy conocemos, como evolución de aquellos y que son inherentes a las necesidades mismas del hombre; se han ido perfeccionando y alcanzando

---

[48] Ibíd. Calvo Sánchez L. *A vueltas con la reforma de los servicios y Colegios profesionales.* p. 281.
[49] Ibíd. Calvo Sánchez L. *A vueltas con la reforma de los servicios y Colegios profesionales.* p. 284.

destrezas, conocimientos y experiencias que al irse intercambiando entre los actores de una misma dedicación o profesión han llegado hasta la edad moderna consolidándose en forma de Asociaciones, sustituidas por lo que hoy conocemos como Colegios profesionales, como ya indicamos en el apartado referente a la evolución histórica.

Los Colegios profesionales constituyen una especie de cuerpo intermedio entre el individuo (persona) y el Estado, además en el mundo actual el propio Estado les suele atribuir funciones públicas lo cual conlleva a que éste, en función del régimen político imperante, influya de manera decisiva en su organización y funciones, en unas ocasiones en sentido democrático, en otras socializantes y, en ocasiones, ambas a la vez[50]. Precisamente por ello, consideramos que dicha intervención debería limitarse a lo estrictamente indispensable, de forma que fuesen evitados abusos y posiciones de dominio y se fortaleciesen garantías que colaboren al bien común y mejoren la eficiencia. *Baena del Alcázar*[51] ya definió que los Colegios profesionales son Corporaciones (personas jurídicas que gestionan al mismo tiempo intereses públicos y privados) integrados por individuos que realizan actividades profesionales no manuales, y cuyo objetivo primordial es la defensa de los intereses de la profesión como categoría. Bien es cierto que el Estado es una institución con unos fines que cumplir, pero no tiene por fin el bien común, pues esto rebasa sus posibilidades, sino que debe proponer que en una comunidad se den las mejores condiciones posibles para que los ciudadanos puedan vivir lo más plenamente ese bien común[52]. El Estado precisa de otras instituciones para poder realizar plenamente ese fin y ha de contar con otras instituciones para ello. Dichas instituciones son, por tanto, subsidiarias del Estado, porque éste debe velar por su buen funcionamiento; pero el Estado es también a la vez subsidiario de todas ellas, pues sin su concurso no puede hacer nada bien[28]. El Estado es más subsidiario de las instituciones que ellas de él, porque precisamente la subsidiariedad consiste, en poder asistir con sus propios medios al otro. La cooperación es precisamente el factor primordial aquí, ya que ésta busca el bien del ser humano, el bien común; la cooperación es pues un acto de solida-

---

[50] Alférez Callejón G. *Los colegios profesionales y el principio de subsidiariedad*. En: Gabriel Alférez Callejón ed. *La participación política al alcance de todos*. Madrid: Editorial Speiro, 1980. p. 1211-1219

[51] Baena del Alcázar M. *Los colegios profesionales en el derecho administrativo español*. Madrid: Editorial Montecorvo, 1968. p. 110.

[52] Alvira Domínguez R. *Bien común y justicia social en las diferentes esferas de la sociedad*. Revista Empresa y Humanismo XII. 2009; 1: 68.

ridad y subsidiariedad al mismo tiempo, pues con ella no se busca la anulación del otro, sino su respeto[53].

La subsidiariedad ha sido calificada como una regla de buen sentido que obliga a la instancia más extensa a no suplir a otra de menor ámbito hasta que no se demuestre la incapacidad de esta última a llevar a cabo una función o una determinada acción u obtener el efecto pretendido, pero que también obliga a la primera cuando se constate esa incapacidad[54]. De esta forma se realiza de manera adecuada el alcance, la función y la aplicación de este principio. Tradicionalmente se resume que lo que en una sociedad puede ser realizado adecuadamente por los responsables del escalón más próximo al ciudadano no debe ser transferido a otro superior o más alejado, y solo hacerlo cuando hay incapacidad en el primero y el segundo escalón político puede aportar más eficiencia.

El término subsidiariedad procede del latino: "subsidium" que definía a las tropas de reserva de las legiones romanas de primera línea y que servían de apoyo o ayuda a esas milicias de choque. Por tanto, subsidiariedad alude a algo que está o se encuentra en reserva, que sirve de refuerzo y el sentido que normalmente se impone es el de ayuda, socorro o asistencia.

La Real Academia Española de la lengua (RAE) define el principio de subsidiariedad como un: *criterio que pretende reducir la acción del Estado a lo que la sociedad civil no puede alcanzar por sí misma.*

Surgen, en base al concepto definido en los párrafos anteriores, tres ideas: lo secundario, lo supletorio y lo complementario. Lo secundario se refiere más a principios de justicia que no vamos a tratar. Lo supletorio y lo complementario constituyen realmente las dos ideas más importantes al hablar de subsidiariedad pues se parte de la idea de al menos dos niveles en la gobernanza de las instituciones, entre los que existe un reparto de tareas y cuyos límites no se pueden percibir con nitidez, de forma general. Cuando se llevan a cabo tareas o funciones, si el nivel inferior no logra alcanzar los resultados que se pretenden, es el nivel superior el que puede, y en algunos casos debe, sustituir al nivel inferior o complementarlo de forma que aquel asuma esta capacidad pero siempre con la vista puesta en lograr resultados que tiendan a ser más eficaces y eficientes; en este aspecto son muy importantes las tomas de decisiones en base a criterios de Buen Gobierno colegiado (del que hablaremos en otro apartado de este trabajo).

---

[53] Ibíd. Alvira Domínguez R. *Bien común y justicia social en las diferentes esferas de la sociedad.* p. 70.
[54] Chicharro Lázaro A. *El principio de subsidiariedad en la Unión Europea.* Navarra: Aranzadi; 2001. p. 1-323.

Bien es cierto que los principios de solidaridad, delegación, la descentralización, la autonomía y la subsidiariedad, son deseables en toda organización y son objetivos del buen modo de gobierno. Todas las Organizaciones que los llevan a efecto como principios básicos de Buen Gobierno, se conducen de una manera más correcta y evitan situaciones despóticas, poco colaborativas y alejadas de la vida y la práctica profesional de todos sus miembros que no se sienten ni representados, ni valorados. Hay una estrecha relación entre todos ellos, así por ejemplo cuando una función sea propia de un nivel o estamento superior, éste puede estimar conveniente su encargo a un nivel inferior: principio de delegación, en el que estamos aplicando ya los conceptos de descentralización y autonomía. Pero también podría ocurrir que una función que fuese propia de un nivel inferior, a iniciativa de este mismo o por decisión propia del nivel superior que ve más eficacia en su acción al ser el quien actúe, se puede "delegar hacia arriba": principio de subsidiariedad. Son procesos inversos, pero pueden ser complementarios en función de las decisiones a tomar. A la vez ambos principios, interrelacionados, son compatibles con el principio de la solidaridad ya que, desde una perspectiva humanista, la solidaridad significa una justificación de las intervenciones estatales en la política social, aunque respetando el segundo principio social, el de la subsidiariedad; ambos principios aparecen como los dos lados de una medalla y constituyen patrimonio de la Ética social de la humanidad[55].

Para que tanto la sociedad como cualquier organización funcione de una forma justa, es necesario que se combinen los dos principios, el de solidaridad y el de subsidiariedad: éste último protege la libertad de las personas favoreciendo las iniciativas de todos en la organización; y el principio de solidaridad que busca el bien común, y que da primacía al bienestar de todos, frente a los intereses propios. En la práctica, estos dos principios no se pueden dar el uno sin el otro, de otra forma caeríamos en el reduccionismo que provoca acciones dañinas al conjunto de la organización.

— Si se da la subsidiariedad sin la solidaridad, se cae normalmente en un liberalismo egoísta, que fomenta el interés propio por encima de lo que es bueno para el conjunto de la organización.

---

[55] Gosser M. *Los principios de solidaridad y subsidiariedad*. En: Herminio Sánchez de la Barquera y Arroyo ed. *Antologías para el estudio y la enseñanza de la ciencia política. Volumen I: Fundamentos teoría e ideas políticas*. Méjico: UNAM de Méjico; 2016. p. 167-182.

– Si, por el contrario, se da la solidaridad sin subsidiariedad, vamos a caer en posturas intervencionistas a ultranza, donde quien ostenta el poder, es quien acaba tomando únicamente las decisiones y se erige en el árbitro sobre el bien y el mal, determinando la decisión (a todas luces, incorrecta) de que él sabe lo que es bueno para todos.

La subsidiariedad sin solidaridad conduce al individualismo y al localismo, mientras que la solidaridad sin subsidiariedad lleva al paternalismo y a la centralización[56]. La solución, por tanto, es conseguir llegar a un equilibrio en ambos.

Aristóteles ya indicó como un principio básico que: *el hombre es un ser social por naturaleza*[57]. Para la filosofía social uno de sus cometidos es estudiar los principios que condicionan las relaciones entre los distintos grupos sociales, nada de lo que existe o se da en la sociedad queda fuera de su campo de estudio; de esta forma queda garantizada la existencia de todos los grupos sociales y que además ninguno tenga menoscabo en sus funciones. Esta es una de las múltiples razones de la existencia y aplicación del principio de subsidiariedad.

El principio de subsidiariedad debe prevalecer no solo en la relación entre el Estado y los Colegios profesionales, sino también como uno de los pilares básicos en el modo de Buen Gobierno de las Organizaciones profesionales. Deben existir una serie de relaciones entre la estructura organizativa de los Colegios profesionales y el principio de subsidiariedad. Un hecho fundamental es que la organización y las funciones de los Colegios profesionales, sean fijadas y llevadas a cabo al máximo, por sus propios interesados, en uso de su legítima libertad. Las personas constituyen diferentes estructuras sociales y éstas son, juntamente con aquellas, los sujetos o causa material del principio de subsidiariedad, en base a la necesidad de perfección que las personas tienen conforme a su vocación personal. Por tanto, el principio de subsidiariedad se deduce del propio ser humano actuando en las sucesivas instituciones creadas por él[58]. Y ya que el principio de subsidiariedad rige las relaciones del hombre con las diferentes sociedades, así como la de éstas entre sí e incluso en su propia organización interna, como primera capacidad de acción, resulta del todo punto importante que el mismo principio sea aplicado con eficacia en las estructuras internas de dichas sociedades.

---

[56] Buckeye JG, Goodpaster KE, Maines TD and Naughton MJ. *Prefacio*. En: *Respect in Action. Applying Subsidiarity in Business*. 1st ed. St. Paul, MN: University of St. Thomas; 2015. p. 7.
[57] Aristóteles, *Pol*. I, 2, 1253-7ss.
[58] Tagle H. *El principio de subsidiariedad*. Persona y Derecho. 1976; 3:140.

Por esta razón, los Colegios profesionales tienen la obligación ética de no renunciar a estos principios y de aplicarlos de la forma más adecuada y eficaz. Uno de los objetivos más importantes en toda organización, es crear una cultura de subsidiariedad y para ello establecer una agenda por parte del líder de la organización guiada por el concepto de la subsidiariedad, con tres títulos[59]:

1. Orientar una cultura de la organización hacia la subsidiariedad.

2. Institucionalizar la subsidiariedad en las políticas y estructuras de la organización, aunque ésta sea compleja.

3. Sostener la subsidiariedad para el futuro de la organización.

El líder debe desarrollar estas capacidades en la organización y actuar como decía Sir Isaac Newton: *Si he visto un poco más lejos, es por subirme a los hombros de los gigantes*[60].

Por ello, orientar genera tres responsabilidades por parte del liderazgo:

- Un diseño del trabajo centrado en la persona que debe ser también efectivo. Deben diseñar el trabajo en una forma que corresponda a sus dones, habilidades y capacidades. Deben diseñar un trabajo que sea: bueno y efectivo, eficiente, vinculante, autónomo y colaborativo. Y desarrollar el aspecto de confianza compartida entre las diferentes estructuras de la organización y los líderes.

- Un adecuado desarrollo de los colaboradores. Los líderes deben impulsar el desarrollo de todos. Los líderes asisten a todos en la organización mediante educación, entrenamiento, apadrinamiento y consejo efectivos. Preparar a la gente para que actúe, ayuda a que se comprometan, impulsando el orgullo en su trabajo, incluyendo en la organización esta visión anima a los colaboradores a ponerse por encima del propio interés y a trabajar por el bien mayor, tal y como expresa Alison Chung[61].

- Conseguir evolucionar de una delegación limitada a una confianza total. En esta responsabilidad es muy importante establecer unas estrechas relaciones con los colaboradores. La delegación es, por tanto, una herramienta

---

[59] Ibíd. Buckeye JG, Goodpaster KE, Maines TD and Naughton MJ. *Prefacio*. En: *Respect in Action. Applying Subsidiarity in Busines.* p. 28-34.

[60] Maury JP. *Newton: Understanding the Cosmos* London: Thames and Hudson; 1992. p. 117.

[61] Werhane P, Posig M, Gundry L, Ofstein L and Powell E, *Women in Business: The Changing Face of Leadership.* Westport, CT: Praeger Publishers; 2007. p. 75.

indispensable dentro de la subsidiariedad que como ya hemos indicado es un principio moral.

El segundo aspecto que hemos definido es institucionalizar que constituye un método para medir y reforzar la subsidiariedad, requiere un esfuerzo y una evaluación constante basada en la evidencia y la reflexión y que ésta sea seria y constante. Las prácticas e indicadores que refuerzan este aspecto son:

- Entrenar y desarrollar presupuestos y políticas en las que se dé capacidad participativa a todos los actores de la organización

- Estructuras formales para mediar la participación, que constituye un indicador crítico ya que es donde medimos en una organización el grado en el que se cuenta con los colaboradores en la toma de decisiones. Los procesos deben ser dirigidos a animar la participación de aquellos e incluyen los desarrollos de trabajo en equipo (*"team-based work system"*).

- Porcentaje de promociones internas, un indicador en el que se evalúa el grado de *"coaching"* y *"mentoring"* que se proporciona a los colaboradores para que alcancen roles superiores.

- Tasas de rotación de colaboradores en relación con el autodesarrollo. Es otro indicador básico porque nos permite conocer si existe frustración en torno a la toma de decisiones o falta de oportunidades en el desarrollo del talento.

- Encuestas anuales, adecuadamente construidas que permitan valorar el grado de satisfacción y por tanto de compromiso de los colaboradores y su acceso a la capacitación para ejercer la responsabilidad en la toma de decisiones.

- Una comunicación más regular sobre la subsidiariedad en el ámbito de la organización.

- Empoderamiento y liderazgo interactivo ya que son habilidades que conducen a una auto-regulación y una compartición del poder y la autoridad, como ocurre en el empoderamiento. Y en el caso del liderazgo interactivo, hacia una gestión participativa, muy valorada en la forma de gobierno colegiado, en el que a la hora de tomar decisiones colegiadas se exige que haya personas con capacidades y habilidades ejecutivas en los niveles inferiores.[62]

---

[62] Calleja LM, Rovira M. *Gobierno institucional. La dirección colegiada.* 1st. ed. Barañain (Navarra): Eunsa; 2015. p. 81.

- Y una evaluación del desempeño. No es sencillo medir si la subsidiariedad se está llevando a cabo en la organización, aunque la métrica de esta virtud que constituye un atributo cultural se puede llevar a cabo mediante una retroalimentación de los subordinados por parte de los dirigentes en la que se incluya una evaluación de los subordinados a los dirigentes y su respeto por los dones y talentos de aquellos[63].

El tercer aspecto: sostener, trata de proveer una cultura perdurable en subsidiariedad dentro de la organización. Si una organización no se ocupa de evitar promocionar o escoger para los niveles dirigentes a aquellos que no creen en la cultura de la subsidiariedad o se sucumbe a las presiones externas producidas por mandatos gubernamentales poco sensatos, presiones sociales, al mercado sin control o a fuerzas que ven exclusivamente los aspectos competitivos como los únicos a implementar, conducirán a forzar una decisión compleja entre supervivencia y subsidiariedad, es decir, al fracaso más absoluto en la organización.

En este tercer aspecto es importante tener en cuenta:

- Reclutar para la subsidiariedad. La elección de los candidatos, tanto líderes como subordinados de los distintos niveles, requiere que sea valorado el alineamiento de éstos con respecto a la aplicación de la subsidiariedad en la organización.

- Planteamiento de la sucesión y la subsidiariedad. Resulta de gran importancia que los líderes con más experiencia de los equipos estén acostumbrados y familiarizados con el principio de subsidiariedad, sin olvidar los de delegación y solidaridad. Si el principio de subsidiariedad está vivo y en buenas condiciones en la organización, la sucesión (como aspecto natural de las personas) en los líderes se encontrará muy facilitado.

- El Consejo o Directorio: membresía (conjunto de personas que comparten derechos y privilegios) y funcionamiento. Es ciertamente importante que los responsables superiores de una organización hagan un esfuerzo por mantener la unidad de la lógica diversidad de criterios en la organización, alentando y coordinando actividades, manteniendo una comunicación fluida y creando un sentido de confianza y cooperación a través de otros valores culturales que dan un sentido de pertenencia a la comunidad de

---

[63] Dean-Maines T. *Self-Assessment and Improvement Process for Organizations*. En: Borkaert L & Zsolnai L, eds. *The Palgrave Handbook of Spirituality and Business*. New York: Palgrave Mac Millan; 2011. p. 359-368.

personas. Es realmente importante que el Consejo directivo de la organización reflexione en cómo la organización puede ostentar sus valores centrales: solidaridad y subsidiariedad.

- La subsidiariedad y el entorno social. Las amenazas externas ya sean desde el mercado o desde el sector público, siempre requieren actuar con diferentes estrategias para sostener el principio de subsidiariedad en la organización.

- La subsidiariedad bien establecida y desarrollada en la organización, en el largo plazo apoya el desempeño, tanto efectivo como eficiente ante el mercado; aunque en situaciones de crisis puedan existir fuertes presiones hacia quienes toman las decisiones y se puede llegar a socavar la subsidiariedad por aplicar una mentalidad equivocada de mando y control. Por esta razón una de las mejores actitudes y que a la vez constituye un reto para los dirigentes, es responder a las amenazas externas sin ceder excesivo terreno en la subsidiariedad. Si se falla con el sostenimiento de la subsidiariedad, la organización claudicará.

Según todo lo que hemos ido aportando sobre la aplicación de los diferentes principios en las Organizaciones profesionales, podemos concluir con Domènec Melé[64] en los siete criterios básicos para poder aplicar estos principios (especialmente el de subsidiariedad) en las Organizaciones profesionales:

1. El principio de subsidiariedad no debe aplicarse como técnica sino como filosofía y como un requisito ético que fluye de la libertad humana, la dignidad y la diversidad.

2. El principio de subsidiariedad y su implementación requieren un contexto cultural interno en el que se respete la prioridad de las personas sobre el proceso. De lo contrario no resultará creíble.

3. Implementar las circunstancias y las habilidades de los diferentes grupos inferiores de la organización y los medios disponibles que deben ser considerados a la luz de la sabiduría práctica.

4. El principio de subsidiariedad significa dar real poder a los grupos inferiores, con toda la organización enfocada hacia el bien común.

5. Los órganos superiores y los directivos deben proporcionar apoyo a los niveles inferiores en el desempeño de sus responsabilidades y ayudarles a

---

[64] Melé D. *El principio de subsidiariedad en las Organizaciones. Un caso de estudio.* IESE BS. 2004; WP n° 566. p. 11-12.

desarrollar sus capacidades y habilidades, promoviendo la formación, in-formación, consejos, comentarios, etc.

6. La alta dirección de la organización debe esforzarse por mantener la uni-dad en la misma, pero siembre entendiendo la diversidad, alentando y coordinando actividades que vayan en la dirección de sostener la subsidia-riedad y la solidaridad, manteniendo una comunicación fluida y creando un sentido de confianza y cooperación entre todos los actores mediante la instauración de valores culturales personales y profesionales que generen un sentido de pertenencia a la organización.

7. Todos los grupos inferiores deben responsabilizarse de hacer todo lo que puedan por su propia iniciativa y desarrollar un espíritu emprendedor. De poco sirve instaurar cultura de subsidiariedad y solidaridad en la organi-zación, si los grupos inferiores no acogen con entusiasmo esa responsabili-dad.

Aplicar estos conceptos, estos principios, en las Organizaciones colegiales con-ducirá a una mayor eficacia y eficiencia en sus funciones, una mayor participación y sentimiento de pertenencia de todos sus actores, un incremento en su credibili-dad como organización profesional que incluye a todos y por supuesto un avance en el desarrollo de sus actividades en este siglo XXI en el que tantos cambios de índole social, económico, personal y profesional se están produciendo.

2.4. EL TÍTULO PROFESIONAL Y EL TÍTULO ACADÉMICO

El título profesional y el título académico presentan una cierta diferenciación des-de el punto de vista de su carácter jurídico. No obstante, desde ya hace bastante tiempo, aún con la profusa normativa que existe sobre las profesiones tituladas, existe una concurrencia cada vez más clara entre ambos, aunque entendemos que realmente este hecho puede suponer ciertos problemas con la habilitación para el ejercicio profesional. En el ejercicio de una profesión titulada es ya desde hace tiempo, una condición "sine qua non" la posesión de un título académico, por lo que de alguna manera desde el punto de vista de la "costumbris legis" se le ha conferido a éste una característica de título o validación profesionales.

Una profesión y su ejercicio constituyen normalmente una actividad econó-mica que realiza la persona y que se produce gracias a la adquisición de unos conocimientos y unas competencias específicas que le permitan realizar tal o cual actividad profesional para la que han sido adquiridos dichos conocimientos téc-nicos e intelectuales.

La relevancia pública de una actividad profesional y las condiciones y requisitos que deben ser exigidos para su ejercicio, constituyen las dos variables sobre las que la intervención pública (el Estado) actúa sobre las profesiones[65]. Así nos encontramos:

a. Profesiones libres: siendo éstas las que no dependen de una regulación especial, sino que tan solo dependen de las reglas generales del Derecho. Por lo general no suelen requerir título alguno, ya sea académico como profesional.

b. Profesiones reguladas, reglamentadas o sujetas a ordenamiento: son las que se encuentran sometidas a una regulación específica por sus especiales características, tanto en sus condicionantes de acceso como de ejercicio profesional. En ellas se requiere la obtención de un título oficial (normalmente académico). Entre ellas se encuentran:

    b.1   Profesiones liberales. En ellas su actividad es más una actividad de medios donde se concreta una relación de confianza. Presentan rasgos concretos como la independencia en el acto profesional, el sometimiento a caracteres deontológicos específicos y al secreto profesional. Se exige para su actividad la obtención de un título académico y en muchas ocasiones un título o habilitación o condición de ejercicio profesional.

    b.2   Profesiones económicas. Se ocupan de relaciones económicas con obtención de resultados, no de medios y para su ejercicio se requiere una habilitación o título profesional.

c. Profesiones que realizan funciones de carácter público dentro de su ejercicio privado profesional, es decir, el ejercicio privado de funciones públicas, pero actuando en régimen de autonomía e independencia funcional de la Administración pública.

d. Profesiones que ejercen su actividad dentro de la función pública. Si se trata de funcionarios públicos normalmente se requiere un título académico y los profesionales están sometidos a diferentes escalas. El personal laboral requiere normalmente una habilitación o título profesional. En ambos casos están sometidos a la reglamentación estatutaria de la función pública y queda muy diluido su carácter reglamentado profesional, aunque en ciertas circunstancias puedan encontrarse también sometidas a este último.

---

[65] Saínz, F. *El ejercicio privado de funciones públicas*. Revista de Administración Pública. 1983; 100-102: 1781.

A pesar de todo este gran conglomerado jurídico, del que solamente hemos hecho referencia a una pequeña parte, ya que en esta cuestión existe una gran dispersión de normas jurídicas tanto de la UE como del Estado, de las CCAA, normas académicas y normas corporativas (Colegios profesionales), con un gran marasmo normativo y en ocasiones hasta contradictorio; sí podemos decir junto a Carrillo Donaire que la "traditio iuris" ha venido igualando los efectos de los títulos de educación superior a los efectos profesionales de los mismos, por esta razón se suelen confundir las profesiones tituladas con las que requieren para su ejercicio de un título académico superior, normalmente universitario. De esta manera se suele producir el efecto de que existan profesiones tituladas que no requieran un título académico, sino uno profesional o habilitación profesional y, por otro lado, se genera también una creciente exigencia de requerimientos suplementarios al título académico para poder ejercer ciertas actividades profesionales, de forma que vienen como a habilitar un título profesional al título académico que en ocasiones ya parece que no es suficiente para poder desarrollar el ejercicio profesional. Es el caso de la realización de cursos, másteres o especialidades habilitantes para poder llevar a cabo el ejercicio profesional.

A pesar de lo ya comentado más arriba, en referencia a la asimilación de título académico y título profesional, sí se ha producido por las razones anteriormente expuestas, una sucesiva desconexión entre ambos y hasta el momento no se han configurado las premisas legales de la configuración jurídica de las profesiones tituladas. Es necesario construir mecanismos que conecten los títulos académicos con las capacidades profesionales y a la vez, el control de acceso al ejercicio profesional. Todo ello podría amenazar, de forma seria, al ejercicio de la competencia administrativa para la expedición y homologación de los títulos. En esta necesidad de claridad es donde tanto la Administración Pública como las Universidades y las Corporaciones profesionales, pueden jugar un papel, a nuestro juicio, preponderante para clarificar todo este panorama, así como las características necesarias en cuanto a lo que se refiere a las especializaciones como exigencias complementarias a los títulos académicos y que pueden otorgar la posibilidad de desarrollar ciertas actividades en el ejercicio profesional, reservadas siempre a quienes hubieran superado dicha habilitación[66].

---

[66] Carrillo, J.A. La diferenciación jurídica entre títulos académicos y profesionales. *Actas del II Congreso de la Asociación Española de Profesores de Derecho Administrativo*; 2007 Sep. 2-3; Santander, España. Madrid: ARANZADI THOMSON REUTERS; 2007: 78.

En la actualidad no es posible sostener que la habilitación para el ejercicio profesional derive exclusivamente del título académico que le refrende o de la sola incorporación al Colegio profesional correspondiente, más bien dicha habilitación proviene del vínculo jurídico establecido entre la titulación académica y la actividad o conjunto de ellas que constituyen el objeto de la profesión. Nuestro ordenamiento jurídico conforma el ejercicio profesional de forma fragmentada pues los diferentes actores (Administración pública, Universidades y Colegios profesionales) lo observan desde ópticas diferentes. Es aquí donde las Corporaciones profesionales juegan un papel desde nuestro criterio, muy importante en la estructuración de aspectos esenciales del ejercicio profesional, por ello establecer los límites a este ordenamiento, dotando a cada institución de sus competencias en esta materia, es ciertamente muy adecuado.

Los Colegios profesionales en base a la legislación desarrollada hasta el momento que prevé el "ordenamiento colegial derivado" tal y como lo define Souviron Morenilla[67], constituyen desde nuestro criterio, una fuente adecuada en el desarrollo y regulación de aspectos esenciales del ejercicio profesional. En base este criterio resulta del todo punto importante que en base a la Reserva de Ley que se establece en el art. 36º CE, sean determinados por el legislador el conjunto de atribuciones profesionales y los requisitos de acceso a las profesiones reguladas de forma que el Colegio profesional limite sus competencias a la de ordenar la actividad de sus colegiados de forma que quede garantizado el principio de libertad de ejercicio. Aunque y siempre desde nuestro criterio, consideramos que es necesaria la participación o audición de los Colegios profesionales por parte del legislador, al objeto de aportar sus criterios y experiencia en los requisitos reservados de acceso y atribuciones profesionales.

Es cierto que desde un punto de vista jurídico la remisión legal a las previsiones estatutarias que la Ley otorga a los Colegios profesionales se circunscribe a aspectos más ligados a la Deontología Profesional; pero desde nuestro criterio y sin pretender conculcar ninguna norma, consideramos que el Colegio profesional y muy especialmente los de profesiones reguladas, sí deberían disponer de la capacidad tanto para exigir el título académico así como los requisitos de formación, habilitación o experiencia complementarios para poder ejercer determinadas actividades profesionales dentro de la capacitación que le pueda otorgar

---

[67] Souviron, J.M. *Naturaleza y caracteres de los Colegios profesionales: notas para una Ley reguladora.* Madrid: Instituto Nacional de Prospectiva; 1980. p. 1-62.

el título académico, todo ello con la finalidad de acreditar la profesión en cuestión con mejores condiciones y capacidades a la hora de prestigiar, si cabe mucho más dicho ejercicio profesional en sus distintas facetas y siempre con el objetivo de favorecer a los ciudadanos a los que atienden. Piénsese en la situación pandémica actual en la que se han producido dudas en las capacidades de los farmacéuticos comunitarios (de oficina de farmacia) para realizar ciertas actividades de índole sanitaria. Ésta es pues una humilde propuesta que formulamos a los legisladores con el objetivo de que sea tenida en cuenta y puedan ser desarrolladas las aportaciones y las capacidades de ordenamiento profesional por parte de los Colegios profesionales que ayuden a mejorar dicho ordenamiento; todo ello llevado a cabo sin menoscabar las libertades profesionales reconocidas por la legislación vigente y en especial por la CE.

Bien es cierto que el alcance de la libertad profesional, tantas veces reivindicada por los profesionales titulados, se encuentra regulada en cierta medida, por razones de interés púbico por el legislador. Se exige una adecuada correlación entre la capacitación para el ejercicio profesional y la habilitación para el mismo, mediante la exigencia de un título oficial que disponga de validez para todo el territorio nacional. Entonces se puede decir claramente que la libertad está cediendo ante la Ley, pero es preciso indicar que esta cesión es garantista porque es la Ley la que *constituye un presupuesto necesario de la propia existencia de la profesión titulada*, como afirma Carrillo Donaire[68]. No obstante, desde nuestro criterio, esto no constituye una merma en la libertad profesional que es lo deseable para ejercer una profesión liberal, como la de farmacéutico; más bien constituye una garantía más para la sociedad a la que sirve esa profesión e incluso para la misma profesión porque en realidad se produce una conjugación entre dos elementos esenciales[69]:

1/. El campo competencial característico de unas actividades profesionales que van a estar siempre protegidas frente a intrusiones de terceros.

2/. El establecimiento de un vínculo jurídico-institucional entre dichas actividades y el título oficial que habilita para ejercerlas.

Por tanto y siempre desde nuestra perspectiva, más que una merma de la libertad garantiza cómo hemos conformado el ejercicio profesional con las máximas

---

[68] Ibíd. Carrillo, J.A. La diferenciación jurídica entre títulos académicos y profesionales. *Actas del II Congreso de la Asociación Española de Profesores de Derecho Administrativo*. p. 87.

[69] Ibíd. Carrillo, J.A. La diferenciación jurídica entre títulos académicos y profesionales. *Actas del II Congreso de la Asociación Española de Profesores de Derecho Administrativo*. p. 88.

cualidades, el mejor control y la más adecuada eficiencia. De esta forma, los Colegios profesionales en su vertiente de función pública son los verdaderos garantes de todo ello. Así, como afirma Sainz Moreno[70], *al vincular el desempeño de ciertas actividades a un título oficial validado por el Estado y reconocido por el Colegio profesional correspondiente, reserva en favor de una profesión un ámbito material de actuación de forma tendencialmente exclusiva y excluyente.* Bien es cierto que aunque en algunos momentos y circunstancias, los Colegios profesionales actuando de forma excesivamente gremialista más que con la ponderación y equilibrio que de ellos se espera, han pretendido una muy alta rigidez y un blindaje férreo de ciertas tareas que creen que son propias y exclusivas de sus colegiados, sin un criterio fundamentado, ya que creemos que pueden existir facetas paralelas a la actividad profesional que pueden ser compartidas con otros profesionales y que no van a producir un efecto perverso sobre la actividad profesional, sino que en realidad pueden estar enfocadas a sumar fuerzas para mejorar en el bien común y enriquecer la actividad profesional, especialmente en aquellas profesiones sanitarias en las que el sujeto preferente de la actividad es una persona y su salud. De esta manera y de acuerdo con los postulados de López Ramón [71], coincidimos en que dicha rigidez es contraria a los principios de proporcionalidad y razonabilidad, así como al de interdicción de los poderes públicos. Por eso es muy adecuado el promover el principio de "favorecimiento", que López Ramón define como la *compatibilidad de atribuciones siempre que existan las bases objetivas para ella*[114].

Hemos pues comentado hasta ahora, la relación que existe entre títulos y atribuciones, pero un elemento importante que falta para cerrar el círculo jurídico, y que aparece "entre líneas" en el desarrollo escrito en los párrafos anteriores, es la configuración o vínculo legales que deben establecerse entre título oficial y atribuciones o habilitaciones profesionales. En este aspecto y como comenta Souviron Morenilla[72], se pueden conformar dos modelos:

a) Modelo abierto. En este modelo de vinculación abierta el ordenamiento jurídico se limita a regular las condiciones de obtención de los títulos oficiales y el legítimo uso de ellos, pero no reserva ni vincula ciertas actividate-

---

[70] Ibíd. Sainz Moreno F. *Comentario al artículo 36.* En: Oscar Alzaga Villaamil ed. *Comentarios a la Constitución Española de 1978, Tomo III.* p. 623.

[71] López, F. *Libre competencia y Colegios Profesionales a la luz de la Constitución Española.* En: Martin-Retortillo Baquer, L, coord. *Los Colegios Profesionales a la luz de la Constitución.* 2ª edición. Madrid: Civitas-Thomson Reuters; 1996. p. 243-288.

[72] Souviron, J.M. *Constitución y Colegios Profesionales. Una reflexión sobre las Corporaciones representativas.* 1ª edición. Madrid: Unión Editorial; 1984. p. 86.

des a la posesión de aquellos. Así se puede dar y de hecho ocurre en algunas profesiones, que ciertas actividades permanezcan abiertas a personas que no pueden hacer uso del título oficial (por carecer del correspondiente) pero ejercer determinadas actividades de la profesión (caso de los periodistas). Lo cual produce en muchas ocasiones efectos ciertamente perversos al perder de vista la visión, misión, valores éticos y la Deontología Profesional.

b) Modelo cerrado. En el que el ordenamiento jurídico sanciona de forma legal, la existencia de una profesión define su objeto o contenido característico y atribuye el ejercicio a quienes posean la titulación académica o profesional que la Ley determine.

A todo ello se suman también otras exigencias adicionales para el desempeño de una profesión tales como: las relativas a la condición personal (capacidad de obrar, habilitaciones o inhabilitaciones, régimen de incompatibilidades, etc.), las relativas a la organización del ejercicio profesional (adscripción colegial y habilitación profesional) o las condiciones en las que se realiza la actividad (inscripción en registros administrativos, aseguramiento de la responsabilidad derivada de la actividad, permisos o licencias administrativas para ejercer ciertas actividades, acreditaciones, etc.). Por la diferente y profusa casuística no las desarrollaremos todas, salvo en el caso concreto de las especializaciones y su habilitación, así como las acreditaciones, por sus especiales características.

Lo que sí creemos firmemente, junto a Carrillo Donaire[73], es que no se puede ignorar la necesidad de que exista un vínculo formal y jurídico entre formación y profesión, debido al creciente distanciamiento entre las nociones precisas establecidas por los reguladores para alcanzar los títulos académicos y las verdaderas necesidades que se van planteando en el ejercicio profesional, aparte de sus efectos jurídicos. La aparición en escena, desde hace unos años, de títulos profesionales como instrumento de habilitación del ejercicio profesional o de ciertos aspectos o parcelas de éste, provoca que la formación académica pueda ya no ser el referente necesario y realista de las demandas de una sociedad para con una profesión e incluso tampoco sea el referente jurídico privilegiado que debe condicionar, según nuestro criterio, el ejercicio profesional. En resumen, un cierto alejamiento de los planes de estudio de la realidad del ejercicio profesional y, por ende, una

---

[73] Ibíd. Carrillo, J.A. La diferenciación jurídica entre títulos académicos y profesionales. *Actas del II Congreso de la Asociación Española de Profesores de Derecho Administrativo.* p. 91.

apatía por parte del regulador a revisar y adaptar los planes de estudio a la realidad socio-profesional y a aceptar las indicaciones de Colegios y sociedades profesionales. Por ello es necesario que se elaboren mecanismos de conexión entre los dos elementos: título académico y ejercicio profesional. Como consecuencia de esto, una de las cuestiones relevantes a implementar es que las profesiones, especialmente a través de sus Colegios profesionales y la compartición de éstos con las sociedades profesionales, se impliquen cada vez más en el diseño de las materias curriculares a desarrollar para la obtención del título académico, en consonancia, como no podría ser de otro modo, con lo postulado por el Espacio de Educación Europeo (EES) y se coordinen con los diferentes centros académicos universitarios así como con las Administraciones Públicas competentes, con el objetivo de ordenar los títulos académicos y las habilitaciones profesionales presentes y futuras a través de los centros universitarios, como especialistas en la formación, las acreditaciones y evaluaciones continuas presentes y futuras, y las revisiones de las diferentes especializaciones profesionales existentes y el desarrollo de las futuras que la sociedad y la propia praxis demanden.

Por ello y nuevamente de acuerdo con Carrillo Donaire[74], todo este complejo marasmo puede ser ordenado de manera eficaz y eficiente escogiendo la variante (o incluso mezcla de ellas) que mejor se adecue para diseñar el acceso a los diferentes niveles de ejercicio profesional; sobre todo para aquellas profesiones en las que se comprometen intereses públicos (farmacéuticos, médicos, enfermeros) o bienes jurídicos públicos (abogados, jueces, notarios).

- Variante 1: se trata de un modelo que integra la obtención y expedición de títulos y la habilitación del ejercicio profesional, bajo la exclusiva responsabilidad de los poderes públicos que asumen el control de los centros educativos universitarios y ejercen la función de ordenación de la profesión y exigen la superación de un examen de Estado que confiere un título profesional (modelos: alemán e italiano).

- Variante 2: en este modelo el Estado se limita a regular los presupuestos para la obtención de títulos académicos y para el ejercicio profesional, pero el control de acceso se transfiere a organizaciones de tipo intermedio como las Organizaciones profesionales (modelos: anglosajón, japonés y francés en el caso de algunas profesiones).

---

[74] Ibíd. Carrillo, J.A. La diferenciación jurídica entre títulos académicos y profesionales. *Actas del II Congreso de la Asociación Española de Profesores de Derecho Administrativo.* p. 92.

- Variante 3: es un modelo de tipo mixto en el que tanto poderes públicos como Organizaciones profesionales representativas, ejercen el control de acceso y el ejercicio profesional de forma conjunta, pero con diferencias tanto en el alcance como en la intensidad, basados en sus respectivas misiones y visiones del currículo necesario y las necesidades profesionales demandadas.

Es cierto que, en España, la profusa normativa sobre el ejercicio de las profesiones tituladas permite comprobar que hay ejemplos que pueden incardinarse en los tres modelos anteriormente citados, pero también es cierto que la estructura jurídica en nuestro país, entre títulos académicos y habilitación o acreditación profesional (títulos profesionales) ha sido, hasta hace poco tiempo, bastante rígida aunque bien es cierto que en los últimos tiempos ya no existe tanta rigidez como la que con carácter general y de forma "ex lege" se reconocían efectos profesionales completos a los títulos profesionales. Lo que, desde nuestra forma de ver las cosas, resulta bastante perjudicial para garantizar un ejercicio profesional adecuado, eficaz y eficiente. Pero, por otro lado, es patente que este hecho de disminución de la rigidez ha provocado una falta de previsión por parte de todos aquellos que ostentan responsabilidades en los procesos de formación, tanto básica como especializada que garanticen, evitando ese concepto de que un título académico "valga absolutamente para todo", una formación adecuada en el posgrado para alcanzar los títulos profesionales o habilitaciones necesarias para ellos en los diferentes grados de especializaciones o acreditaciones, especialmente en profesiones como Farmacia o Medicina con alto grado de especialización en el ejercicio profesional. No compartimos totalmente la afirmación expresada por Carrillo Donaire[75]: *el papel de las Universidades, en este aspecto de formar profesionales, ha dejado de ser exclusivo en su misión*, pensamos que es demasiado rotunda ya que consideramos que los centros universitarios deben recuperar cierto protagonismo en la enseñanza posgrado, por sus características de expertos en los aspectos formativos. Por ello creemos firmemente que deben ser más proactivos en la formación posgrado y lograr, con el apoyo de las profesiones a través de los Colegios profesionales, garantías nuevas para el ejercicio profesional. Precisamente en el plano subjetivo, alguien debe asumir las características y condiciones para expedir títulos, habilitaciones o acreditaciones profesionales. Tanto el Estado, como las CCAA (por

---

[75] Ibíd. Carrillo, J.A. La diferenciación jurídica entre títulos académicos y profesionales. *Actas del II Congreso de la Asociación Española de Profesores de Derecho Administrativo.* p. 93.

su reconocimiento legal a ser oídas en las condiciones para obtener los títulos profesionales) son los entes reguladores que permiten dar oficialidad a dichos títulos y que sean válidos en todo el territorio nacional. Las Universidades por su característica constitucionalmente reconocida de autonomía en coordinación con las Corporaciones profesionales juegan a nuestro juicio un muy importante papel en este aspecto. Y desde el plano objetivo que sería realmente el plano material, en el que es preciso definir los métodos y vías de obtención da las habilitaciones y cualificaciones profesionales, es aquí es donde de forma coordinada las Universidades y las Corporaciones profesionales deben establecer vías de consecución de las habilidades necesarias para la consecución final del título, habilitación o acreditación profesional. El control público y la responsabilidad de las administraciones en la regulación necesaria para la obtención de los títulos, acreditaciones o habilitaciones profesionales quedaría más garantizado mediante esa coordinación a la que nos referíamos más arriba.

2.5. LAS PROFESIONES REGULADAS, TITULADAS Y COLEGIADAS. LA COLEGIACIÓN OBLIGATORIA

En el punto anterior hemos comentado que la relevancia pública de una actividad profesional y las condiciones y requisitos que deben ser exigidos para su ejercicio, constituyen las dos variables sobre las que la intervención pública (el Estado) actúa sobre las profesiones. En base a dicho concepto es el legislador el que determina diferentes tratamientos a las profesiones, dando lugar a conceptos jurídicos diversos en constante transformación. El de profesión regulada es un elemento central del sistema comunitario de reconocimiento de cualificaciones profesionales. El de profesión titulada, conectado a la libertad profesional, tiene su clave en el Derecho Constitucional interno. Finalmente, el de profesión colegiada, que se vincula a la existencia de Organizaciones colegiales, que resulta impactada por el cambio del modelo institucional de Colegio profesional que se está acometiendo por el legislador español con ocasión de la transposición al ordenamiento interno de la Directiva de Servicios. Y en este último tipo valoraremos sucintamente, la colegiación obligatoria en base a las disposiciones que el legislador ha llevado a cabo.

A/ *Profesiones reguladas*: son aquellas que, dentro del sistema Comunitario de cualificaciones profesionales, se encuentran sometidas a un cierto nivel de regulación jurídica. A diferencia de aquellas otras que son de libre ejercicio y no precisan ningún reconocimiento jurídico para ejercerlas. Entre estas profesiones se produce una doble condición:

1. Tener un carácter especialmente relevante para el interés público en base a los valores y bienes sobre los que actúa ante la sociedad.

2. Estar fundamentados en conocimientos y saberes que tengan el carácter de ser considerados como universales.

Entre estas profesiones nos encontramos con: Medicina, Farmacia, Enfermería, Odontología, Veterinaria, Ingenierías y Arquitectura. Así la Unión Europea (UE) ha ido, al cabo de los años, aprobando sendas Directivas para cada una de ellas en base a dos criterios fundamentales que son los que desarrollan dos tipos de Directivas:

a) Regular el reconocimiento mutuo de diplomas, certificados y otros títulos, para conseguir facilitar el ejercicio profesional efectivo y la libre prestación de servicios previstos en los arts. 26 y 53 del Trata-do de Funcionamiento de la UE (TFUE)[76] (Primer tipo de Directi-vas)[77].

b) Establecer un sistema armonizado que coordinase las disposiciones de los Estados miembros de la UE que tengan que ver con cuestio-nes relativas a la formación necesaria para la obtención de los títulos que son objeto de reconocimiento mutuo del ítem anterior. Entre ellas se encuentran las que fijaban el número de años de formación y los contenidos mínimos de dicha formación (según determina el art. 47º del TFUE). (Segundo tipo de Directivas).

De esta forma, el proceso armonizador iniciado por la U.E., concluye con la aprobación de la Directiva 2005/36/CEE[78] en la que en su art. 3º.1 se define a una profesión regulada como: *la actividad o conjunto de actividades profesionales cuyo acceso, ejercicio o una de las modalidades de ejercicio, están subordinadas de una manera directa o indirecta, en virtud de disposiciones legales, reglamentarias o admi-*

---

[76] Tratado de Funcionamiento de la UE (TFUE), nº 2012/C 326/01 de los Estados miembros, de 26 de octubre de 2012, sobre la publicación electrónica del Diario Oficial de la Unión Europea nº C 326 de 26/10/2012 TFUE 326/2012).

[77] Así para el caso de los titulados en farmacia, aparece la Directiva 85/433/CEE del Consejo, de 16 de septiembre 1985, relativa al reconocimiento mutuo de los diplomas, certificados y otros títulos de farma-cia. Dicha directiva y en aras de la economía jurídica, junto a otras dictadas para un elevado número de profesiones, fueron refundidas y derogadas por la Directiva 2005/36/CEE de 7 de septiembre de 2005. (Transpuesta a nuestro ordenamiento jurídico por el RD 1837/2008, de 8 de noviembre, BOE núm. 280, de 20 de noviembre de 2008, p. 46185-46320).

[78] Directiva 2005/36/CEE del Parlamento Europeo y del Consejo, de 7 de septiembre de 2005, relativa al reconocimiento de cualificaciones profesionales (Directiva 2005/36/CEE).

nistrativas, a la posesión de determinadas cualificaciones profesionales. Dicho texto fue íntegramente transpuesto a nuestro ordenamiento jurídico gracias al RD 1837/2008 y así en su anexo VIII, aparece la relación de profesiones reguladas en España, a efectos de la aplicación de dicho RD[79]. En dicho anexo se mantiene la vigencia actualmente, a efectos de reconocimiento mutuo, de los títulos que por mor de la Directiva 2013/55/CEE[80] que modifica la Directiva 2005/36/CEE y es transpuesta a nuestro ordenamiento jurídico por el RD 581/2017 y en el que el concepto de profesión regulada no sufre ninguna variación[81].

B/ *Profesiones tituladas:* Este concepto y en base al art. 36º CE, en el que se determina que: *La Ley regulará las peculiaridades propias del régimen jurídico de los Colegios profesionales y el ejercicio de las profesiones tituladas,* nos conduce nuevamente, al plano del ordenamiento vigente en España en el que es reconocido por los arts. 20º.1.b; 35º.1 y 38º de la CE, el derecho: *a la producción y creación literaria, científica, artística y técnica, a la libre elección de profesión y oficio y a la libertad de empresa.* Pero lo que nuestro ordenamiento jurídico determina, en virtud de los arts. 35º y 36º CE, es que se opone, en el ejercicio de las profesiones tituladas, al art. 38º CE que remite al ejercicio de una actividad profesional libre amparada por la libertad de empresa. Podría parecer esto una incongruencia, pero no es así, ya que en lo referente a las especiales características de las profesiones tituladas, es la propia UE la que permite dicha oposición en base al concepto jurídico de profesión titulada y es el propio Estado el que, asumiendo dicho principio, dispone de competencias exclusivas en la materia de: condiciones de obtención, expedición y homologación de títulos académicos y profesionales (art. 149º.1.30ª CE). En suma, se admite en el marco de las disposiciones dictadas por las directivas de la UE, el concepto de Reserva de Ley para todo lo referente a las profesiones tituladas. Por tanto, podemos afirmar junto a Calvo Sánchez que: *es tarea exclusiva del legislador determinar los presupuestos y condiciones para este tipo de profesiones, entre los que naturalmente debe encontrarse la exigencia de un título académico. Para la profesión titulada no es un derecho subjetivo y no existe contenido esencial de protección, es el legislador el que*

---

[79] Calvo Sánchez, L. *El Derecho y las profesiones.* Revista Española de Educación Física y Deportes. 2019; 425: 69.

[80] Directiva 2013/55/CEE del Parlamento Europeo y el Consejo, de 20 de noviembre de 2013, relativa al reconocimiento de cualificaciones profesionales. [revisado en 12 febrero de 2019]. Disponible: http://www.mecd.gob.es/dctm/ministerio/horizontales/servicios01/estudiantes/convalidacion-homologacion-titulos/estudios-universitarios/2010-directiva-2005.pdf?documentId=0901e72b800d06d1.

[81] RD 581/2017, de 9 de junio. BOE núm. 138, de 10 de junio de 2017, p. 48159-48319.

se encuentra con una amplia habilitación conformadora sobre las profesiones titula-das[82]. Por esta razón, la propia "Reserva de Ley" impone que las leyes regulado-ras promulgadas posteriormente, deben contener los elementos fundamentales, las determinaciones esenciales de la regulación, de forma que el Reglamento no pueda introducir limitaciones o restricciones no contempladas por la propia Ley; es decir, no serían factibles las remisiones en blanco en la propia Ley a la potestad reglamentaria. Al delimitar, por tanto, cuál debe ser el contenido de esta "Reserva de Ley", toda la doctrina y jurisprudencia existentes, coinciden en identificar tres elementos esenciales:

- La existencia de la misma profesión titulada.
- Los requisitos y títulos necesarios para su ejercicio
- El conjunto de actividades o competencias que se atribuyen.

De esta manera y para el caso de las profesiones sanitarias, entre las que se encuentra la farmacéutica, se promulgó la Ley 44/2003, de 21 de noviembre, de ordenación de las profesiones sanitarias[83]. Por otra parte, algunas CCAA que ha recibido competencias estatutarias sobre la materia: ejercicio de las profesiones ti-tuladas y Colegios profesionales, han legislado sobre la materia en sus territorios y lo han hecho en base al desenvolvimiento del ejercicio de la profesión titulada que afecta a la generalidad de las profesiones consideradas tituladas y no a concretas profesiones tituladas.

El panorama jurídico, por tanto, ha tardado en conformarse, pero finalmente ha conseguido que, para salvar la constitucionalidad de las disposiciones profesio-nales preconstitucionales, el Tribunal Constitucional haya aplicado su doctrina de la no exigencia retroactiva de la "Reserva de Ley" y de esta forma se ha logrado no generar una declaración de invalidez de todas las disposiciones preconstituciona-les reguladoras de las profesiones tituladas, evitando de esta forma, el consiguiente desamparo jurídico.

---

[82] Ibíd. Calvo Sánchez. *El Derecho y las profesiones:* 70.

[83] Ley 44/2003, de ordenación de las profesiones sanitarias, BOE núm. 280 de 22 de noviembre de 2003. Modificada parcialmente por la Ley 3/2014, de 27 de marzo, BOE núm.76, de 28 de marzo de 2014, donde se modifican los apartados: 8, 9 y 10 del art. 4º, el 5 del art. 10º. Se deroga el apartado 2 del art. 18º en virtud de la Ley 25/2009, de 22 de diciembre, BOE núm. 308, de 23 de diciembre de 2009. Se modifica el apartado 2 del art. 19º en virtud de la Ley 10/2013, de 24 de julio, BOE núm. 177, de 25 de julio de 2013. Y siguientes, quedando finalmente redactadas todas las modificaciones el 30 de sep-tiembre de 2020. [Consultado 12 de enero de 2019]. Disponible: https://www.boe.es/buscar/pdf/2003/BOE-A-2003-21340-consolidado.pdf.

C/ *Profesiones Colegiadas*: La modificación producida sobre la LCP de 1974[84] llevada a cabo en 2009[85], escogía sin ninguna matización ni excepción, el siguiente principio: *Es requisito indispensable para las profesiones colegiadas hallarse incorporado al Colegio correspondiente* (art. 3º.2) Esto tiene un claro e inequívoco significado: no se concibe la existencia de un Colegio profesional que no agrupe obligatoriamente a todos los miembros de la profesión. Por esta razón, no se puede hablar de profesiones colegiadas a aquellas para las que no se requiere la adscripción a un Colegio profesional. No obstante, en la actualidad, sí que existen Colegios profesionales de adscripción voluntaria, fruto de la modificación habida en 2009 por la Ley 25/2009. Este hecho fue avalado por la doctrina del TC y aquí coincidimos vivamente con el criterio de Calvo Sánchez[86]: *…en mi opinión erróneamente, al desconocer que la colegiación obligatoria es un elemento esencial de una institución garantizada constitucionalmente, que de este modo se hace irreconocible*. Por tanto, la LCP por ahora, un doble modelo de Colegios profesionales: los de adscripción obligatoria y los de adscripción voluntaria. Esta situación ha conducido, desgraciadamente y en ausencia del legislador estatal y de los legisladores autonómicos, a la aparición de una pléyade de Colegios profesionales de colegiación no obligatoria, en base a un malentendido criterio aperturista, que no sólo desvirtúan y desnaturalizan la propia institución colegial, sino que no obedecen a una justificación coherente en atención a los valores, misión, visión y bienes afectados por el ejercicio de la correspondiente profesión.

Sin embargo, y a pesar de lo indicado anteriormente, la Ley 25/2009 (también llamada *Ley Ómnibus*) sí dispone que sea revisada la planta de los Colegios profesionales de adscripción obligatoria, de forma que este proceso de revisión implicase que los supuestos de colegiación obligatoria resultantes deberían extraerse de las obligaciones de colegiación preexistentes a la norma[87]. De forma implícita quedaban excluidos, por ello, aquellos nuevos Colegios profesionales que no se encontraban en esta situación anterior y por lo tanto dicha condición de obligatoriedad no estuviese contemplada ya en el ordenamiento jurídico. Por otro, lado, la

---

[84] Ley 2/1974 de 13 de febrero, sobre Colegios Profesionales. BOE núm. 40 de 15 de febrero de 1974. [consulta 12 de enero de 2019]. Disponible en: https://www.boe.es/buscar/pdf/1974/BOE-A-1974-289-consolidado.pdf

[85] Ley 25/2009 de 22 de diciembre. BOE núm. 308 de 23 de diciembre. [consulta 12 de enero de 2019]. Disponible en: https://www.boe.es/boe/dias/2009/12/23/pdfs/BOE-A-2009-20725.pdf, también llamada Ley Ómnibus.

[86] Ibíd. Calvo Sánchez, L. *El Derecho y las profesiones.* p. 79.

[87] Ibíd. Calvo Sánchez, L. *El Derecho y las profesiones.* p. 82.

citada Ley Ómnibus, introdujo dos criterios muy importantes y que constituyen condición "sine qua non" para delimitar las profesiones o actividades profesionales objeto de colegiación obligatoria. Cuestión que es realmente una corrección a una situación jurisprudencial generada por la dictada por parte del TC, así como por la gran apatía legislativa habida en las administraciones públicas a la hora de cumplir con el mandato de la propia Ley Ómnibus de redactar y aprobar una Ley, oídas las CCAA, que determinase las profesiones para cuyo ejercicio es obligatoria la colegiación.

Dichos criterios son:

1. Determinación de los casos y supuestos de ejercicio profesional en que (la obligación de colegiación) se fundamenta como instrumento eficiente de control del ejercicio profesional, para la mejor defensa de los destinatarios de los servicios[88].

2. Determinación de aquellas actividades en las que puedan verse afectados, de manera grave y directa, materias de especial interés público, como pueden ser: la protección de la salud y de la integridad física o de la seguridad personal o jurídica de las personas físicas[89].

En referencia al primero de los criterios, la importancia radica en la eficiencia del control del ejercicio profesional en el que se asienta el instrumento de colegiación obligatoria, para lograr la mejor defensa de los destinatarios de los servicios profesionales. Calvo Sánchez[90] recomienda: *verificar qué Corporaciones profesionales e incluso cómo y cuánto, han venido haciendo un uso eficiente del instrumento de la adscripción obligatoria para el control del ejercicio profesional.* En este criterio se encuadran casos y supuestos de ejercicio profesional en los que es precisa la existencia de afección a intereses generales, según prevé la jurisprudencia Constitucional, aunque no estén afectados por materias de especial interés público que causen una afección directa sobre personas físicas. En este caso, se podrían encuadrar aquellos profesionales titulados que realicen su prestación de servicios en la Administración Pública y podría decirse que al existir una eventual alternativa que es la del control de dicho ejercicio por la propia Administración, aunque bien es cierto que en algunos casos y por la propia naturaleza de afección grave y directa sobre materias de especial interés público, estos profesionales sí pueden

---

[88] Ibíd. Ley 25/2009 de 22 de diciembre. Disposición Transitoria Cuarta. p. 108574.
[89] Ibíd. Ley 25/2009 de 22 de diciembre Disposición Transitoria Cuarta. p. 108574.
[90] Ibíd. Calvo Sánchez, L. *El Derecho y las profesiones.* p. 84.

encontrarse sometidos a la obligatoriedad de colegiación, como ya bastantes STS ha sentado jurisprudencia.

En lo que respecta al segundo de los criterios, el legislador vino a considerar que en función del tipo de actividad profesional que se desempeñe, exista o no una necesidad de adscripción obligatoria al correspondiente Colegio, ya que la Disposición Transitoria Cuarta de la LCP[91] no habla específicamente de *profesión* en su acepción más estricta, sino que se refiere a *actividades* en "materias de especial interés público". De esta manera se produce, por criterio del regulador, el hecho de que una profesión pueda ser susceptible de descomponerse en varias actividades por lo que se puede inferir que no todas estarían sujetas a la colegiación obligatoria. Aunque sí permite caracterizar una colegiación obligatoria si la misma se requiere para desempeñar todas y cada una de las actividades que integran una profesión o parcialmente si se limita a alguna o varias de esas actividades, pero no a todas. Desde nuestro criterio una fórmula bastante discrecional y con ciertas dificultades en su aplicación, cuestión que está provocando y ha provocado ya bastantes litigios que han tenido que ser resueltos por el propio TS.

2.6. EL LIMITADO PAPEL DE LOS COLEGIOS PROFESIONALES EN LA CONFORMACIÓN JURÍDICA DE LAS PROFESIONES

El actual marco jurídico que conforma la LCP, no concede ningún objeto potestativo a los Colegios profesionales para que sea conformado este aspecto en su propia normativa.

La labor que de manera jurisprudencial les ha sido asignada a los Colegios profesionales, se sustenta en el propio ordenamiento del ejercicio profesional, especialmente basado en pautas o cánones deontológicos. La regulación profesional queda, por tanto, como potestativa del Estado. Estas son las reglas de juego y en ese marco de acción han de evolucionar los Colegios profesionales.

Los Colegios profesionales, en base a lo indicado por el art. 6º.1 de la LCP, reciben el encargo que los vincula con la parte que les corresponde en este reparto competencial previsto por la Ley, así dicho artículo ordena lo siguiente: *Los Colegios profesionales, sin perjuicio de las leyes que regulan la profesión de que se trate, se rigen por sus Estatutos y por los Reglamentos de Régimen Interior*, en una clara alusión a la potestad de ordenamiento profesional, pero en ningún momento el

---

[91] Ibíd. Ley 25/2009 de 22 de diciembre Disposición Transitoria Cuarta. p. 108574.

legislador ha pretendido que las condiciones generales de las funciones profesionales, constituyan un ámbito de actuación de los Colegios profesionales, se trata de una materia estrictamente reservada al Estado y respecto de ella los citados Colegios tan sólo ostentan la capacidad informadora en el correspondiente procedimiento de elaboración de la norma. La función de los Colegios profesionales de ordenar el ejercicio profesional que viene reflejada en el art. 5º.1 de la LCP[92]: *Son fines esenciales de estas Corporaciones la ordenación del ejercicio de las profesiones, la representación institucional exclusiva de las mismas cuando estén sujetas a colegiación obligatoria, la defensa de los intereses profesionales de los colegiados y la protección de los intereses de los consumidores y usuarios de los servicios de sus colegiados, todo ello sin perjuicio de la competencia de la Administración Pública por razón de la relación funcionarial.* Ordenar el ejercicio de una profesión no es regular su ejercicio, aunque en cierto modo el velar por la Ética y la dignidad profesional y por la integridad de la profesión, es una forma interna de ejercer una cierta acción regulatoria, en aras de un mejor beneficio profesional y en este aspecto sí existe un reconocimiento por parte del legislador.

En resumen, la actual Ley vigente (LCP), con todas sus reformas habidas, marca claramente el reparto competencial entre las competencias reservadas al Estado y las capacidades reservadas a los Colegios profesionales. Pero es conveniente indicar a su vez que los Estatutos Generales tampoco constituyen un instrumento jurídico adecuado para atribuir competencias profesionales, tal y como aclara Calvo Sánchez[93], únicamente deben disciplinar la organización, estructura y funcionamiento de la Corporación así como el estatus de sus miembros y la necesaria armonización profesional, y no sólo por su naturaleza y procedimiento de elaboración, ya que emanan de forma unilateral de las propias Corporaciones, sino porque en cierto modo, y desde un punto de vista legal pugnan con las elementales exigencias de aseguramiento del interés general designado por las instancias públicas que tienen consignada institucionalmente esta función de regulación de la profesión. Por tanto, los Estatutos Generales constituyen una norma interna de la Corporación, con un nivel jurídico inferior al de la potestad reguladora del Estado, únicamente les confiere el mantenimiento del orden interno profesional. La jurisprudencia es extensa en este aspecto y no constituye el objeto de este trabajo de investigación analizarla, pero es importante resaltar que

---

[92] Ibíd. Ley 25/2009 de 22 de diciembre. BOE núm. 308 de 23 de diciembre art. 5º.1. p. 108517.
[93] Ibíd. Calvo Sánchez, L. *El Derecho y las profesiones.* p. 88.

dicha jurisprudencia ha confirmado a través de múltiples STS que los Colegios profesionales no pueden utilizar sus propios Estatutos Generales, y mucho menos cualquier otra norma o decisión de carácter corporativo, para realizar cualquier tipo de atribución profesional, por estar ésta reservada al legislador ya que se trata de un aspecto perfectamente cubierto por el art. 36º CE.

A pesar de todo lo anterior y del nivel de restricción competencial previsto por la legislación Constitucional, puesto en práctica por las normas dimanantes, consideramos que la tarea que tienen los Colegios profesionales es lo suficientemente amplia como para marcar el camino en su ordenación interna y el desarrollo de la profesión para adaptarla a los nuevos tiempos contando siempre con aspectos: Éticos, Bioéticos, de integridad y dignidad profesional, así como el desarrollo de todos los aspectos deontológicos. Todos ellos están en constante evolución y requieren de una adecuada atención, valoración y adaptación.

2.7. LAS ESPECIALIDADES PROFESIONALES Y LAS ACREDITACIONES PROFESIONALES EN LA PROFESIÓN FARMACÉUTICA

2.7.1. *Especialidades profesionales*

La denominación de farmacéutico especialista habilita el ejercicio de la profesión con este carácter que permite acceder a un trabajo profesional de especialista, tanto en instituciones o establecimientos sanitarios, públicos o privados. El farmacéutico especialista requiere la posesión del correspondiente título expedido por el Ministerio de Educación y Ciencia, sin perjuicio de las facultades que asisten a los licenciados en farmacia, tal y como figura recogida en el RD 2708/1982, de 15 de octubre, por el que se regulan los estudios de especialización y obtención del título de farmacéutico especialista[94].

En el citado RD, se regulaban las especialidades farmacéuticas reconocidas oficialmente y que eran las necesarias para acceder a un determinado concurso oposición bien a los servicios y agencias centrales del Estado, como a los de las diferentes CCAA.

---

[94] Real Decreto 2708/1982. de 15 de octubre. BOE 261, de 30/10/1982. [consultado 12 de enero de 2019]. Disponible en: https://www.boe.es/boe/dias/192/10/30/pdfs/A29994-29997.pdf

Las especialidades farmacéuticas que inicialmente recogía este RD eran las siguientes:

A. Especialidades que requieren formación hospitalaria:
  - Análisis clínicos.
  - Bioquímica clínica.
  - Farmacia hospitalaria.
  - Microbiología y Parasitología.
  - Radiofarmacia.
  - Especialidades que no requieren básicamente, formación hospitalaria.
  - Análisis y control de medicamentos y drogas.
  - Farmacia industrial y galénica.
  - Farmacología experimental.
  - Microbiología industrial.
  - Nutrición y dietética.
  - Sanidad ambiental y salud pública.
  - Tecnología e higiene alimentaria.
  - Toxicología experimental y analítica.

Esta relación de especialidades fue modificada a partir de la aprobación y publicación de la Ley 44/2003, de 21 de noviembre, de ordenación de las profesiones sanitarias y del RD 183/2008, de 8 de febrero (RD de desarrollo de la citada Ley, conocido como "Decreto de troncalidad"), por el que se determinan y clasifican las Especialidades de Ciencias de la Salud y se desarrollan determinados aspectos del sistema de formación sanitaria especializada. Este RD ha conducido a un replanteamiento global y progresivo de las disposiciones que hasta ese momento han venido regulando dicha materia. El objetivo de este RD, como claramente se expresa en la exposición de motivos, es la de lograr una modernización y una mejor adaptación del sistema formativo de las especialidades profesionales en ciencias de la salud y en la consolidación del Estado de las Autonomías y sus propios sistemas de salud que son agentes imprescindibles del Sistema Nacional de Salud (SNS). Otro de los objetivos fundamentales que contempla dicho RD, es el de garantizar un alto nivel de calidad del sistema de formación sanitaria especializada ya que prevé la aprobación de planes específicos en el seno de cada una de las comisiones de docencia creadas para cada especialidad sanitaria, planes que a su vez son dinámicos y donde puedan ser incluidas nuevas materias en base al constante avance del conocimiento en materia de salud. A su vez dicho RD, contempla el sometimiento de toda la estructura formativa de las diferentes especialidades, a medidas de control efectivo y evaluación, incardinadas en los planes de gestión de la calidad formativa propuestos por la Agencia de Calidad del SNS y siempre en coordinación con los distintas Administraciones Autonómicas.

En base a lo prescrito por este RD en su Anexo I[95], la relación de especialidades farmacéuticas reconocidas, figuran en dos apartados:

Apartado 2, especialidades farmacéuticas para cuyo acceso es necesario estar en posesión de un título universitario oficial que habilite para el ejercicio en España de la profesión de farmacéutico:

- *Farmacia hospitalaria. Especialidad que se dedica a servir a la población en sus necesidades farmacéuticas, a través de la selección, preparación, adquisición, control, preparación, información de medicamentos y otras actividades orientadas a conseguir una utilización apropiada y coste-efectiva de los medicamentos y productos sanitarios, en beneficio de los pacientes atendidos en el hospital.*

Apartado 5, especialidades multidisciplinares para cuyo acceso de exige estar en posesión de los títulos universitarios oficiales de Grado, o en su caso de Licenciado, en cada uno de los ámbitos que a continuación se especifican:

- *Análisis clínicos: Farmacia. Biología, Bioquímica, Medicina o Química. Desde un profundo conocimiento de la fisiopatología humana y de los métodos de análisis de muestras biológicas de origen humano, tiene como misión generar información de utilidad para la clínica para distinguir los estados de salud y enfermedad, ayudar al correcto diagnóstico de enfermedades, contribuir al pronóstico de éstas, facilitar el seguimiento clínico, asegurar la eficacia del tratamiento aplicado.*

- *Bioquímica clínica: Farmacia, Biología, Bioquímica, Medicina o Química. Se ocupa de del estudio de los aspectos químicos de la vida humana en la salud y en la enfermedad, y de la aplicación de la metodología química y bioquímica del laboratorio al diagnóstico, control del tratamiento, seguimiento, prevención e investigación de la enfermedad.*

- *Inmunología: Farmacia, Biología, Bioquímica, Medicina. Estudia las enfermedades en las que los mecanismos inmunitarios no actúan adecuadamente, bien por razones genéticas o adquiridas o a otras causas adquiridas.*

---

[95] Ibíd. Real Decreto 2708/1982. de 15 de octubre. p. 10035.

– *Microbiología y Parasitología: Farmacia, Biología, Bioquímica, Medicina o Química. Estudia los microorganismos y parásitos que se interrelacionan con el hombre y la naturaleza de esa relación, que, en ocasiones, se traduce en una enfermedad infecciosa.*

– *Radiofarmacia: Farmacia, Biología, Bioquímica o Química. Estudia los aspectos farmacéuticos, bioquímicos, biológicos y físicos de los radiofármacos que son agentes usados para diagnosticar ciertos problemas médicos o para tratar ciertas enfermedades.*

La diferencia del RD precedente (RD 2708/1982) con respecto a este nuevo, radica en el número de especialidades farmacéuticas reconocidas mediante un título oficial, realmente se reduce puesto que solamente se consideran a efectos de formación y reconocimiento oficial aquellas en las que según la Ley 44/2003, de Ordenación de las Profesiones Sanitarias, puedan tener formación a través de los centros docentes hospitalarios acreditados y puedan ser realizadas en el régimen de residencia, constituyendo tal y como determina dicha Ley, las especialidades en Ciencias de la Salud. Aunque en el capítulo de este trabajo dedicado a la discusión, incidiremos más sobre lo que consideramos una pérdida de capacidad formativa y reconocimiento de especialidades propias del farmacéutico, no podemos dejar de señalar el hecho de que algunas especialidades que con la legislación anterior ya estaban en marcha, como la de farmacia industrial y galénica o la de análisis y control de medicamentos y drogas, ambas con un especial objetivo industrial, han quedado en una especie de "tierra de nadie". Teniendo en cuenta que la propia Ley 44/2003 antes mencionada, en su Disposición Transitoria cuarta, anuncia que: … *en el plazo de cinco años desde la entrada en vigor de esta Ley, el Gobierno modificará, suprimirá o adaptará su sistema de formación, a lo previsto en el artículo 20, en el caso de las especialidades sanitarias cuya formación no se realiza por el sistema de residencia.* Es evidente que con el decreto de troncalidad (RD 183/2008), se ha producido una supresión de dichas especialidades y no se ha previsto caminar hacia el desarrollo de un RD que adapte el sistema formativo para las especialidades que no precisan de una formación en régimen de residencia. De la misma manera ha ocurrido con otras especialidades reconocidas en el RD 2708/1982 tales como: microbiología industrial, tecnología e higiene alimentaria, farmacología experimental, sanidad ambiental y salud pública, etc. Todas ellas al no ser consideradas troncales con ninguna otra de las señaladas en el RD de troncalidad, han quedado descartadas, por el momento, del sistema de formación sanitaria especializada y salvo que sean desarrollados decretos específicos para cada una de ellas, por el momento y desde el año 2015 no está egresando ningún especialista en estas áreas de trabajo generando un vacío importante para las necesidades que la sociedad demanda y una disminución en las posibilidades de trabajo de los graduados en farmacia, según nuestro criterio.

Lo que si podemos afirmar es que este RD, constituye (siendo ésta su razón de ser) un marco general que va a permitir seguir avanzando en el proceso de adaptación del sistema formativo a lo prescrito en la Ley 44/2003, a actualizar y a mejorar el sistema de formación sanitaria especializada, al menos en el régimen de residencia y a adaptar las enseñanzas a las exigencias del Espacio Europeo de Enseñanza Superior. Además prevé el desarrollo de normas sobre cuestiones importantes en la configuración del sistema educativo de formación sanitaria especializada, como son, entre otras, la modificación de las pruebas de acceso, la incorporación progresiva de criterios de troncalidad en la formación de especialidades sanitarias, la regulación de áreas de capacitación específica (ACE); cuestiones todas ellas, para las que se requiere un mayor grado de definición, análisis y diálogo con todos los agentes implicados en la formación de especialistas y entre los que también se encuentran los Colegios profesionales competentes. Lamentablemente desde el año 2008, tan solo han sido publicados dos RD que tratan de cuestiones menores, necesarias desde un punto de vista de realización de correcciones de ciertos "olvidos" no contemplados ni en el texto de la Ley 44/2003, ni el RD 183/2008 o bien meras adaptaciones menores o desarrollos en función de otras normas aparecidas, como el contemplar medidas de acción positiva aplicables a personas con discapacidad que participen en las convocatorias anuales de pruebas de selección para el acceso a plazas de formación especializada. En realidad, meras correcciones de índole menor de la norma, pero que hasta la fecha no han entrado en las cuestiones importantes previstas y tampoco en lo que anteriormente hemos señalado sobre ciertas especialidades que no requieren un sistema formativo en régimen de residencia.

Bien es cierto que, desde finales del año 2020, se ha producido la redacción de un anteproyecto de RD para regular y desarrollar la formación transversal en las especialidades en Ciencias de la Salud. A principios del mes de abril de 2021, dicho anteproyecto ha pasado a la categoría de proyecto de RD y en el momento de redactar estas líneas se encuentra en la fase de información pública. La denominación primigenia de este RD es: *RD por el que se regula la formación transversal en las Especialidades en Ciencias de la Salud, las áreas de capacitación específica y el procedimiento de creación de Títulos de Especialista en Ciencias de la salud*[96]. Los

---

[96] Consulta pública sobre el proyecto de Real Decreto por el que se regula la formación transversal en las especialidades en Ciencias de la Salud [Internet]. Ministerio de Sanidad. Secretaria de Estado de Sanidad. Dirección General de Ordenación Profesional. 2021 [citado 12 abril 2021]. Disponible en:

objetivos de dicho proyecto principalmente van dirigidos al desarrollo de las áreas de capacitación específica (ACE). Mediante este proyecto, se pretende garantizar que los especialistas en Ciencias de la Salud adquieran, durante su periodo de residencia, un conjunto de competencias transversales (conocimientos, habilidades y actitudes) necesarias para el desarrollo de las profesiones sanitarias, mediante un programa formativo común de obligada adquisición. Al mismo tiempo se pretende que la creación, revisión, modificación o supresión de nuevas especialidades en Ciencias de la Salud y de áreas de capacitación específica, se sometan a un procedimiento administrativo que constituya el marco regulatorio básico. En la exposición de motivos que figura en el documento de información pública preceptiva de dicho proyecto de RD figuran textualmente los objetivos siguientes[97]:

- Establecer las competencias transversales necesarias para el ejercicio profesional que los residentes deberán adquirir durante su periodo de formación en centros acreditados, mediante un programa de formación transversal que se incorporará al itinerario formativo de la especialidad.

- Crear áreas de capacitación específica (ACE), vinculada a una o varias especialidades en ciencias de la salud y regular el acceso a plazas de formación en especialidades con áreas de capacitación específica.

- Regular el procedimiento de creación de títulos de especialista en Ciencias de la Salud.

Es evidente que este proyecto da un paso más en la formación de especialistas y en las conocidas "súper especialidades", ahora llamadas ACE que pretenden dotar de un contenido regulatorio y formativo a esas súper especializaciones y a la vez indicarán el momento en que se puede acceder a ellas, unifica también los criterios hacia la denominación genérica de Especialistas en Ciencias de la Salud en bioquímica, análisis clínicos, etc. Pero en realidad todo ello va dirigido a todas aquellas especialidades de formación exclusiva en régimen de residencia y en el campo farmacéutico, hasta el momento, no ha sido solventado todo lo referente a las especialidades relacionadas con el perfil industrial, el de la farmacia comunitaria y el de salud pública. Desde nuestro punto de vista, se vuelve a perder una oportunidad para regular estas especialidades en campos tan importantes como el industrial y el de salud pública, teniendo en cuenta las necesidades reales que

---

https://www.mscbs.gob.es/normativa/docs/Consulta_Publica_RD_FSE_CCC_SGNORM.pdf

[97] Ibíd. Consulta pública sobre el proyecto de Real Decreto por el que se regula la formación transversal en las especialidades en Ciencias de la Salud. p. 3.

existen en ambas y las carencias detectadas por la pandemia generada por el COV-2 especialmente en el campo de la salud pública.

2.7.2. *Acreditaciones profesionales*

Las acreditaciones y las recertificaciones son dos procesos diferentes y aunque puedan tener objetivos formativos comunes, los reconocimientos y los fines no son iguales.

La acreditación profesional es un proceso voluntario al que se someten las instituciones de educación superior autónomas, así como las carreras de pregrado, programas de posgrado y especialidades del área de Ciencias de la Salud e incluso Colegios profesionales que imparten enseñanza, para contar con una certificación de calidad de sus procesos internos y sus resultados. Es necesario contar en la evaluación con procesos de control interno y de control externo que, en un proceso de simbiosis, garanticen la adecuada calidad, necesidad y actualidad de cualquier proceso formativo.

En el caso de los Colegios profesionales, por las competencias que les confiere la actual LCP y la Directiva relativa al reconocimiento de cualificaciones profesionales[98], resulta absolutamente evidente que pueden (y deben) ser un referente de calidad, seguridad y confianza a la hora de realizar un servicio profesional y a la vez serlo por las capacidades de formación continuada acreditada que pueden proporcionar a sus colegiados ya que esa es una de las características reconocida por la propia LCP, como ya hemos señalado. De ahí que la acreditación de la formación, experiencia y práctica profesional, constituyen unos de los elementos integrantes de la profesión y su habilitación, a la vez que forman parte de uno de los fines primordiales que deben desarrollar de manera eficiente los Colegios profesionales.

Es conveniente realizar una referencia conceptual sobre lo que se entiende por acreditación, según lo establecido en el glosario de términos recogido por el Ministerio de Educación Cultura y Deporte[99]:

– Acreditación (de programas o instituciones): Proceso por el que se reconoce oficialmente una institución educativa o formativa, un programa de

---

[98] Ibíd. Directiva 2013/55/CEE del Parlamento Europeo y el Consejo, de 20 de noviembre de 2013, relativa al reconocimiento de cualificaciones profesionales.

[99] Glosario del Ministerio de Educación, Cultura y Deporte. [Internet]. [consultado el 19 de marzo de 2019]. Disponible en: http://www.mecd.gob.es/mecu/glosario.html

estudio, o un servicio, demostrando que ha sido aprobado por un organismo pertinente, una vez se ha comprobado que se alcanzan unos estándares predeterminados.

— Acreditación (de aprendizajes previos): Proceso por el que se reconocen una serie de aprendizajes previos a los ciudadanos/as que superen con éxito un proceso de evaluación. La acreditación de competencias profesionales consta de tres fases: asesoramiento, evaluación y acreditación y registro.

El desarrollo profesional continuo (DPC) que los Colegios deben implementar (o ya hayan implementado), no solo potencia las posibilidades de encontrar empleo y que éste sea el más adecuado a las capacidades, competencias y experiencia del colegiado, sino que, al mismo tiempo, se debe desarrollar la actualización de conocimiento de los colegiados que ya ejercen la profesión de manera activa y dicha formación continua debe dotar a éstos de una perspectiva adecuada de conocimientos actualizados, de calidad y acreditados convenientemente, para lograr un mayor y más adecuado servicio a la sociedad.

En julio del año 2012, la organización UP, organización que agrupa a la mayoría de las profesiones liberales en España, elaboró unas bases para conseguir un modelo común de acreditación del desarrollo profesional continuo (DPC)[100], este DPC es entendido como el proceso mediante el cual un profesional, mantiene, mejora y amplía su grado de competencia, conocimiento y habilidades a lo largo de su vida profesional y abarca no solo la formación universitaria (en la que los Colegios profesionales deben implicarse mucho más con el objetivo de aportar a los planes de estudio su visión y misión) y la post universitaria, sino también la experiencia y práctica profesional. Este modelo común tiene como objetivo la acreditación, por parte de las Corporaciones profesionales, del conjunto de la formación post universitaria, de la experiencia y práctica profesionales realizada por sus colegiados a lo largo de toda su carrera profesional y de sistemas de normalización y protocolización del DPC. Con ello se consigue incorporar un elemento de veracidad y de trazabilidad de las capacidades y habilidades profesionales. Por otra parte, las bases de UP recomiendan que la acreditación mediante el sistema DPC deba ser voluntaria para los profesionales, aunque sí muy recomendable. Las Corporaciones profesionales deberán, en el desempeño y desarrollo de esta

---

[100] Córdoba Azcárate E. *Bases de Unión Profesional como marco para un modelo común de acreditación del Desarrollo Profesional Continuo de las profesiones tituladas, colegiadas y reguladas de España, para su proyección nacional e internacional.* [Internet] Unión Profesional. [consultado el 11 de marzo de 2019]. Disponible en: http://www.unionprofesional.com/estudios/ModeloDPC.pdf

función, ser proporcionales, no discriminatorias, objetivas, independientes y no discrecionales.

Con objeto de alcanzar debidamente la acreditación formal mediante una evaluación externa por parte de expertos se deberán presentar las condiciones y aportes documentales previstos por la Ley 44/2003, de 21 de noviembre[101] y su Decreto de desarrollo, RD 1142/2007, de 31 de agosto[102].

Los elementos principales caracterizados como bases que configuran el modelo DPC son los siguientes:

1. Objetivos:

    – Acreditación por parte de las Corporaciones profesionales de la formación formal post-universitaria, la no formal y la informal (siempre que pueda ser acreditada documentalmente), y de la experiencia y práctica profesionales realizadas por sus colegiados.

    – Establecimiento de un sistema permanente de acreditación.

Uno de los objetos primordiales del sistema DPC propuesto es la acreditación por parte de las Corporaciones profesionales de la formación post-universitaria, y de la experiencia y práctica profesionales realizadas por sus colegiados a lo largo de toda su carrera profesional. Esta acreditación podrá ser realizada por la vía de la certificación curricular y tendrá un carácter permanente a lo largo de toda la vida profesional del colegiado.

La formación o aprendizaje formal constituye un contexto de aprendizaje organizado y estructurado dedicado específicamente al aprendizaje propiamente dicho y conduce normalmente, a la obtención de una cualificación en forma de certificado o título.

La formación o aprendizaje no formal se produce mediante la realización de actividades planificadas en cuanto a objetivos didácticos y duración y existe alguna forma de apoyo al aprendizaje; por ejemplo, la formación que se realiza internamente en cualquier empresa o institución con el objetivo de mejorar los conocimientos y aptitudes de sus miembros.

---

[101] Ibíd. Ley 44/2003, de ordenación de las profesiones sanitarias.

[102] Real Decreto 1142/2007, de 31 de agosto, por el que se determina la composición y funciones de la Comisión de Formación Continuada de las Profesiones Sanitarias y se regula el sistema de acreditación de la formación continuada. [Internet] Boletín Oficial del Estado, 14 de septiembre de 2007, núm. 221[consultado: 13 de marzo de 2019]. Disponible en: https://www.boe.es/eli/es/rd/2007/08/31/1142/dof/spa/pdf.

La formación o aprendizaje informal es el obtenido a través de actividades cotidianas relacionadas con el trabajo, la familia o el ocio. No tiene una estructuración en cuanto a objetivos, tiempo o apoyos al aprendizaje. En este caso se podrían incluir las capacidades adquiridas a través de las experiencias vitales y laborales. Idiomas aprendidos en estancias en el extranjero, actividades de voluntariado, culturales.

En el año 2012, el Consejo de Europa realizó una Recomendación a los Estados miembros sobre la validación del aprendizaje no formal e informal[103] y en dicha recomendación les instaba a que antes del año 2018 los profesionales pudiesen validar las competencias adquiridas de manera no formal e informal y poder utilizar dicha validación en toda Europa. De esta forma se pretendía lograr una mayor transparencia de los sistemas de formación permanente, entre otras cosas. Lamentablemente y hasta la fecha, en España esta cuestión no ha sido implementada todavía. Bien es cierto que el Anteproyecto de Ley de servicios y Colegios profesionales que no terminó de ver la luz, aprobado por el Consejo de Ministros del 2 de agosto de 2013, hacía multitud de referencias a la formación continua de los profesionales e incorporaba los sistemas de certificación de profesionales. Al no prosperar dicho anteproyecto, por otras causas, esta parte referida a la acreditación y certificación de la formación continuada que recogía la recomendación del Consejo de Europa quedó en tierra de nadie.

2. Características:

- Voluntariedad.

- Actualizable periódicamente.

- Clasificación de los contenidos que se acreditan mediante categorías normalizadas y comparables.

- Sistema protocolizado.

- Periodicidad en la acreditación.

De forma periódica, los profesionales deberán informar a la Corporación profesional de todo lo referente a sus actualizaciones curriculares, según los plazos establecidos por cada Corporación y de esta manera cada Corporación acreditará, mediante un protocolo de actuación validado, la documentación presentada por

---

[103] Recomendación del Consejo de Europa, de 20 de diciembre de 2012, sobre la validación del aprendizaje no formal e informal. [Internet]. Diario Oficial de la Unión Europea, de 22 de diciembre de 2012, núm. 398. [consultado: 22 de marzo de 2019]. Disponible en: https://eur-lex.europa.eu/LexUriServ/LexUriServ.do?uri=OJ:C:2012:398:0001:0005:ES:PDF

el colegiado, clasificándola de forma normalizada en una base de datos creada a tal efecto y que la Corporación se encargará de mantener.

3. Establecimiento del sistema: Los órganos de gobierno del Consejo General de Colegios, acordarán las medidas necesarias para el establecimiento del sistema de acreditación de acuerdo con el modelo DPC a fin de que todos los Colegios territoriales y, en su caso, las delegaciones de los Colegios, lleven a cabo los procesos y trámites necesarios para la implantación y funcionamiento del DPC que ha de poder ser acreditado ante cualquier Administración pública, empresa o entidad tanto a nivel nacional como comunitario o internacional.

4. Contenido: Presupuesta la formación necesaria para acceder a la titulación que da acceso al Colegio profesional, el sistema de acreditación formal post-universitaria, así como la experiencia y práctica profesionales (con expresión de los datos y referencias suficientemente detallados) además de la formación no formal e informal que puedan ser justificadas documentalmente.

5. Función: Normalizar y protocolizar la formación adquirida a lo largo de la vida del profesional y de la experiencia y práctica profesional, es decir, el DPC. Esta información, centralizada y certificada por las Corporaciones profesionales incorporará la trazabilidad de sus contenidos. La acreditación del DPC se expedirá a petición de los interesados.

6. Órgano de acreditación: El órgano competente de la acreditación del DPC será el Consejo General de Colegios, el cual deberá desarrollar su estructura relacionada con este aspecto de manera que el desempeño de esta función sea:
   – Proporcionado.
   – No discriminatorio.
   – Criterio objetivo.
   – No discrecional.
   – Independiente.
   – Imparcial.
   – Sujeto a unas pautas establecidas por los órganos de gobierno.

7. Efectos:
   – Certidumbre, seguridad, confianza para los consumidores, usuarios pacientes y clientes de los servicios profesionales.

– Cohesiona la estructura colegial.

– Facilita la interacción multidisciplinar.

– Redefine una de las funciones de los Consejos Generales.

– Proporciona un sello de garantía (certificación curricular).

– Da prestigio profesional.

– Genera visibilidad tanto nacional como internacional.

– Incrementa la empleabilidad.

– Facilita la movilidad.

8. Digitalización: La ventaja competitiva de un sistema de acreditación DPC surge en el momento en que pueda ser utilizado fácilmente por empresas, Administración pública y clientes. La informatización de la información, mediante la creación de bases de datos fiables de profesionales acreditados, permitirá que un profesional pueda ser fácilmente identificado y reconocido por los destinatarios últimos del sistema, es decir, las empresas, las administraciones y los clientes de los servicios profesionales.

9. Utilidad: Becas, subvenciones, concursos públicos, procesos de selección, promoción profesional, homogenización de percepción empleado/cliente, facilidad de identificación de capacidad y habilidad, efectos positivos en los seguros de responsabilidad civil.

Desde hace ya más de cuarenta años el "Accreditation Council for Pharmacy Education" (ACPE), lleva realizando acreditaciones de la formación continuada dirigida a los farmacéuticos americanos a través primero, del programa CPE (acreditación de proveedores de formación continua) del Consejo de Acreditación para la Educación Farmacéutica (ACPE) y a partir del año 2000 mediante un programa mucho más ambicioso que es el CPD (acreditación de desarrollo profesional continuo) puesto que este programa, vincula el aprendizaje con la práctica, donde los resultados educativos del profesional están alineados con los del paciente y de la organización profesional, de esta forma se realiza un énfasis en extender el aprendizaje más allá del aula de formación hasta el punto de actuación profesional. Este modelo, largamente experimentado y desarrollado con éxito en los Estados Unidos, es el que ha servido de base para el modelo de acreditación del desarrollo profesional continuo (DPC) propuesto por UP. Alguna de las Corporaciones profesionales que en España han escogido este modelo han sido:

Medicina: Organización Médica Colegial (OMC), mediante la VPC (valoración periódica de la colegiación).

Psicología: Consejo de Colegios de psicólogos, mediante EuroPsy (cualificación en psicología de nivel europeo).

Ingeniería: Consejo de Colegios de ingenieros técnicos industriales, mediante DPC-COGITI o mediante AIPE (acreditación de ingeniero profesional registrado, IPr).

Es evidente que el desarrollo de la acreditación del desarrollo de formación continua en Ciencias de la Salud todavía no está bien entendido, o tiene problemas de adaptación, o no se ha puesto en práctica, al disponerse ya de un sistema de especialización en Ciencias de la Salud vía residencia (MIR, FIR, BIR, QUIR, EIR), para otras salidas profesionales, especialmente en el campo de la Farmacia, como la industrial o la de salud pública o la de la farmacia comunitaria asistencial, con grandes posibilidades de trabajo y por supuesto con necesidad de disponer de una acreditación de la formación continuada.

2.7.3. *La recertificación o certificación de personas profesionales*

Constituye una actividad que se basa en la demostración de una combinación de conocimientos formales y experiencia práctica, que garantiza la cualificación y capacidad de la persona que realiza, o es responsable, de una serie de actividades. Es una actividad que va más allá del reconocimiento formal de las habilidades, aptitudes o conocimientos que tiene una persona, es una actividad orientada a evaluar la aptitud de los profesionales para aplicarlos al desempeño de su labor profesional habitual. Los certificados o títulos serán expedidos por organismos certificadores acreditados convenientemente. Entre estos organismos que pueden desarrollar esta capacidad se pueden encontrar los Colegios profesionales y aunque algunos ya han implementado este sistema de certificación, otros como la Corporación farmacéutica todavía no lo ha desarrollado de forma activa.

La recertificación tiene como objetivo aportar confianza en la competencia de las personas certificadas para realizar determinadas actividades, entendiendo por competencia el conjunto de conocimientos, experiencia y habilidades requeridas y demostradas para el desarrollo eficaz de las tareas encomendadas.

Es imprescindible que la Entidad de Certificación (que puede ser el propio Colegio o Consejo de Colegios) que vaya a prestar el servicio sea técnicamente competente, independiente y fiable. La Entidad Nacional de Acreditación (ENAC) es la que juega un papel preponderante pues es la encargada de acreditar a las entidades de certificación, valorando que cumplen con los requisitos señalados anteriormente tras su correspondiente evaluación.

Aunque el concepto de certificación de personas profesionales pueda parecer novedoso, surgió en el ámbito internacional en el año 2012 de acuerdo con la Norma UNE-EN ISO/IEC 17024:2012 que contiene principios y requisitos para un organismo de certificación de personas con respecto a requisitos específicos e incluye el desarrollo y mantenimiento de un esquema de certificación de personas[104]. Consiste en un reconocimiento formal por una tercera parte independiente, del cumplimiento de un conjunto de requisitos por parte, en este caso, de personas profesionales. En España, esta actividad se está diversificando y en la medida en que tanto los Colegios profesionales, las administraciones o los empleadores desarrollen y conozcan más este sistema, los procesos de recertificación se convertirán en una realidad más habitual de la que hasta el momento es y especialmente en el campo sanitario, de la misma manera que se produce en otros países de nuestro entorno.

---

[104] Norma UNE-EN ISO/IEC 17024:2012 [Internet] [Consultado 12 de febrero de 2021] Disponible en: http://www.aenor.es/aenor/normas/normas/fichanorma.asp?tipo=N&codigo=N0050465&PDF=Si

CAPÍTULO 3
ÁMBITO DE ACTUACIÓN

3.1. LA FUNCIÓN SOCIAL DE LOS COLEGIOS PROFESIONALES (FUNCIÓN EXTERNA O PÚBLICA)

Son las Corporaciones colegiales las que deben aportar un gran valor a la sociedad a través de la contribución de sus miembros a la sociedad mediante un ejercicio profesional lo más excelente posible. Realmente se trata de aportaciones adicionales realizadas, muchas veces, más allá de las que le son conferidas en sus facultades legales y que están orientadas hacia el interés público en relación con el ejercicio profesional. En realidad, muchas de estas aportaciones se refieren aspectos de índole formativa y constante actualización de conocimientos, de nuevas técnicas que se enfoquen hacia una mayor calidad en las prestaciones a los ciudadanos y a la cooperación activa en los estudios que conducen hacia la obtención de los títulos habilitantes para la prestación del servicio profesional especializado, o la participación en programas propuestos por las Administraciones Públicas, que mejoren la atención y los servicios a prestar a los usuarios, dentro de las capacidades conferidas por la legislación vigente. A la introducción de la Ética y la Bioética en el conocimiento, la práctica profesional y la selección de programas que sean propuestos por las Administraciones Públicas; desarrollándolas y manteniéndolas vivas para resolver los constantes y difíciles dilemas éticos que surgen día a día, así como al desarrollo y constante actualización de la Deontología Profesional. Al deber de velar por la satisfacción de los intereses generales legítimos de los consumidores y usuarios. Aspectos que incluyen también el velar por la atención a sectores más vulnerables, el estar pendientes para preservar la protección social y los derechos de los ciudadanos y para que los servicios profesionales sean accesibles a todos los ciudadanos sin diferencia de condición y circunstancia.

Todas las profesiones, independientemente de su estatus, están estrechamente unidas a toda la actividad social y, por supuesto, al respeto a los Derechos Fundamentales, eso les hace prolongar su actividad, y los aspectos referidos a la profesionalización, hacia áreas más desfavorecidas, en una especie de prolongación de la actividad profesional hacia esos lugares con menores capacidades profesionales y que requieren de una atención y desarrollo a futuro que mejore su sociedad. De esta manera los Colegios profesionales prolongan esa actividad en lugares alejados de su alcance geográfico. Así podemos poner como ejemplo en el mundo farmacéutico la ingente labor que realizan dos ONG´s muy próximas a las Corporaciones profesionales como son Farmacéuticos Mundi[105] y Farmacéuticos Sin Fronteras[106], especializadas en el suministro y ayuda farmacéutica a Organizaciones humanitarias y a países en desarrollo y en las que también desarrollan funciones de enseñanza dentro de las actividades farmacéuticas a mejorar en dichos países.

3.1.1. *Velar por el respeto de los derechos de los ciudadanos que precisen sus servicios*

Los Colegios profesionales aportan a los ciudadanos una serie de efectos beneficiosos como son: la garantía de que los profesionales colegiados tienen la formación técnica profesional permanente y acreditada convenientemente; que la ordenación del ejercicio profesional es favorecedora de la igualdad entre todos y de la propia competencia en los servicios prestados, de manera que el ciudadano siempre dispone de un elenco amplio de profesionales donde elegir quién le preste el mejor servicio; se garantiza el control del cumplimiento de la Deontología Profesional y el respeto a los Derechos Humanos; la atención a la salud y la seguridad de las personas; los servicios generales, la preservación del patrimonio, el fomento y la protección del Medio Ambiente y todo ello con la actualización permanente de conocimientos científicos, Éticos y Bioéticos.[107]

Por otro lado, las Corporaciones profesionales al ser entidades con carácter público-privado, son entidades de carácter independiente y eso les permite proporcionar una serie de servicios, tanto en lo referente a la atención de los derechos de los clientes y de los pacientes como en la emisión de informes, estudios estadísticos,

---

[105] Ver https://farmaceuticosmundi.org
[106] Ver https://www.farmaceuticossinfronteras.org/
[107] Múzquiz Vicente-Arche G, Martín Villalba D. *El ejercicio de las profesiones tituladas en el marco de los Derechos Fundamentales. Ponencia de Estudio.* Madrid: Unión Profesional; 2013. p. 370.

dictámenes o pruebas periciales en ámbitos de cada competencia reconocida, así como la atención a sectores desfavorecidos o de especial sensibilidad social; de esta forma todo ello puede servir para dirimir conflictos, y como sociedad civil a procurar preservar los derechos de todos y actuar frente a las medidas o actuaciones de los poderes públicos que pudiesen atentar contra los Derechos Fundamentales.[108]

Los ciudadanos como efectivos clientes-usuarios y pacientes que reciban los servicios profesionales tienen derecho a que estos servicios sean prestados con la máxima calidad y eficiencia, por ello es muy deseable que se dispongan de los mejores medios técnicos y científicos posibles y que, a la vez, se disponga de la garantía de la buena práctica profesional y la mayor excelencia profesional que los Colegios profesionales deben exigir a sus colegiados, ayudándoles y proporcionándoles toda la formación y apoyos técnicos necesarios para ello y con el control de su eficacia mediante las normas deontológicas y el régimen disciplinario como Corporaciones de Derecho Público que son.

El requisito de colegiación obligatoria es un aspecto fundamental que garantiza precisamente el respeto de los derechos de los ciudadanos que precisen sus servicios ya que los Colegios profesionales disponen del reconocido derecho que tienen a ejercer su función de control de la actividad de forma que pueden controlar, detectar y denunciar a aquellos que no cumplen con las condiciones de buena práctica profesional o a los que no tienen reconocido ese derecho a ejercer por una causa legal (intrusismo) o realizan prácticas punibles, tanto por la legislación vigente como por la transgresión del Código Deontológico. Bien es cierto que el control, a priori, no puede sustituirse por el aseguramiento de las responsabilidades a que dé lugar un siniestro concreto, puesto que el daño ya se habría producido, pero lo que realmente se pretende a través de la colegiación es que éste no ocurra gracias a los mecanismos de control ejercidos por la institución colegial, pues en muchos casos los daños pueden ser irreparables.

Un aspecto que pocas veces es reconocido y en el que los Colegios profesionales tienen un gran campo de actuación es el de defender, ante los poderes públicos y las grandes corporaciones, el ejercicio efectivo de los Derechos Fundamentales y Sociales de los ciudadanos ante acciones u omisiones que pudieran limitarlos u obstaculizar su pleno desarrollo y este es un tema que, en el campo sanitario, tanto los Colegios de farmacéuticos, médicos y enfermería, han tenido en los últimos años un notable número de actuaciones.

---

[108] Carnicer C. *Serie Derechos Fundamentales y Colegios Profesionales*. Madrid: Unión Profesional; 2013. p. 1-4.

3.1.2. **Fomentar la formación continuada de sus colegiados. Importancia e implicaciones. Análisis de un caso: el aprendizaje de la Ética y la Bioética a través del coaching y el mentoring**

a) *Fomentar la formación continuada de sus colegiados. Importancia e Implicaciones*

Aunque en el apartado 4.7 de este trabajo ya hemos desarrollado lo referente a las acreditaciones profesionales, donde de manera sucinta hacíamos referencia a la importancia que tiene la función formativa en los Colegios Profesionales, vamos a desarrollar brevemente la necesidad de fomentar la formación continuada por parte de estas instituciones y porque es una evidencia contrastada su absoluta necesidad.

Desde la Ley de Colegios profesionales (LCP) de 1974 ya se venía introduciendo el concepto "calidad del servicio", concepto que es también recogido en la modificación producida en dicha Ley en el año 2009. Tanto la "calidad del servicio" como "el aprender a lo largo de la vida" son dos aspectos que los Colegios profesionales deben desarrollar de una forma activa dentro de su característica de interés social general. La calidad que se plantea es algo que más bien engloba un cambio cultural, porque prestar calidad es el fin último de los profesionales, elaborar sistemas o procedimientos que redunden en una calidad de los servicios profesionales a los ciudadanos (clientes, usuarios y pacientes) es una de las primordiales finalidades de cualquier Administración y en ella van inmersos los Colegios profesionales, en cierto modo, es una cualidad transferida a éstos por parte de las Administraciones Públicas. El "aprendizaje a lo largo de la vida" no sólo es un derecho, sino que se traduce en una necesidad real para cualquier profesional; es impensable en el siglo XXI que un profesional pueda desarrollar un trabajo de calidad simplemente con la formación adquirida en los años de carrera (grado), los avances en la ciencia y en la técnica requieren un aprendizaje constante, bien diseñado y contrastado. En el caso de las Ciencias de la Salud no solamente es necesaria la formación continuada a lo largo de la vida profesional en temas referentes a los avances científicos habidos en materia de salud, entendemos que es también imprescindible que éstos vayan parejos a la formación humanística y al conocimiento y desarrollo de la Ética, la Bioética y la Deontología Profesional. Este es uno de los cambios culturales más importantes habidos en las últimas décadas. Precisamente este cambio de perspectiva, en el desarrollo de la calidad del servicio por parte de los profesionales, provoca el mismo hecho en una de las funciones de los Colegios profesionales, la formativa, puesto que los Colegios profesionales ya hemos dicho varias veces que no son meras Asociaciones de profesionales, porque tienen la obligación formal de atender a intereses generales y no sólo a los corporativos y aunque esta cuestión está inmersa en el espíritu co-legial desde sus orígenes, bien es cierto que ha habido más interés en resolver los intereses particulares que los sociales, perdiendo una perspectiva muy importante y que va a necesitar mucha más reflexión para recuperarla y por supuesto un ma-yor esfuerzo. *Mejorar la calidad del profesional es vital para mejorar la calidad de los servicios al ciudadano*[109] En este sentido, en la modificación de la LCP de 1974 (Ley 2/1974) habida por la promulgación de la Ley 25/2009, de la que ya hemos hablado en el capítulo segundo de este trabajo, el art. 1º apartado 3 de la LCP de 1974, quedó redactado de la siguiente manera:

> *Son fines esenciales de estas Corporaciones la ordenación del ejercicio de las profesiones, la representación institucional exclusiva de las mismas cuando estén sujetas a colegiación obligatoria, la defensa de los intereses profesiona-les de los colegiados y **la protección de los intereses de los consumidores y usuarios de los servicios de sus colegiados**, todo ello sin perjuicio de la com-petencia de la Administración pública por razón de la relación funcionarial.*

Es evidente que el cambio cultural se impuso de forma legal, de manera que este aspecto se consagra no sólo ya como función sino como un fin esencial de los Colegios profesionales. Podemos decir, por tanto, que la formación continuada que los Colegios deben prestar a sus colegiados no es meramente un servicio, sino que siempre ha de entenderse como inmersa en un proceso de mejora continua de sus colegiados con el fin de garantizar una mayor calidad en los servicios que deben prestar a los ciudadanos. Ya hemos comentado en capítulos anteriores que dicha formación debe plantearse de forma continuada y a la vez encontrarse acre-ditada por las entidades acreditadoras legalizadas para ello. Entendemos que el sistema de acreditación formal que ya comentamos en el capítulo anterior a éste es absolutamente primordial, pues es bastante conveniente que dicha formación continuada esté avalada por entidades autorizadas para ello y, de esta manera, se eviten ciertas tendencias a que sea el mercado simplemente el que regule esta cues-tión y máxime en servicios profesionales dirigidos a la salud. Además de conseguir el que un profesional disponga de una acreditación que determine que cumple una serie de requisitos o no para poner en práctica una técnica o una acción es-pecífica. Las certificaciones de aprendizaje o las recertificaciones, como ya hemos comentado en el capítulo anterior, deben ser realizadas por la Administración o

---

[109] Del Carmen Sara JC. *Lineamientos y estrategias para mejorar la calidad de la atención en los servicios de salud.* Rev Peru Med Exp Salud Publica. 2019; 36 (2): 288-295.

en su defecto por los propios Colegios profesionales como Corporaciones de Derecho Público que son. Los Colegios profesionales, por una cuestión de economía de medios a la hora de desarrollar el aspecto formativo en el que las Administraciones Públicas pueden verse desbordadas, están perfectamente capacitados para crear sellos de calidad formativa, dado que son los mejores conocedores de las especificidades propias de las profesiones. Estos sellos de calidad, debidamente revisados y acreditados, garantizan el cumplimiento de determinadas normas en la formación continuada, en la certificación y en la recertificación, pero también sirven para calificar la garantía de calidad de determinados servicios que los profesionales ofrecen a la sociedad, ya que certifican que se cumple con determinadas normas previamente validadas.

Los nuevos planteamientos del desarrollo profesional continuo (DPC), del que hemos expuesto su desarrollo en el capítulo anterior y que han sido propuestos por UP, proporcionan una herramienta de desarrollo francamente importante para el profesional colegiado que tiene no sólo el derecho, sino también el deber de realizar formación continuada, siendo los Colegios profesionales los que deben proporcionar esas actividades formativas y de actualización profesional y además entendemos que la propia corporación debería tener la posibilidad de condicionar la licencia de ejercicio a la realización de programas DPC que palíen déficits que puedan existir en la conducta de los colegiados y que el sistema DPC, convenientemente acreditado, sirva también para implantar iniciativas de validación periódica de la colegiación (recertificación; VPC-r) en su propio ámbito de responsabilidad. Con ello se mejoraría la calidad de los servicios y la reputación pública de sus colegiados. Como ya hemos dicho en otro apartado de este trabajo, consideramos que en estos sistemas DPC es conveniente la introducción de aspectos formativos humanísticos muy orientados al conocimiento y desarrollo de la Ética profesional y la Bioética. Recordemos, en palabras de Aristóteles que *la inteligencia consiste no sólo en el conocimiento sino también en la destreza de aplicar los conocimientos a la práctica*[110] por esta razón es muy importante indicar que no sólo debemos enfocar la formación continuada a la simple acumulación de conocimientos sino que la debemos orientar de forma activa a la adquisición de competencias, porque de esta manera se puede superar la barrera del "saber" para poder trasladar todo ese saber adquirido a la práctica profesional diaria. Por esta razón el diseño del DPC debe ir siempre diseñado a propósito con las competen-

---

[110] Palomo E. *Cita-logía*. Sevilla: Punto Rojo Libros; 2013. p. 38.

cias profesionales que se desean alcanzar, en palabras de María Luz Calzada[111] *no solo saber, sino saber lo que se debe hacer*, de esta manera las actividades formativas van orientadas hacia una pertinencia real, o sea, a conseguir el fin formativo practico que se requiere.

Pero qué entenderíamos por **pertinencia** y por **competencia**, pues según define la Real Academia Española de la lengua (RAE), la pertinencia se refiere a lo que es oportuno; lo que se selecciona a propósito de algo concreto; que se ajusta y se acomoda a otra parte para llegar a componer un todo armónico; o que es requisito fundamental en el desarrollo y alcance de cualquier proyecto formativo. Así si las actividades formativas están orientadas a propósito de las competencias propias de los profesionales a los que se dirige y además la actividad o actividades formativas se orientan a la satisfacción de una necesidad previamente detectada, sentida o expresada, estaremos en el buen camino. Porque si la programación va encaminada a ser construida con un título claro sobre el tema a tratar; los objetivos expresan intenciones de desarrollo, avance o mejora en los perfiles profesionales a los que va dirigido; y los perfiles temáticos se ajustan a los conocimientos propios del sector al que va dirigido (como podría ser el sector salud), emanan del perfil profesional propio al que se dirige el programa formativo, e inciden y abundan en el ámbito disciplinar propio del perfil al que se dirige el programa formativo, es cuando podemos clasificar al programa o actividad formativa de pertinente. En lo referente a competencia, ya hemos señalado anteriormente que la adquisición de competencias es una orientación clave en cualquier programa formativo, porque la competencia en este caso va dirigida al concepto de *cuánto sabes hacer*, por eso no debe medir sólo la cantidad de conocimientos y saberes adquiridos, sino que debe verificar también *el saber hacer, hacer, ser y estar*[112]. Por esta razón en la evaluación de los programas formativos es importante que tanto las entidades acreditadoras como los Colegios profesionales, realicen una gestión por competencias en el desarrollo del DPC, en el que se visualice: la formación integral del profesional en todas las etapas (desde la formación de grado hasta la de especialis-

---

[111] Calzada ML. Pertinencia de la formación continuada de los profesionales sanitarios en activo del sistema sanitario público de Andalucía [tesis doctoral]*. Sevilla: Universidad de Sevilla; 2017. [Internet] [consultado el 23 de marzo de 2020]. Disponible en: https://idus.us.es/bitstream/handle/11441/73324/TESIS%20DOCTORAL%20TITULADA%20PERTINENCIA%20DE%20LA%20FORMA-CION%20CONTINUADA%20DE%20LOS%20PROFESIONALES%20SANITARIOS%20EN.pdf;jsessionid=98A39D70E21CD6DF1506DB6883A2B7AD?sequence=1

[112] Ibíd. Múzquiz Vicente-Arche G, Martín Villalba D. *El ejercicio de las profesiones tituladas en el marco de los Derechos Fundamentales. Ponencia de Estudio*. p. 375.

tas y la recertificación); la evaluación de los resultados obtenidos en la actividad de los profesionales formados y el reconocimiento del desarrollo de competencias en los profesionales que generan un impacto positivo en su actividad diaria en la calidad de la atención y de los servicios profesionales prestados. Este sistema de valoración de gestión por competencias hace más fácil la detección de necesidades formativas de cada perfil profesional y de cada servicio profesional.

El nuevo modo de realizar el desarrollo y el reconocimiento de la formación a través de los Colegios profesionales debe tomar por tanto, una dimensión más innovadora en la que se vayan integrando los conocimientos profesionales en el camino marcado por la Directiva de reconocimiento de las cualificaciones profesionales (Directiva UE 2005/36/CE)[113] y de las nuevas propuestas europeas relacionadas con la validación de competencias y en este camino, que en algunos Colegios profesionales ya se ha iniciado, creemos firmemente que los conocimientos en el campo humanístico, en el que se desarrollarían aspectos referentes a la Ética y la Bioética en el ejercicio profesional, son perfectamente compatibles con los científicos, es más, consideramos que son complementarios y que ayudarían de manera notable a humanizar mucho más la asistencia en el campo de las Ciencias de la Salud y resolverían, o al menos lo podrían afrontar con mejores expectativas de éxito, los diferentes dilemas éticos que van surgiendo de forma rápida por el intenso avance de la investigación en el campo de la salud. Las diversas iniciativas habidas en Europa, la conexión con los procesos formativos y de cualificación profesional que existen en los Estados Unidos, en donde llevan ya bastantes años de experiencia profesional en este campo, la modificación producida en la Directiva europea de reconocimiento de cualificaciones profesionales (Directiva UE 2013/55/CE)[114], y la Nueva Agenda de las Capacidades para Europa, encaminan sus esfuerzos en la línea de estimular la movilidad de los profesionales, el fomento de la transparencia en los sistemas de validación de la DPC, la mejora en el acceso al mercado de trabajo y una mayor repercusión positiva en la productividad, en

---

[113] Directiva 2005/36/ del Parlamento europeo y del Consejo, de 7 de septiembre de 2005, relativa al reconocimiento de cualificaciones profesionales. *Diario Oficial de la Unión Europea*, nº L255, de 30 de septiembre de 2005. [Internet] [consultado el 25 de abril de 2020]. Disponible en: https://www.boe.es/doue/2005/255/L00022-00142.pdf

[114] Directiva 2013/55/ del Parlamento europeo y del Consejo, de 20 de noviembre de 2013, por la que se modifica la Directiva 2005/36/CE relativa al reconocimiento de cualificaciones profesionales y el Reglamento (UE) no 1024/2012 relativo a la cooperación administrativa a través del Sistema de Información del Mercado Interior («Reglamento IMI»). Diario Oficial de la Unión Europea, N.º L354, de 28 de diciembre de 2013. Internet] [consultado el 25 de abril de 2020]. Disponible en: https://www.boe.es/doue/2013/354/L00132-00170.pdf

la atención, en el crecimiento económico e incluso en una mayor humanización asistencial.

b) *El aprendizaje de la Ética y la Bioética a través del **coaching** y el **mentoring***

El *coaching* es un proceso en el que el acompañamiento del profesional, por otro con formación adecuada, le permite alcanzar a aquel una meta u objetivo que ni siquiera el profesional al que se forma, esperaba[115].

El *mentoring* es una práctica orientada al desarrollo personal y profesional que implica una relación diádica entre una persona con experiencia (el mentor) y una persona menos experimentada (el mentado), en la que el primero proporciona al segundo orientación y apoyo.

El coach como disciplina, surgió en el deporte e inicialmente fue desarrollada y aplicada en las Organizaciones empresariales por Timothy Gallwey[116], pedagogo de Harvard, él fue su iniciador en la era moderna, porque ya Sócrates habló de ello hace unos dos mil años, pero de alguna manera, su filosofía se perdió en la vorágine del reduccionismo materialista habido en los dos últimos siglos.

El coach consiste en liberar el potencial de las personas para que puedan llevar su rendimiento al máximo. Las personas nos parecemos, según el modelo de Gallwey, a las bellotas que esconden en su interior el potencial necesario para convertirse en un roble magnífico. No somos recipientes vacíos donde se puede verter de todo. El objetivo del coach es potenciar la conciencia, la responsabilidad personal y la autoestima. Como podemos ver son los factores adecuados (valores) para poderlo desarrollar en el campo que nos ocupa por las Organizaciones profesionales.

Es evidente que habría que empezar por aprender de forma correcta la ciencia Ética y sus disciplinas, todo ello gracias al *mentoring* "enséñales todo lo que sabes". pero después en su desarrollo y aplicación hemos de recurrir al *coaching* para sacar lo mejor de alguien, su potencial oculto y que pueda disponer de un criterio fundamentado frente a los dilemas éticos y bioéticos que surgen en la profesión, especialmente en las del campo de Ciencias de la Salud.

Las aplicaciones del *coaching* son interminables: motivación del personal, saber delegar, resolver problemas, relaciones interpersonales, valoraciones y evaluaciones… en su mayoría suponen el desarrollo de valores en la persona y entiendo que pueden resultar una fórmula muy adecuada y atractiva para desarrollar y

---

[115] Asociación Española de Coaching. *El libro blanco del coaching*. Almería: Círculo rojo; 2018.
[116] Gallwey T. *El juego interior del tenis*. Malaga: Sirio; 2009. (Traducción del original: *The inner game of tennis*. 1986). p. 13.

potenciar el conocimiento y aplicación de la Ética y la Bioética en las profesiones y tender hacia un práctica profesional excelente, porque el *coaching* no es solo una mera técnica, es una manera de gestionar, de tratar a las personas, de pensar, de ser y de estar.

En segundo lugar, el *coaching* debe facilitar la forma en la que nos relacionamos con los demás tanto en la práctica profesional como en otros contextos. Por otra parte, genera a su vez una cultura del cambio, un nuevo estilo pues la jerarquía da paso al apoyo, al debate, al trabajo en equipo y al consenso; la culpa cede ante la evaluación honesta y la motivación externa se ve sustituida por la interna, se construyen equipos que hacen caer barreras absurdas. Por último, se pasa de la obligación a la elección, es decir, estimula la responsabilidad personal que requiere capacidad de elección e implica libertad. De esta forma, elimina la cultura de la culpa para centrarse en la aspiración, la esperanza y el futuro para evitar estar siempre en una actitud defensiva que limita el conocimiento y la libertad.

Desde luego, el *coaching* no es la panacea para todo, pero es una buena herramienta, adecuada para el crecimiento personal, para el desarrollo profesional y para avanzar en la excelencia profesional en todos sus aspectos. *El coaching se centra en las posibilidades del futuro, no en los errores del pasado* como bien afirma John Whitmore[117].

En los países anglosajones, los programas de *mentoring* formal profesional llevan ya un recorrido de unos 30 años, pero en nuestro entorno los desarrollos de esta técnica de enseñanza comenzaron hace muy poco y están algo más desarrollados en los profesionales de las ingenierías. Si nos ponemos a analizar la situación para implantar este tipo de técnicas, hemos de detectar primero, para el caso de los profesionales de la Farmacia, los aspectos fundamentales tendentes a implementar su desarrollo profesional:

- El desarrollo de conocimientos específicos a través de la gestión del conocimiento.
- El desarrollo de competencias clave como, por ejemplo, la capacidad de motivar, el trabajo en equipo, la escucha, la comunicación eficaz y el liderazgo.
- La orientación a resultados, la adaptabilidad y la iniciativa.

---

[117] Whitmore J. *Coaching. El método para mejorar el rendimiento de las personas*. 1ª ed. Barcelona: Espasa Libros; 2016. p. 19.

El *mentoring* ayuda a conseguir todo esto, pero además de forma adicional aporta funciones de progresión personal y funciones psicosociales fundamentadas en la confianza mutua y en las relaciones interpersonales, de esta manera se incrementa la valía y eficacia personal. Pero es que además el *mentoring* también avanza y crece por encima de este concepto de *mentoring* clásico y adquiere recursos y capacidades para hacer frente a un entorno en constante evolución; a través de los contactos de los profesionales con entidades extra organizativas, como las Asociaciones científicas, se puede desarrollar un *mentoring* inter-organizacional que puede ser puesto en práctica tanto de forma individual como de forma grupal. Es aquí donde los Colegios profesionales pueden jugar un papel determinante, pudiendo canalizar el desarrollo profesional en el campo de la Ética y la Bioética, que se encuentran muy poco implementados en la actualidad tanto en la profesión como en las Corporaciones farmacéuticas y conseguir un camino hacia la excelencia profesional. Este método de *mentoring* inter-organizacional requiere, por parte de los Colegios profesionales, de una sistemática que parte de unos criterios de selección de manera adecuada de los mentores cualificados que van a desarrollar el proceso de *mentoring* con los profesionales, así como de la selección de los temas formativos a desarrollar. Este proceso grupal apoya el desarrollo profesional de los mentados, favoreciendo la generación de modelos de referencia, el sentido de pertenencia, el trabajo en equipo y en red y el apoyo psicosocial.

La formación en Ética y en Bioética requiere un abordaje tanto transversal como longitudinal, es decir, debe implicar a todas las actividades que el profesional farmacéutico realiza en su actividad. Es evidente que esta formación debería haber sido recibida en primer lugar durante los estudios de grado, para haber sido posteriormente estudiada más en profundidad y con aplicación práctica en el desarrollo del posgrado; pero dado que pocas Universidades la tienen implementada y mucho menos desarrollada de forma transversal y longitudinal, de forma que impregne a todas las materias y en ocasiones esta formación se limita a un curso de unas pocas horas, creemos firmemente que el desarrollo de un proceso de *mentoring* en Ética y Bioética es algo absolutamente necesario para el profesional farmacéutico. Por otra parte, una cuestión que consideramos necesaria es la de desarrollar un grupo de trabajo en la Organización profesional (Colegios y Consejo General de Colegios) que desarrolle la implantación del aprendizaje de estas disciplinas (apoyados en estos procesos de *mentoring* grupal) y el mantenimiento de criterios éticos y bioéticos en las diferentes prácticas y actividades profesionales que van surgiendo. En definitiva, manteniendo siempre vivos los aspectos éticos y bioéticos en la vida profesional, porque consideramos que tanto la formación recibida y siempre actualizada, así como el análisis de prácticas profesionales basadas en criterios éticos y bioéticos son los ejes que fundamentan cualquier decisión en la práctica diaria.

3.1.3. *Promover la mejora de la calidad de las prestaciones profesionales. Código de conducta*

Dentro de la función social de los Colegios profesionales (función externa o pública) se encuadra la promoción de la calidad y su mejora a la hora de que los profesionales adscritos desarrollen su actividad con los mayores estándares de calidad posible, en beneficio de sus clientes, usuarios y pacientes. La *Ley Ómnibus* o *Ley Paraguas* (Ley 17/2009, de 23 de noviembre), de la que ya hemos hecho referencia en este trabajo de investigación, considera a los Colegios profesionales actores indispensables para el fomento de los servicios profesionales de calidad y para la aplicación de la política comunitaria de calidad, otorgándoles la autoría de las llamadas "cartas de calidad", así en su art. 20º.a. *las Administraciones Públicas impulsarán que los prestadores de servicios aseguren de forma voluntaria* (pero conveniente) *la calidad de sus servicios por medio, entre otros, de los siguientes instrumentos: la elaboración de su propia carta de calidad o la participación en cartas o etiquetas de calidad elaboradas por Organizaciones empresariales o profesionales a nivel comunitario*, asimismo se establece que las Administraciones Públicas *fomentarán el desarrollo de la evaluación independiente de la calidad de los servicios, especialmente por las Organizaciones de consumidores y para ello promoverán la cooperación a nivel comunitario de las Organizaciones de consumidores con las Cámaras de Comercio, los Colegios profesionales y, en su caso, los Consejos Generales y Autonómicos de Colegios profesionales*. Existe, por tanto, un expreso reconocimiento legal de la función de evaluación de la calidad de los profesionales adscritos al Colegio.

Cumplir con las responsabilidades profesionales es una de las principales obligaciones en cualquier profesión. Para satisfacer esta exigencia ya hemos comentado que es necesaria una buena formación básica, una adecuada y acreditada formación continuada y estar a la altura de los estándares profesionales que deben ser definidos por los Colegios profesionales; pero además es preciso actuar de acuerdo con el Código Ético y el Código Deontológico de la profesión. Aun así, estos componentes de la responsabilidad profesional no son suficientes, se requiere también: mostrar respeto por la dignidad de las personas que reciben sus servicios, actuar con prácticas basadas en la evidencia y contrastadas, evaluar de manera eficaz los resultados obtenidos en la práctica profesional incluyendo el hecho de que dicha práctica se debe desarrollar partiendo de un entorno de valores, actuar bajo criterios de integridad profesional. En el aspecto más específico de la evaluación de resultados es donde los Colegios profesionales pueden desarrollar técnicas, procesos y criterios que conduzcan a contrastar dicha evaluación para poder incrementar la calidad en la prestación profesional y que ésta se realice no solo con los mayores estándares de calidad técnica, sino también bajo aspectos éticos y bioéticos.

En el caso de los farmacéuticos, que en su mayor parte se encuentran inmersos como parte integral de los sistemas de salud, la necesidad de adaptarse a los cambios que se van produciendo en la práctica asistencial y la de satisfacer las necesidades de los consumidores, usuarios y pacientes son cuestiones en las que la promoción de la calidad en los procesos asistenciales o de provisión de productos, se estiman muy necesarios. El presente y el futuro de gran parte de estos profesionales se encuentra centrado en la provisión de servicios centrados en el paciente, además gran parte de la naturaleza y funciones de los farmacéuticos cada vez son más complejas y diversas a la vez que completan procesos asistenciales más completos, esta es la razón por la que es conveniente la implementación de guías, directrices y procedimientos que garanticen que se pueda ofrecer una asistencia y unos servicios de calidad, eficaces y eficientes y que respondan a las necesidades de la sociedad. Por esta razón la Organización farmacéutica Colegial ha editado manuales de calidad tanto para la farmacia comunitaria, la farmacia hospitalaria, los analistas clínicos, los farmacéuticos en la atención ortopédica y los farmacéuticos en óptica y audiometría; basados en la Norma ISO 9001:2000[118]. Lo importante es que estos manuales, independientemente de la preceptiva revisión temporal de la correspondiente norma escogida, se mantengan vivos y se revisen de una manera activa para ir adaptándolos a las nuevas actividades y servicios que se vayan implementando en las diferentes actividades profesionales y que al mismo tiempo se impulse su aplicación, de una forma activa, en cada uno de los centros de trabajo que se determinan en cada manual, haciendo viva su aplicación real.

En el año 2010, la Federación Internacional Farmacéutica (FIP) presentó un informe actualizado del documento de Buenas Prácticas en Farmacia, donde se determinan las directrices elaboradas conjuntamente con la Organización Mun-

---

[118] *Norma de calidad para Oficina de Farmacia. Norma de Calidad para Farmacia Hospitalaria. Calidad en laboratorios clínicos. Calidad en óptica.* [Internet] [consultado: el 21 de abril de 2020]. Disponible en: https://www.farmaceuticos.com/farmaceuticos/farmacia/buenas-practicas/buenas-practicas-en-farmacia-comunitaria/

dial de la Salud (OMS)[119], en este documento se establecen: los estándares para la calidad de los servicios farmacéuticos y en el mismo documento se insta a las Organizaciones profesionales nacionales a que hagan suyas estas directrices y desarrollen para su país normas específicas. De esta manera la Organización farmacéutica colegial en el año 2013 publicó el documento: Buenas Prácticas en Farmacia Comunitaria en España[120]; en este documento como objetivos se indican:

- Definir las funciones que los farmacéuticos comunitarios pueden desempeñar en consonancia con las buenas prácticas.
- Definir las tareas que conforman cada una de las funciones.
- Establecer procedimientos para las buenas prácticas.

Mediante este tipo de normas se da respuesta a las necesidades de las personas que utilizan los servicios farmacéuticos para que los profesionales puedan ofrecer una atención óptima y basada en la evidencia. Es evidente, como ya ha sido comentado, que la legislación vigente determina las funciones y obligaciones de la profesión farmacéutica, pero este tipo de iniciativas inmersas en la promoción de la calidad que la Organización farmacéutica colegial implementa como función externa, van mucho más allá de lo que se determina por los, digamos, mínimos legales. Pero aun siendo un documento bastante completo desde el punto de vista técnico-asistencial adolece, desde nuestro punto de vista, de una mayor profundización en aspectos Éticos y Bioéticos que el profesional se puede encontrar en el desarrollo de las diferentes funciones que en él están contempladas y de las que pueden surgir en la práctica conflictos o dilemas Éticos que es necesario resolver. Como cualquier profesión sanitaria, la farmacéutica, tiene depositada una gran confianza por parte de la sociedad y por tanto estos profesionales son merecedores de ese respeto por su subsidiaria contribución al bien común. Esta profesión, al igual que otras profesiones en el campo de las Ciencias de la Salud, tiene elementos caracterizadores que le denotan una serie de cuestiones diferenciales como la integridad profesional, la capacidad de humanizar la asistencia, el consejo profesional basado en conceptos Éticos, científicos y rigurosos, el acompañamiento

---

[119] *Buenas prácticas en Farmacia*. Documento conjunto FIP/OMS; 2010. [Internet] [consultado: el 24 de abril de 2020]. Disponible en: https://www.portalfarma.com/Profesionales/Buenas-practicas-profesionales/Calidad/Paginas/infocalidadfarma.aspx#oficinafarmaciahttps://www.portalfarma.com/Profesionales/farmaciainternacional/fip/declaracionguias/Documents/Buenas%20practicas%20FIP%20OMS.pdf.

[120] *Buenas prácticas en farmacia comunitaria en España*. CGCOF; 2013. [Internet] [consultado: el 24 de abril de 2020]. Disponible en: https://www.portalfarma.com/Profesionales/Buenas-practicas-profesionales/Documents/Buenas-Practicas-Profesionales.pdf

en las situaciones de vulnerabilidad, en suma un importante número de factores específicos que cada paciente (persona), a parte de los biológicos, vive y manifiesta de una manera distinta. En la humanización de la asistencia confluyen aspectos espirituales, culturales, psicológicos, sociológicos, de compresibilidad y un largo etcétera, que es preciso conciliar para lograr precisamente esa relación que debe existir entre la enfermedad y la humanización, para poder tratar al paciente como persona única con toda su dignidad. Es evidente que todo este bagaje juega un importante papel en la relación farmacéutico-paciente o farmacéutico-usuario. Por esta razón manifestamos esta carencia en el documento que consideramos debería recoger todos estos aspectos en una revisión que se hiciese del mismo, a efectos de recogerlos y mejorar la calidad en la asistencia en todas sus vertientes, porque parafraseando a Letamendi[121]: *quien solo sabe medicina, ni medicina sabe,* por lo que en analogía podríamos decir que quien solo sabe farmacia, ni farmacia sabe, ya que si se pierde la concepción moral porque todo se basa solo en la ciencia, se pierde la misión, visión y valores del farmacéutico que es la atención a la persona de manera indivisa y con toda su dignidad. La enfermedad, en realidad no es solo falta de salud física, sino que es entendida como cualquier alteración psicológica o social que puede determinar el estado de enfermedad o discapacidad de una persona. Por tanto, el abordaje terapéutico debe englobar estas tres realidades considerando al individuo como una unidad corpórea y espiritual. Es por ello por lo que el farmacéutico no solo se debe limitar a curar mediante un fármaco, sino que debe tener en cuenta la parte intangible del enfermo a través de una relación directa con el paciente. Tradicionalmente se ha asignado al farmacéutico exclusivamente el papel de facilitador del fármaco prescrito por un facultativo médico. Sin embargo, desde hace algunos años este profesional no se ha conformado con este rol queriendo involucrarse en lo que es la esencia de su profesión. Razón por la que considera que es fundamental en la dispensación, la farmacovigilancia, el seguimiento farmacológico de los tratamientos, la monitorización, la conciliación de la medicación, así como en tareas de educación en salud a la población. El farmacéutico puede resolver y ayudar a la detección de problemas relacionados con el uso de medicamentos prescritos, pues conoce a través del trato con el paciente si utiliza medicinas alternativas que puedan estar contraindicadas. Los pacientes consultan al farmacéutico multitud de problemas

---

[121] Garbi Novaes R, Lolas F y Quezaro A. *Ética y Farmacia, una perspectiva latinoamericana.* [Internet] [Consultada 14-11-2020] Disponible en: https://www.yumpu.com/es/document/view/36560073/ descargar-original-ediciona

de salud y farmacológicos, pero también cuestiones personales que forman parte de su curación o de su mejora en el modo de afrontar la enfermedad, ya que en muchos casos son el primer contacto o el último en su problema de salud. La relación farmacéutico-paciente tiene una dimensión social, que no es lineal sino triangular, pues la aplicación de sus principios Bioéticos repercute en toda la sociedad[122]. La enfermedad es un hecho que en muchas ocasiones es dramático en la vida de una persona que pone a prueba la autonomía del enfermo para tomar sus propias decisiones, pero también la no maleficencia del farmacéutico, así como la beneficencia de la familia y la justicia de la sociedad a la que pertenece. La humanización en el arte de curar consistirá en escuchar de forma empática a esa persona única e irrepetible para ganar su confianza, lograr la intimidad sin intimar para que el enfermo le cuente sus preocupaciones, le aclare conceptos o dudas sobre su patología y su tratamiento, y en este ambiente el farmacéutico solo persiga el deseo de servir al paciente asegurando la confidencialidad mediante el secreto profesional. No hay medicina sin confidencias que requieren confianza, pero no es menos cierto que no hay confidencias sin secreto. La relación del farmacéutico con el paciente desde un punto de vista de calidad asistencial requiere ciencia, pero también misión y valores, estableciendo un vínculo tal que el enfermo pone en manos del profesional su vida y, en cierto modo, le entrega una parte de su libertad cuando le pide consejo farmacológico o personal. *Desde esta perspectiva de servicio y entrega existe un beneficio mutuo, pues el paciente reconoce la autoridad del profesional y al mismo tiempo éste le da lo mejor que tiene, su humanidad, que es lo que hace el mundo mejor*[123].

Y en este contexto es en el que se debe cerrar el círculo en lo que respecta a la promoción de la calidad en un Colegio profesional, no sólo en desarrollar guías o manuales de calidad exclusivamente técnicos, sino en completarlos de manera adecuada con los aspectos humanísticos que conducen hacia una excelencia en la calidad de los servicios profesionales.

---

[122] El papel del farmacéutico en el sistema de atención de salud. Informe de La Reunión de la OMS Tokio, Japón, 31 de agosto al 3 de septiembre de 1993 Buenas prácticas de farmacia: normas de calidad de servicios farmacéuticos. La Declaración de Tokio Federación Internacional Farmacéutica. [Internet] [consultado el 12 de diciembre de 2020] Disponible en: http://ops.org.bo/files/textocompleto/ime9848.pdf. Jiménez Herrera L, The role of pharmacy health surveillance in Costa Rica. Disponible en: https://www. scie- losp.org/article/rcsp/2016.v42n3/418-431/es

[123] Crespo Garrido S. *La humanización en el arte de curar: la dimensión ética del farmacéutico.* OFIL-ILAPHAR. 2020; [first online]: 1-3. [Internet] [consultado el 20 de diciembre de 2020] Disponible en: https://ilaphar.org/wp-content/uploads/2020/12/AE-La-humanizacion.pdf

Código de conducta

Un aspecto, no menos importante y que es colateral con la promoción de la calidad de los servicios por parte de los Colegios profesionales dentro de sus funciones externas y que es una de las garantías del interés general por parte de las instituciones colegiales, es el que es recogido por la *Ley Ómnibus* en sus art. 22º.3e y art. 20ºc, en donde se atiende el hecho legal de considerarles actores indispensables para el fomento de los Códigos de conducta tanto en el ámbito nacional como en el europeo:

- *A petición del destinatario, los prestadores pondrán a disposición de aquél la siguiente información complementaria:*
e) Los posibles Códigos de conducta a que, en su caso, esté sometido el prestador, así como la dirección en que dichos Códigos se pueden consultar por vía electrónica y en qué idiomas están disponibles.

- *Las Administraciones Publicas y demás autoridades competentes fomentarán un elevado nivel de la calidad de los servicios. En particular:*
c) Promoverán la participación de Colegios profesionales y, en su caso, los Consejos Generales y Autonómicos de Colegios, Organizaciones profesionales y de las Cámaras de Comercio en la elaboración a escala comunitaria de Códigos de conducta destinados a facilitar la libre prestación de servicios o el establecimiento de un prestador de otro Estado miembro, respetando en cualquier caso las normas de defensa de la competencia.

La diferencia entre un Código de conducta y un Código Ético estriba en que un Código Ético enuncia valores Éticos sin describir situaciones concretas o conductas específicas, además de que enseña y transmite valores; en cambio el Código de conducta determina una serie de reglas concretas de actuación, por ende, define el comportamiento con base a criterios de Ética e integridad personal y profesional. Podríamos plantearnos si es bueno disponer de ambos o simplemente con uno de ellos, si el de conducta o el Ético solo sería suficiente, la respuesta es clara: en Organizaciones profesionales complejas como son los Colegios y que deben garantizar un interés general, el disponer de ambos Códigos es bastante conveniente puesto que el código Ético es aspiracional y es donde se contienen los valores Éticos, principios e ideales de la Organización; en cambio el Código de conducta es un documento direccional que debe contener prácticas y comportamientos específicos, que se siguen o se restringen en base a los principios e ideales, la misión, visión y los valores de la Organización y por ello es preciso que actúen en sinergia y sean perfectamente comunicados a toda la Organización. Lo que sí es muy importante y a la vez práctico es que ambos Códigos procedan de la experiencia viva de las actuaciones profesionales, de lo que hacen bien o mal los profesionales, de su cultura, de las restricciones, etcétera. El profesor Antonio Argandoña, uno de los mayores expertos en Ética empresarial, siempre comenta: *que a él le gustan los códigos cortos, dirigidos a formar la conciencia de los profesionales y a orientar su conducta*[124]. Recomienda de manera encarecida, que dicho Código sea revisado cada cierto tiempo y que si es preciso ampliarlo se haga, pero no con más principios que podrían hacerlo más farragoso y difícil de aplicar realmente, sino con orientaciones, porque de esta manera se consigue que el Código sea usado, "manoseado", gastado, empleado, no que sea una especie de figura decorativa y ya está. Hay que usarlo todos los días, a todas horas y especialmente por los responsables colegiales, por la alta dirección. E insiste el profesor Argandoña en dos cuestiones fundamentales a nuestro juicio: que el Código en realidad es un elemento o artilugio educativo que debe consolidar la cuestión de que las cosas se deben hacer así y es para todos; y por otra parte que sea claro y sobre todo taxativo porque normalmente todo el mundo tiende a tener una mentalidad exclusivamente de cumplimiento, es decir, lo importante no es trabajar bien, sino cumplir la Ley. Mala práctica, pero que por desgracia está muy generalizada y en muchas ocasiones se tiende a confundir el código con la Ley –lo que supone un grave error de concepto–, y se puede discrepar de la Ley en un Código, porque se transgreda el hecho Moral y la propia dignidad de la persona.

En realidad, estos Códigos de conducta, basados en la capacidad reconocida a los Colegios profesionales de autorregulación, están dirigidos a establecer los criterios de actuación de las propias Corporaciones profesionales, a formalizar y desarrollar los principios y la visión del Colegio profesional y para servir de guía a todos los profesionales en el entorno en el que realizan su práctica profesional y en relación e interacción con los grupos de interés en los que se mueven. Como ejemplo ilustrativo de un código de conducta, aunque se encuentra unido al Código Ético, el Colegio Oficial de farmacéuticos de Madrid redactó y aprobó en 2017[125] un código ético y de conducta que obliga de manera formal a todos sus

---

[124] Argandoña A. *Códigos éticos o sentido común*. [Internet] IESE: Economía, Ética y RSE. [consultado: 2 abril 2020] Disponible en: https://blog.iese.edu/antonioargandona/2017/04/02/codigos-eticos-o-senti-do-comun/

[125] Junta de Gobierno COF de Madrid. *Código ético y de conducta*. Aprobado por la Junta de Gobierno del COF de Madrid el 8 de junio de 2017 (Acuerdo núm. 31/17). [Internet] [consultado el 24 de abril de 2020]. Disponible en: https://www.cofm.es/recursos/doc/portal/2015/10/26/codigo-etico-y-de-conduc-ta.pdf

colegiados y todos sus trabajadores, e incluso a terceros que mantengan relación con la institución. En dicho código se recogen una serie de valores y principios tales como: transparencia, lealtad institucional, formación, salud pública, sostenibilidad (objetivos de desarrollo sostenible u ODS), solidaridad, responsabilidad, Deontología, diálogo permanente, Ética y vocación de servicio. Desde nuestro criterio y aun considerando un avance notable dentro de las Corporaciones farmacéuticas, entendemos más bien este código más como un código ético que como uno de conducta, puesto que se resaltan mucho más los valores Éticos sin describir situaciones específicas o conductas concretas, más propias de un Código de conducta. Pero entendemos que es una buena base para un Código Ético que puede trasladarse a toda la profesión en España y a la vez apostamos por el desarrollo de un Código de conducta concreto que trate las situaciones y conductas específicas.

3.1.4. *Velar por la Ética, la Bioética y la Deontología Profesional*

a) El lugar de la Ética y la Bioética en el ámbito profesional

Desde tiempos remotos, primero Hipócrates, pasando por Esculapio y posteriormente Maimónides, se ha escrito sobre la Ética médica como un valor universal que rige todo principio en la práctica de la medicina. La pregunta fundamental que origina la cuestión ética desde la Grecia clásica es: ¿cómo debemos vivir? Esta pregunta nos coloca en una situación en la que tenemos que elegir entre diferentes formas y opciones de "ser" y nos enfrenta a diferentes formas de actuar para conseguir la aristotélica "buena vida" la cual no se logra en solitario y sólo es posible conseguirla en compañía de los otros, formando parte de la comunidad.

Sin embargo, los grandes avances científicos y culturales han modificado este concepto y en la actualidad, la globalización ha permitido que este valor universal altamente significativo haya perdido vigencia trascendiendo a su esencia, convirtiendo el quehacer profesional en una especie de "obrero calificado". Además de poder ser un profesional, el hombre es un ser social y Moral, llamado a formar parte de un todo con el mundo que lo rodea, por lo que debe aprender a disponer su vida a la luz de principios éticos[126].

---

[126] Martínez de León H. *Sobre la creación de la Universidad Autónoma de Aguascalientes*. En: *Memorias de las actividades del Instituto Autónomo de Ciencia y Tecnología. Ejercicio 1973*. Aguascalientes México: IACT; 1973. p. 4.

Nuestra conducta, de acuerdo con esta visión aristotélica, no es un hecho aislado, pues muchos de nuestros comportamientos tienen un contenido ético. ¿En qué consiste este contenido ético de la conducta humana? Hay dos componentes fundamentales: la intención y los fines con los que se hacen las cosas, es decir, son éticas aquellas acciones libres dirigidas hacia el bien, a lo justo, a lo correcto, de las que somos capaces de dar una razón del porqué las hacemos. Estas acciones las asumimos con entera responsabilidad y en sus objetivos está implicado el compromiso con nuestros semejantes, nuestros colegas, porque nuestra convivencia con los otros se basa en el encuentro intersubjetivo, el cual está mediado por la Ética y a través de ella se da sentido y significado a la vida comunitaria. Parece claro entonces que no podemos vivir como seres aislados autárquicos, esta posibilidad es sólo una quimera. Estamos y necesitamos compartir nuestras vidas con los demás: lo que somos, lo que sabemos, lo que anhelamos. Este quehacer es el que nos hace propiamente humanos; nacemos perteneciendo a la especie "homo sapiens"; sin embargo, el hacerse humano, convertirse en persona, es una actividad que corresponde a cada uno de manera individual.

Según Bernard Williams, podemos encontrar en la sociedad individuos que se autonombran amorales, "porque creen" poder estar más allá del bien y del mal, porque "creen poder" ser indiferentes a cualquier tipo de consideración Moral legítima y regirse por principios supuestamente autónomos que los autorizan a hacer lo que quieran, cuando quieran y con quien quieran, "porque creen" que pueden romper y corromper las leyes simplemente ignorándolas. Esta clase de individuos invalida la existencia de la Moral porque va en contra de sus intereses, no obstante, no se dan cuenta de que mientras formen parte de una comunidad humana, siempre se adquieren compromisos de índole moral con su grupo, pues incluso un pirata o un traficante deben aceptar cumplir con el código de conducta establecido por su grupo delictivo. El delincuente no aceptará que es inmoral, por ejemplo, robar al rico y darle parte del botín al pobre, secuestrar a alguien para darle de comer a su familia, verter sus contaminantes en una zona despoblada, etcétera. Tales acciones las justifican como nobles, pero su opinión cambia cuando son ellos los ultrajados, es su padre el secuestrado o su propiedad la que fue contaminada[127].

---

[127] Para una discusión más amplia sobre la conducta amoral puede consultarse Williams, Introducción a la Ética, cap. 1, 1972, pp. 17 a 26; así como Jamieson, Ethics and the Environment. An Introduction, cap. 2, 2008, pp. 31 a 33.

Nos podemos preguntar: ¿existe o no existe la Ética? ¿Se puede ser amoral?[128]

La realidad nos muestra que no somos ni podemos ser seres amorales, y que necesitamos la Ética en nuestra práctica profesional. Pero esto no es algo innato a la persona, el niño miente ante algo que supuestamente no "está bien"; advertimos que tiene una conciencia del bien y del mal pero que sin saber por qué intenta ocultar una mala acción[129]. La especie humana la ha ido construyendo a través de la elaboración de normas, reglas y principios a lo largo de la historia, siendo el conjunto de ellas lo que da cuerpo a lo que nombramos "Moral". De acuerdo con esto, podemos aceptar que de manera instintiva no estamos programados para actuar bien, por lo tanto, necesitamos un mapa moral que nos indique la ruta, los caminos posibles que debemos seguir. Además, el hecho de que los seres humanos estemos dotados de inteligencia, libertad y voluntad, no garantiza que nuestros comportamientos sean siempre morales o que busquen el bien, podemos conscientemente elegir otras opciones, pues *si está en nuestro poder hacer lo bello y lo vergonzoso e, igualmente, el no hacerlo, y en esto radica el ser buenos o malos, estará en nuestro poder el ser virtuosos o viciosos*[130].

b) ¿De dónde provienen los principios que dan origen a la Ética?

Tradicionalmente se acepta que la Ética tiene su origen en los acuerdos que se establecen entre varias personas, lo que permite formar una comunidad (co-

---

[128] Utilizaremos indistintamente los términos Ética y Moral pues la **Ética** es la parte de la filosofía que trata de la **Moral** y de las obligaciones del hombre. La **Moral** es la ciencia que trata del bien en general, y de las acciones humanas en orden a su bondad o malicia. Dos términos que, si atendemos solamente a su origen etimológico, se refieren a una y la misma realidad. En efecto: si atendemos exclusivamente a la etimología de la palabra Moral -del latín mos/moris: costumbre, advertiremos que su significado no difiere mucho del término griego ethos. Lo Moral se emancipa de la Ética, la norma de su contexto, y surgen los sistemas morales modernos, que son sistemas racionales de normas, que obtienen su universalidad de la pura formalidad de la razón. Pero precisamente porque la vida no se reduce a la formalidad de la razón, tales sistemas tienden a generar una reacción dialéctica más centrada en las condiciones concretas de la praxis humana. Dado que existe en la sociedad una fragmentación entre los términos en los que se da un contenido religioso a lo Moral y Ético a lo civil o sociológico, preferimos utilizarlos de manera indistinta. Para profundizar más ver: Ana Marta González, *Ética y Moral origen de una diferencia conceptual y su trascendencia en el debate ético contemporáneo.* Anuario Filosófico, 2000 (33): 797-832.

[129] De acuerdo con Gilbert Harman, la moralidad forma parte de nuestro "súper yo", debido a que aprendemos en nuestra infancia lo que es correcto o malo a partir de lo que nuestros padres quieren que hagamos, de manera que, para conservar su afecto, y evitar el castigo, hacemos lo que nos pidan. Así, desarrollamos un "súper yo" en el que internalizamos ciertos requerimientos morales, éste es la base de la Ley Moral (cfr. Harman G. *La naturaleza de la moralidad: una introducción a la Ética.* Trad. Cecilia Hidalgo. Méjico: ed. UNAM-IIF; 2009, pp. 74 y 75).

[130] Aristóteles. Ética a Nicómaco. Libro III 1113b1-16.

mún-unidad), y la integración social. Con el paso del tiempo se convierten en costumbres, tradiciones, normas y principios que indican a los miembros cómo guiarse y comportarse con sus semejantes.

Desde la visión de Hobbes, la elaboración formal de los patrones de conducta y la jerarquización axiológica del mundo permitieron la creación de un "contrato social", el cual hace posible una relación equilibrada y armónica entre los miembros de la comunidad y, por tanto, dejar de vivir en un "estado de naturaleza", en el que todo se rige por la "ley del más fuerte", o "todos contra todos" en un constante "estado de guerra", dejando que el "instinto de auto conservación" y el "egoísmo natural" sean los que nos dominen[131]. Este principio nos marca a todos en la infancia y continúa haciéndolo durante toda la vida, lo cual ayuda a que la moralidad adquiera una fuerza social.

Parafraseando a Kant[132] podemos decir que, aprender y tener estos esquemas de conducta permite a las personas dos cosas: primero, contar con modelos de comportamiento que les ayudarán y facilitarán a entablar buenas relaciones sociales con los otros miembros de su profesión. En segundo lugar, contar con los principios generales sobre los que se asientan las normas de conducta que facilitan el camino en la toma de decisiones morales de los profesionales, y justifican las razones de sus acciones y decisiones. La "Ley Moral", de esta manera, se interioriza en cada persona y permite que pueda establecerse una cohesión social, con ello se comparten valores afines y se avanza en conjunto hacia ideales comunes en la profesión. En definitiva, se trata de cómo debemos actuar gracias a la elaboración de un conjunto de pautas de conducta que orientan el comportamiento humano.

No obstante, siempre cabe la posibilidad de que, a pesar de las buenas intenciones, las normas, reglas y principios que dan forma a la moralidad puedan ser errados, pierdan vigencia o deban integrarse nuevas formas de realizarse. Uno de los objetivos de la Ética, y por lo que consideramos necesario que tenga relevancia en el Colegio profesional, es conocer cuándo ocurre esto y así contribuir a la formación Ética de sus colegiados.

La reflexión Ética es un análisis crítico de la condición humana, una evaluación de nuestras metas y de los fines que dan sentido a nuestra moralidad. Se trata de una comprensión previa de la conducta profesional que permite dar una orientación con anterioridad a nuestros actos. Es decir, reflexionar serenamente

---

[131] Hobbes T. *Leviatán*. 2ª ed. México: IFC; 1980. cap. 13. p. 100-105.
[132] Kant E. *Fundamentación de la metafísica de las costumbres*. Barcelona: Ariel; 1996. p. 1-288.

sobre los principios, objetivos y metas orientados hacia la consecución de todo aquello que se considera que concuerda con los ideales propios de lo que debe ser una profesión netamente humana. Dicho de otra manera, personas que actúan responsablemente, que les interesa saber cómo deben vivir, de qué manera pueden alcanzar sus propias metas profesionales sin anteponer para ello el bienestar y la felicidad de otros, reconociendo que los colegas forman parte de su propio proyecto de vida. Sócrates en el *Critón* señala que *no es el vivir lo que ha de ser estimado, en el más alto grado, sino el vivir bien*[133]. Siguiendo a Aristóteles añadimos que todo bien tiene un propósito *hemos, pues, de considerar en qué consiste el vivir bien y de qué manera hay que conseguir esto*[134].

Según este autor, el bien y la felicidad los encontramos en la praxis, en la organización de nuestras acciones, que dan contenido a este concepto[135]. Esto nos muestra que la Ética, desde su nacimiento, ha intentado comprender con la conciencia los fundamentos de la realidad sin dejar de lado la esfera de los actos humanos porque la materia de la Ética, su objeto de estudio es la moralidad; sus métodos de tratar esta materia, sus formas de reflexionar sobre ella son filosóficos[136]. Esto nos conduce a recapacitar sobre algunas acciones y comportamientos profesionales y que son asumidos como morales, pueden ocultar errores éticos, sin ser consciente de ello causando daño a la sociedad porque la aceptación generalizada de una práctica no garantiza que sea correcta[137]. Este análisis de la actuación profesional permite revelar cuáles son los elementos que la constituyen y de qué manera influyen en sus decisiones. De igual manera descubre la invalidez de prácticas "supuestamente éticas", que son vistas y aceptadas como algo natural, normal o tradicional por gran parte de la sociedad. Dilucidar estas cuestiones es fundamental, pues conducirá a mantener y reafirmar su valor, o, por el contrario, a rechazar aquellas que no vayan en consonancia con los principios éticos. Según lo explicado parecería que la Ética es siempre encontrar y buscar las notas negativas de la conducta profesional y nada más lejos de su concepto esencial.

Lo fundamental del trabajo reflexivo y analítico que proponemos es elaborar teorías que ratifiquen la existencia y la importancia de la Ética en toda la profesión

---

[133] Platón. *Critón*, 48a.
[134] Aristóteles. *Ética Eudemia* I, 1214a. 416-417.
[135] Lledó E. *Aristóteles y la Ética de las polis*. En: Camps ed. *Historia de la Ética, T. 1*. Barcelona: Crítica; 1988. p. 142.
[136] Platts M. *Dilemas éticos*. México: UNAM-IIF (Instituto de Investigaciones Filosóficas) /FCE; 1997. p. 7.
[137] Lafollet H. *Ethics in Practice. An Anthology*. Oxford: Blackwell Publishers; 2002. p. 4.

independientemente de la cultura o la política. Desde los tiempos de Herodoto, observadores ilustrados se han acostumbrado a la idea de que las concepciones de lo correcto y lo incorrecto difieren de cultura en cultura[138]. Si se cae en el error de que la Ética es fluida y, por tanto, depende de estos factores, conducirá a un relativismo en el que no hay verdades universales en Ética y solo habría códigos culturales o políticos, que serían cambiantes según el momento histórico, y los profesionales nunca sabrían dónde se encuentra la verdad. Los sistemas éticos los establecen las teorías que permiten la elaboración de una ciencia ética formal, el diálogo crítico entre pensadores, que previamente han elaborado y sistematizado una "reflexión de segundo orden" en torno a la Moral, y por medio de ella procuran sistematizar y validar la conveniencia de un conjunto de valores, principios, ordenamientos, preceptos, o prohibiciones, que le dan sentido a la vida humana. Razón por la que consideramos que no se trata de dar una serie de preceptos a modo de mandamientos con la pretensión de moralizar, sino de interpelar al profesional para que sepa dar soluciones a los problemas y las situaciones a las que se tenga que enfrentar por medio del análisis y la argumentación meticulosa, propia de la filosofía. Por tanto, lo que verdaderamente se debe esperar de una teoría ética es que ésta justifique las razones y muestre porqué es necesario contar con ella en la vida profesional y que establezca los principios generales como los fundamentos que suscitan y fomentan el cumplimiento regular de las normas morales, más allá de su cumplimiento o incumplimiento.

Además, dado que en la práctica profesional surgen problemas nuevos como consecuencia del desarrollo técnico y de la globalización, al profesional ético se le pide que sepa cómo actuar ante los nuevos dilemas éticos, ya que la Ética es una disciplina práctica, dinámica, no es subjetiva y tiene una dimensión social. Por lo tanto, no es válida la contraposición entre la esfera de la libertad individual y un ámbito social en el que imperaría una Ética neutra[139]. Desde esta perspectiva mantenemos que ninguna dimensión del comportamiento humano es ajena a la Ética pues impregna todo el actuar de la persona. Como señala Platts: *en casi todos estos debates una gran parte de lo que está en cuestión es el uso correcto de ciertos conceptos en relación con nuevas circunstancias*[140]. El análisis y evaluación de los ra-

---

[138] Rachels J. *Introducción a la Filosofía Moral*. México: UNAM/FCE; 2007. p. 40.

[139] Cfr. López Guzmán J. *Ética en la industria farmacéutica: entre la economía y la salud*. Navarra: EUNSA; 2005. p. 30-32.

[140] Para profundizar en el tema se puede ver: Platts M. *Conceptos éticos fundamentales*. Méjico: UNAM- Instituto de Investigaciones Filosóficas; 2006. p. 1-512.

zonamientos y los argumentos que se realiza desde la Ética tiene una importancia notable, pues, como apunta James Rachels, *no cualquier razón que pueda darse es una buena razón. Así como hay buenos argumentos los hay malos, y gran parte de la capacidad del pensamiento moral consiste en discernir la diferencia*[141]. Entre todas las "razones" y los "argumentos" que se presenten no todos serán buenos, habrá algunos que sean dudosos y otros definitivamente malos, lo cual se convierte en una dificultad para una discusión ética razonable evaluando las razones y los argumentos que presentan cada una de las partes. Esto resulta insuficiente y requiere estudiar "los hechos", pues los problemas prácticos éticos *no surgen independientemente de los hechos empíricos y contingentes que constituyen sus circunstancias: son problemas de este mundo [...] y sus soluciones tienen que ser soluciones para este mundo*[142]. Esta visión debe ser imparcial, despojada de sentimientos personales o prejuicios que impidan ver con claridad la situación concreta y asumir que los hechos existen independientemente de nuestros deseos, y el pensamiento moral responsable empieza cuando tratamos de ver las cosas como son[143]. En definitiva, tener en cuenta los hechos y analizarlos de manera imparcial evita caer en la arbitrariedad y cometer actos injustos en contra de "otros". El siguiente paso sería aplicar los principios éticos correspondientes como guías de actuación que nos indican qué debemos hacer, regular o de manera ordinaria, para que nuestra conducta práctica sea considerada ética. El fallo en los principios morales es resultado de sus "pretensiones universales" y que se intenta resolver, por medio de ellos, situaciones que son "especiales", de manera que atenderlos tal y cómo indican que "debe" actuarse, resultaría incluso más inmoral que buscar otras opciones con mejores resultados[144]. Según Brandt los principios morales son inconsistentes cuando se dan al menos de tres maneras:

- Cuando los principios generales implican colisión en algunos casos posibles.

- Cuando los enunciados particulares no coincidan con los principios generales.

- Cuando los enunciados comparativos no cumplen con la propiedad de transitividad.

---

[141] Rachels J. *Introducción a la Filosofía Moral.* México: UNAM/FCE; 2007. p. 34.
[142] Platts M. *Dilemas Éticos*, op. cit., p. 12.
[143] Rachels J. *Introducción a la Filosofía Moral.* op. cit., p. 34.
[144] Brandt, RB. *Teoría Ética.* Madrid: Alianza Universidad. Textos; 1982. p. 34-35.

Ocurre cuando se presentan varias opciones, en este caso principios, y todos ellos parecen ser el mejor, pero sin importar el que se elija, se cree que siempre habrá otro que es mejor.

Esto significa que los principios éticos no operan como los científicos, no son fórmulas matemáticas que mediante su aplicación obtenemos un resultado. Si la Ética tuviera ese procedimiento la dejaría en una vulnerabilidad y sería difícil de llevar a cabo cualquier práctica profesional que estaría abocada al relativismo y contractualismo de la opinión de la mayoría, cuestión muy actual. Para este profesor el fallo está cuando tiene la forma de: "haz siempre", "siempre se ha hecho así", aunque es cierto que este imperativo está implícito en un principio Moral. El intento de fundamentar la Ética exclusivamente en los usos y costumbres del colectivo profesional, aparte de resultar teóricamente inviable, solo conduce a mantener acríticamente las pautas consolidadas[145].

En nuestra opinión, resulta inviable todo intento de fundamentación Ética desvinculado de la búsqueda de la noción de bien y virtud Moral. Esto nos remite al interrogante acerca, no de lo que el hombre "hace", sino de lo que genuinamente "debe hacer" como persona[146] y está llamado a ser. Como señala Polo, *la Ética no le viene dada al hombre de fuera, sino que lo ético es intrínseco al ser humano. Surge porque el hombre tiene que conducir su propio existir*[147]. No planteamos la Ética profesional para saber qué es la virtud, sino para hacer profesionales virtuosos y buenos; de otra forma su estudio sería teórico y completamente inútil, y por eso, es imprescindible considerar las acciones y el modo de realizarlas que determinan la calidad de los hábitos[148].

c) ¿Para qué la Ética? La misión de los Colegios profesionales

Esta descripción de la Ética nos ubica en el ámbito del "areté"[149], es decir trataremos de explicar que una de las principales misiones que tienen los Colegios profesionales es que tanto la profesión como sus colegiados sean virtuosos, pues tal carácter es un producto "a posteriori" de un proceso "a priori" que debe ser cuidadosamente tratado. Conocer para qué es útil la Ética profesional implica

---

[145] López Guzmán J. *Ética en la industria farmacéutica: entre la economía y la salud.* op. cit., p 40.
[146] López Guzmán J. *Ética en la industria farmacéutica: entre la economía y la salud.* op. Cit. p. 42.
[147] Polo, L. *Ética.* Madrid: Unión Editorial; 1997. p 18, 25, 63.
[148] Aristóteles. Ética a Nicómaco, Libro II, 1. Madrid: Gredos; 1995. p. 160.
[149] En griego antiguo, ἀρετή 'excelencia', es uno de los conceptos cruciales de la Antigua Grecia.

saber previamente para qué surgieron los Colegios profesionales, cuál es su misión de ser. Solo en este contexto la Ética profesional encuentra su auténtico y pleno sentido. El Colegio profesional es una institución consolidada y permanente cuya función social, hoy en día, es formar profesionales aptos para satisfacer las necesidades de la profesión y para conducir el futuro de ésta, además de generar la ciencia que la misma sociedad requiere para seguir avanzando en pos del progreso humano. Se puede afirmar que los Colegios son depositarios y generadores de la esencia de la profesión y de la vocación y, a su vez, deben ser responsables de que los colegiados deben ser depositarios, generadores y difusores de mantener dicha esencia. De otro modo, el Colegio sería un sinsentido y la primera causa de crisis está relacionada con la naturaleza propia del quehacer. La condición humana integral requiere que entre las cosas llevemos en nuestro viaje profesional no falte la conciencia de que no podremos seguir solos: el camino de la profesión se recorre junto a otros, en exigencia mutua, en mutuo apoyo y colaboración: con clientes, pacientes, colegas, alumnos, superiores y subordinados, autoridades civiles, sociedad en general.

Esta conciencia, además, tiene que ir acompañada de saberes y habilidades para la vida de relación y del "ethos" que es propio del ser humano universitario y profesional, en general, y del "ethos" de la propia profesión, que se revela como un medio de encuentro y acrecentamiento del sentido de la vida. En relación con la función que lleva el nombre genérico de servicio, es conveniente saber que cada profesión consta de funciones particulares que dan lugar a la realización de los bienes intrínsecos; éstos son propios y diferentes en cada una[150]. Cuando salimos de la Universidad emprendemos el camino profesional y estamos tan ilusionados que no alcanzamos a pensar en que nos encontraremos con momentos difíciles en los que tendremos que estar acompañados profesionalmente. Además, como a medida que pasa el tiempo somos conscientes de que nunca se sabe suficiente y que no hay nada que no se pueda mejorar, y como seguramente aprendimos a aprender, haremos bien en recurrir de manera constante a la consulta de nuevas fuentes de información, a la experiencia propia y de los demás, a la observación y escucha atentas, a nuestra intuición y a la imaginación; lo que no podemos permitirnos es quedarnos estancados. Las Leyes son otros recursos para evitar problemas profesionales, para nosotros y para otros. Las leyes establecen un mínimo de

---

[150] Un acercamiento a la Ética profesional. [Internet] [consultado el 13 de marzo de 2020] Disponible en: https://editorial.uaa.mx/docs/acercamiento_etica_profesional.pdf.45

comportamientos para garantizar un trato justo entre individuos e instituciones, y para favorecer la indispensable paz social, pero las Leyes no siempre coinciden con la Ética y además pueden ser injustas. Debemos conocer, por lo tanto, aquellas Leyes que tengan relación con nuestra práctica profesional. En el camino de la profesión encontramos esa compañía en el lugar ideal de protección preventiva y apoyo mutuo que es el Colegio profesional. Ideal en dos sentidos: está concebido como una especie de "segundo hogar" para los profesionales, el "hogar" donde se habla de las cuestiones profesionales y los interlocutores se entienden, aconsejan, preguntan y responden, se analiza, se discute, se plantean problemas y soluciones, se elaboran documentos consensuados para unificar criterios y regular el ejercicio profesional, en suma, un buen lugar. Ideal, también, porque en la realidad no siempre suceden las cosas como están previstas o proyectadas.

El cumplimiento o no de las expectativas es, como casi siempre, cuestión de responsabilidad, de corresponsabilidad y de compromiso, en último término, cuestión de libertad. La Ética profesional es la mejor salvaguarda contra los peligros e inseguridades a los que nos vemos expuestos en el camino de la profesión, pues gracias a ella no sólo cumplimos las normas de un Código de Ética profesional que elaboraron personas que por su amplia experiencia saben muy bien los riesgos a los que nos vamos a enfrentar y cuáles son las acciones correctas que nos alejarán de ellos. Obviamente conviene conocer lo reflejado en esos documentos, pero de poco servirían si no estuvieran vinculados a la conciencia bien formada y estrechamente vinculada a la inteligencia, que, nos permite reconocer las posibilidades alternativas de acción que queremos llevar a cabo. Conciencia e inteligencia, a través de los valores, de los criterios de discernimiento moral y de nuestros principios fundamentales, nos ayudarán a comprender cual es nuestra mejor actuación y, por lo tanto, qué es lo que debemos hacer: así obtenemos nuestras propias normas de actuación moral. Ya que éste es un proceso que implica tiempo y esfuerzo, es posible que no lo hagamos todo el tiempo o que aún no tengamos bien formada la conciencia para esto, precisamente, es útil y conveniente el Código de Ética de nuestra profesión. Para aprovechar sus beneficios, lo que se necesita es que lo conozcamos y revisemos críticamente, tratando de encontrar en cada norma establecida su razón de ser y los valores que propone; porque aquí, nuevamente, lo correcto será asumido por nosotros como es debido, y esto nos permitirá no empezar de cero en cada situación y en cada caso. Nos ayudará a elegir lo bueno y lo debido por convencimiento, que es el mejor ejercicio de la libertad, porque somos nosotros, con nuestra actuación, los que hacemos que la profesión suceda y, por lo mismo, la hacemos valiosa y benéfica o perniciosa y despreciable.

El Colegio profesional hace que el camino se recorra junto a otros, sin duda habrá dificultades, pero también apoyo, satisfacciones y reconocimientos. Desde lo alto de la cima alcanzada todo se ve mejor y se tiene una visión más amplia: se experimentó lo bueno y lo malo, se superaron las dificultades, se apoyó a otros a hacer lo mismo, se les dio satisfacción a las necesidades humanas y se trabajó por el bien común, dándole, con ello, sentido a la propia vida y honor a la profesión. Un Colegio que construye con sentido ético su profesión, será leal a ella con dedicación y sabiduría para enfrentar los retos y exigencias del trabajo comunitario, porque la dimensión ética en su proyección social tiene un doble compromiso: con nosotros y con los otros, como la realización de un bien que trasciende y recae sobre los otros. De ahí que la vocación de servicio constituye un poder mayor para el bien común desde la profesión. Los bienes universales de los que somos depositarios desde una profesión otorgan poderes decisivos para un bien hacer. Un Colegio profesional tiene el privilegio de trascender socialmente a través del aprendizaje de los conocimientos, las habilidades y las actitudes que como competencias desarrollamos a través de la educación de sus colegiados. Debe tener esa faceta educadora y como maestro o tutor, modele las motivaciones del comportamiento; los valores en la praxis, en el servicio a la sociedad y la justicia.

En la sociedad contemporánea la educación no viene solamente de los claustros escolares, sino que se debe apoyar en las Instituciones profesionales sobre la urgencia de las transformaciones y sobre las exigencias académicas de cada momento. El principal desafío que surge del desarrollo ético colegial es asumir la responsabilidad y ser capaz de entender el actuar en el mundo profesional y que los colegiados alcanzan su plenitud cuando comprenden las reflexiones filosóficas y Éticas que permiten ampliar el sentido crítico y el sentido de servicio para vivir en la sociedad actual. Debe ser guía en el discernimiento de los preceptos morales y los principios éticos atendiendo a las tradiciones Éticas, siguiendo las propuestas deontológicas de Códigos profesionales. Los valores y normas concretas son llevados a los temas y problemas de actualidad para tener elementos que apoyen la toma de decisión en conflictos vitales. La Ética profesional analiza el compromiso de vida tratando de atender su llamada vocacional. Un Colegio no se debe basar en "valores" solo, si esto se asimila al concepto de moral. La expresión "pérdida de valores o pérdida de la Moral" es equívoca en tanto la Moral es inherente a la condición humana y a los diferentes tipos de cultura, se puede tratar de comprender la influencia del lenguaje y sus eufemismos. Pero hay que dejar claro que, descontextualizar el análisis de las acciones morales genera confusión y exclusión de las personas en vez de dar claridad y comprensión. La Ética como filosofía moral se pregunta por la genealogía de la moral, por los cambios de significado y sentido de los valores, cambios que se han acrecentado ante los procesos de desarrollo tecnológico generados por la globalización y la persuasión del consumo. Un Colegio que construye con el sentido ético de su profesión será leal a ella con dedicación y sabiduría para afrontar los retos y exigencias del trabajo comunitario, porque la dimensión ética en su proyección social tiene un doble compromiso: con nosotros y con los otros, como la realización de un bien que trasciende y recae sobre los otros. De ahí que la vocación de servicio constituye un poder mayor para el bien común desde la profesión. Los bienes universales de los que somos depositarios desde una profesión otorgan poderes decisivos para un bien hacer, como expresión de su sentido. El Colegio puede tener el privilegio de ser maestro y tutor de sus colegiados, modelador de las motivaciones de sus comportamientos y ayudarles a identificar su vocación como proyecto de vida porque la vocación nos llama a ser lo que somos a través de algo distinto de lo que somos: obras, objetos, ideas, actos. Lo interior se transforma en lo exterior. La vocación nos dice: *tú eres lo que haces*[151]. Una de las funciones colegiales debería consistir en transmitir confianza y seguridad facilitando que sus miembros opten por bienes mayores antes que por otros aparentes, de modo que se transforme poco a poco en una "con-naturalidad" entre el hombre y el verdadero bien. Tal con-naturalidad se fundamenta y se desarrolla en las actitudes virtuosas del hombre mismo[152]. En este sentido consideramos que los Colegios son Organizaciones socialmente responsables para el cultivo y proyección de los valores que determinan el servicio y las metas hacia las que se orientan las personas en la colectividad. Como parte de la comunidad científica debe ser la más atenta a identificar, corregir y prevenir en lo posible las desviaciones[153]. Una gestión ética colegial pasa por dar cabida a quienes en un momento determinado puedan discrepar y debe establecer cauces para que manifiesten su discrepancia sin temor a represalias. Deben convertirse en espacios de convivencia, de diálogo, formación y ayuda. Cuando los que discrepan callan, se marchan o hacen oír su voz fuera y donde no corresponde, es señal de fracaso, pues su primera obligación es ser comunidades de personas que trabajan juntas en libertad y responsabilidad[154]. Para responder a la pregunta con

---

[151] Letras Libres. abril 1999, año I, número 4. p. 12.

[152] San Juan Pablo II, encíclica *Veritatis Splendor*, n. 64.

[153] Aluja M y Birke A (coordinadores). *El papel de la Ética en la investigación científica y la educación superior.* Méjico: FCE-AMC; 2004. p. 61.

[154] Cfr. López Guzmán J. *Ética en la industria farmacéutica: entre la economía y la salud.* Pamplona: EUNSA; 2005. p. 159.

la que iniciábamos este epígrafe: ¿para qué la Ética en un Colegio profesional? Pues para cumplir con su función, que es ocuparse de la Ética en el área de su quehacer. Deben promover el desarrollo integral de sus miembros, cooperar en su formación, promover buenas relaciones de convivencia, defender sus derechos, no solo profesionales sino, incluso humanos; velar porque la profesión se ejerza según normas éticas; promover Asociaciones científicas. No se trata de atender solo a deberes estipulados que pueden ser ilimitados y variados, sino de comprender al ser humano y potenciarlo al máximo, como un ser social con una vocación profesional que es su medio de realización, proyección y servicio y, por tanto, forma parte de su vocación personal. La Ética profesional tiene una gran tarea que radica en la formación continua del carácter Ético de los profesionales, y debe ser continua porque los conocimientos y las investigaciones cambian a un ritmo vertiginoso en el mundo de trabajo y, en consecuencia, las aproximaciones éticas a ellos. El valor añadido de una Organización colegial también significa liderazgo ético o integridad en el liderazgo[155] esta es la primera función, antes que cualquier otra, incluida la punitiva.

La siguiente pregunta que nos podemos hacer es: ¿todos los Colegios saben cuál es su función? ¿Qué intereses persigue? ¿Son solo una modalidad obligatoria para ejercer la profesión? ¿Solo tienen función punitiva? Trataremos de dar respuesta a ello al final del capítulo.

d) La Bioética en el ámbito profesional

Desde los albores de la humanidad, el desarrollo del conocimiento técnico-científico ha sido la garantía de supervivencia de la especie, puesto que con el no solo asistimos a una adaptación del mundo a nuestras necesidades (a diferencia de los otros organismos que para sobrevivir se tienen que adaptar al mundo), sino que el mismo conocimiento técnico-científico nos hace ser partícipes de la obligatoriedad de desarrollar la conciencia moral que nos constituye en animales éticos, gracias al progreso que hacemos en el conocimiento, fuente este de libertad y autonomía. Según Habermas, este aprendizaje en las sociedades responde a un aprendizaje que es además de técnico, moral lo que nos dice que *las sociedades aprenden técnicamente y también moralmente*[156], por lo tanto, el aprendizaje moral

---

[155] López-Guzmán J. *Integridad en el ámbito profesional sanitario*. Granada: Comares; 2013. p. 55.
[156] Beltrán A. Revista selecciones. No.13. Beltrán – issuu [Internet] [consultado el 16 marzo 2020] Disponible en: https://issuu.com › cenalbe › docs › revistaseleccionesno

va de la mano del desarrollo del conocimiento con el cual nuestra especie resuelve sus problemas de supervivencia y de calidad de vida, y responde preguntas sobre el sentido de su existencia. El termino Bioética, nace justamente en esta coyuntura de diálogo interdisciplinario, proponiendo la defensa de la vida como quehacer Ético fundamental y sirviendo como nexo para que la sociedad del conocimiento apunte hacia los valores morales que dignifican al ser humano y le armonizan con su entorno. La sociedad de la tecnociencia requiere la creación de una base Ética conforme a las necesidades de supervivencia de la especie, junto con la garantía de que no se perderá el control ético de las actitudes humanas implícitas en cada uno de los actos de la conciencia. La sociedad del riesgo actual desemboca apresurada hacia una pérdida de seguridad y confianza en el manejo de los avances científicos, que se le escapa de las manos el mundo. Esta sociedad reclama una Ética que la comprenda y que le ayude a salvaguardar la vida a favor de un imperativo ético para lo cual la Ética contemporánea tiene que volverse experta en las ciencias de la vida. Desafortunadamente, tardíamente despierta el ser humano de un letargo cultural que ha considerado sin importancia ética las relaciones del hombre con la naturaleza, convencido de que es dueño y señor absoluto de todas las criaturas, de las cuales se sirve a su antojo y sin medida hasta el punto de modificar sus genomas arbitrariamente. Podríamos decir que el fundamento de la Bioética es: obra de tal manera que preveas las consecuencias de tu acción como un servicio a la vida en todas sus manifestaciones y dimensiones, desarrollando mejores condiciones para el crecimiento de una vida digna de los seres humanos actuales y de las futuras generaciones. Cuando por ejemplo afirmamos que el saber no garantiza la bondad de una acción, que una persona puede ser muy inteligente, culta o erudita y al mismo tiempo ser una mala persona, queremos decir que el saber científico o humanista, en sí mismos, no garantizan la bondad de las acciones realizadas por el hombre (científico o humanista). La convicción utópica de que la ciencia era garantía de progreso continuo y necesario fracasó hace ya muchos años, en particular, después de la segunda guerra mundial. Entendemos que la ciencia no es neutra, que depende no sólo de la finalidad y del uso que se haga de la misma, sino también de los actos mismos del científico. Hay acciones que son neutras, por ejemplo, escribir no tiene implicaciones éticas, aunque podría tenerlas. Ahora bien, alterar el genoma no es una acción indiferente. Es evidente la relación entre ciencia y Ética.

Desde el punto de vista de la Bioética global, consideramos que, a las tecnociencias, no hay que tenerles miedo ni huir de ellas, sino acompañarlas con discernimiento bioético para que fortalezcan eficazmente el proceso de humanización.

Dice Potter: *la humanidad tiene la necesidad urgente de una nueva sabiduría que provea el conocimiento de cómo usar el conocimiento para la supervivencia etológica de la especie humana y para el mejoramiento de su calidad de vida*[157]. Este concepto de sabiduría es como una guía para la acción –el conocimiento de cómo usar este conocimiento para un bien común en la humanidad– podría llamarse la ciencia de la supervivencia. Una ciencia de la supervivencia debe ser más que una ciencia particular y por ello se debe enfatizar el termino Bioética para poder traer a la luz los dos componentes esenciales para lograr esta necesaria sabiduría: conocimiento biológico y valores humanos. Hemos de reivindicar para la Bioética el conocimiento holístico sapiencial.

La Bioética es una disciplina reciente, que nació en el seno de la cultura norteamericana como respuesta a la necesidad social y profesional de encontrar una solución para los nuevos dilemas éticos que surgían a causa del avance tecnológico. Después de la Segunda Guerra Mundial, en el año 1948, la sociedad global representada por las Naciones Unidas concibió como necesario proclamar, pero, sobre todo, respetar y defender una declaración universal de derechos extendidos a toda la humanidad. Tras el apogeo de los "mass media" en el mundo contemporáneo, la visibilidad de otras subjetividades se hace más obvia, por lo tanto, la humanidad deviene en nuevas formas de representación que requieren su consideración.

La Bioética introduce valores y principios Éticos más allá del juramento hipocrático, que tienen en cuenta cuestiones relacionadas directamente con las personas y su bienestar, tales como el derecho a una vida y una muerte dignas. Y también en cuanto a la gestión de los servicios sanitarios, su distribución, accesibilidad, ejercicio profesional, etc. Actualmente la Bioética se ha convertido en una disciplina en sí misma que abre una nueva vía de conocimiento y especialización. La Bioética es un sistema Moral completo que comprende una Ética fundamental dentro de sus controversias al girar, algunos de sus problemas, en torno al ejercicio de la libertad en la toma de decisiones de las personas sobre sus propios cuerpos.

De acuerdo con la definición otorgada por la enciclopedia de Bioética, la entenderemos como *estudio sistemático de la conducta humana en el área de las ciencias de la vida y el cuidado de la salud, en cuanto que dicha conducta es examinada a la luz de los valores y principios morales*[158]. Naturalmente, esta definición sólo

---

[157] Van Rensselaer P. *Bioética, la ciencia de la supervivencia*. Perspectives in biology and medicine. 1970; 14 (1): 127-153.
[158] Reich WT. *Encyclopedia of Bioethics*. New York: Free Press; 1978. 1639-1644.

representa uno de los aspectos abarcados por ella, puesto que Bioética es una palabra transversal e interdisciplinar, que comprende gran parte de disciplinas científicas y en la cual intervienen otras como la medicina, ciencias biosanitarias, derecho, política, economía, filosofía, biología, psicología, antropología, sociología, bioquímica, estadística, ingeniería y, sobre todo, Ética. Cada una de estas ciencias aporta principios y observaciones que entran a formar parte de este vasto conjunto multidisciplinar que constituye hoy la Bioética.

El término Bioética tiene un origen etimológico bien conocido: "bios-ethos", comúnmente traducido por Ética de la vida. El autor del término, V.R. Potter[159] oncólogo de origen holandés, intuyendo la influencia que podían tener las variaciones ambientales en la salud del hombre, acuñó la palabra con la finalidad de unir mediante esta nueva disciplina dos mundos que en su opinión hasta ese momento habían transitado por caminos distintos: el mundo de los hechos, de la ciencia, y el mundo de los valores, y en particular la Ética. Potter entendía la Bioética como "Global Bioethics", a saber, una Ética de la vida entendida en sentido amplio, que comprendiera no sólo los actos del hombre sobre la vida humana, sino también sobre la vida animal y medioambiental. Posteriormente se redujo la Bioética a la dimensión médico-sanitaria. Hoy en día asistimos a la recuperación del concepto de Bioética entendida como Bioética global, más adecuada a todos los problemas que se plantean, pensemos por ejemplo en las catástrofes naturales debidas a la contaminación ambiental o a la negligencia humana. La definición de Potter fue criticada alrededor de la expresión "principios y valores morales". ¿De qué valores y principios morales se trataba?

Reich prefirió variar, en 1996, la definición para no generar polémicas indicando lo siguiente: *la Bioética es el estudio sistemático de las dimensiones morales —incluida la visión moral, las decisiones, la conducta, las líneas de acción, etc.— de las ciencias de la vida y los cuidados sanitarios con el empleo de una variedad de metodologías éticas y en un planteamiento interdisciplinar*[160]. Posteriormente han sido dadas numerosas definiciones por parte de autores dedicados a esta disciplina. Por ejemplo, A. Pessina, Catedrático de Bioética en la Universidad del Sacro Cuore de (Milán), la ha definido como *conciencia crítica de la civilización tecnológica*[161].

---

[159] Cfr. Potter VR. *Bioethics, the science of survival*. En: *Perspectives in Biology and Medicine. Bioethics: bridge to the future*. Nueva York: Englewood Cliffs: Prentice-Hall; 1971. p. 127-153.

[160] Ibíd. Reich WT. *Encyclopedia of Bioethics*. Nueva York: Mac Millan; 1996. p. 1639-1644.

[161] Cfr. Pessina A. *Bioetica. L'uomo esperimentale*, Milán: Mondadori; 1999, p. 3. "Riflettere oggi sull'origine della bioetica significa prendere atto di un processo di ripensamento delle principali convinzioni che han-

Como él mismo indica, la Bioética expresa un momento crítico, la insatisfacción y la incapacidad de autorregulación de los procesos tecnológicos, la necesidad de volver a pensar sobre los principios que han regido la civilización occidental. En nuestra opinión, estas deliberaciones de Pessina captan perfectamente el significado actual de la Bioética. La Bioética es un retorno al concepto de Ética como "recta ratio agibilium" o recta razón práctica aplicada a los dilemas que se plantean en la civilización tecnológica.

La Bioética no es una moda, es una disciplina práctica por excelencia que se aplica al saber, a las acciones humanas y que se adquiere cuando se vive, es por tanto un modo. Los actos humanos son objeto de la Bioética (y no digamos aquellos que interesan a la salud de las personas) porque interviene la libertad del hombre y es preciso ponerse de acuerdo en las pautas de comportamiento profesional intentando ver las consecuencias que se podrían producir para la sociedad. Ya dijimos que Potter planteó la Bioética, en un comienzo, como una intervención educativa, y aún hoy en día, la batalla se está perdiendo en el campo educativo, que es donde avanza el neo materialismo reduccionista de género, como un biologismo que desconoce el ser personal espiritual, inmaterial, de las actividades humanas[162].

Según la definición de Postigo, *La Bioética es el estudio sistemático e interdisciplinar de las acciones del hombre sobre la vida humana, vegetal y animal, considerando sus implicaciones antropológicas y éticas, con la finalidad de ver racionalmente aquello que es bueno para el hombre, las futuras generaciones y el ecosistema, para encontrar una posible solución clínica o elaborar una normativa jurídica adecuada*[163]. En este sentido, la Bioética es, ante todo, un discurso Ético, que se distingue de otros discursos éticos por el objeto material del que se ocupa: los problemas morales que se plantean en el campo de las ciencias de la vida y las profesiones sanitarias. La Bioética es *formalmente* una rama o subdisciplina del saber Ético, del que recibe su estatuto epistemológico básico y con el que mantiene una relación de dependencia justificadora y orientadora[164]. La epistemología se pregunta cómo conoce-

---

no retto, e ancora reggono, lo sviluppo della civiltà occidentale. La bioetica esprime, infatti, in momento "critico": l'incrinarsi della fiducia nelle capacità di autoregolazione dei processi tecnologici e l'insoddisfazione nei confronti di alcuni criteri morali che hanno fatto da sfondo alla ricerca e alla prassi scientifica".

[162] Centenera Jaraba, JI, López Guzmán J. *Reflexión acerca del desarrollo de la Bioética en las Organizaciones profesionales farmacéuticas. La excelencia profesional.* Pers Bioét. 2019; 23(1): 49-56.

[163] Postigo Solana E. [Internet] [consultado el 16 de marzo de 2020]. Disponible en: https://azpilicuetacenter.org/category/bioetica/

[164] Vidal M. *Identidad y estatuto epistemológico de la Bioética.* 2007. p. 186. [Internet] [consultado el 16 de marzo de 2020] Disponible en: http://www.scielo.org.co/scielo.php?script=sci_serial&pid=1657-4702&lng=en&nrm=iso

mos y cómo podemos fundamentar nuestros conocimientos y quizá también la ontología misma del conocer. Cuando hablamos del estatuto epistemológico de una disciplina académica, nos estamos refiriendo a la justificación racional de sus métodos y sus saberes. Sin esa justificación, la disciplina no tiene un lugar en el conjunto de otras disciplinas académicas que quieren generar un conocimiento científico, en el sentido más amplio del término pues, la identidad de un saber depende precisamente de la definición de su identidad epistemológica. Sin este estatuto epistemológico la Bioética carecería de identidad y, también, de identidad propia como saber científico. La identidad epistemológica está caracterizada por lo que los escolásticos llamaban el objeto formal que lo determina la pregunta que se plantea y la respuesta última que se busca, la perspectiva del análisis. No cabe duda de la identidad Ética de la Bioética, dicho de otro modo, la identidad genuinamente Ética y filosófica del quehacer Bioético. Lo que integra el discurso Bioético es de índole moral. La pregunta de fondo que nos planteamos en Bioética y que confiere unidad e identidad epistemológica al discurso, no se refiere, en definitiva, solo a cuestiones de hecho. Se refiere esencialmente a los juicios axiológicos justificados en la situación o situaciones bajo estudio, juicios que nos van a orientar en la toma de decisiones en orden a una praxis que contribuya al genuino bien de las personas en la comunidad de personas; es decir, a la realización del bien moral. Aun cuando el bioeticista encuentre iluminación y metodologías en las tradiciones filosóficas, es necesario trabajarlas creativamente para que sean instrumentos idóneos para la búsqueda de soluciones morales justificadas en las sociedades pluralistas y complejas que vivimos, pero que por pluralistas y complejas no pueden dejar de ser justas ni renunciar a crear lugares donde sus ciudadanos tengan esa vida buena que sean compatibles con la justicia y el bien común.

Atendiendo a lo señalado en los párrafos anteriores, la Bioética vendría caracterizada por los siguientes aspectos:

a) Es un estudio sistemático, por esto merece el estatus de disciplina, no el de ciencia, porque la Bioética pertenece a una disciplina más amplia que es la Ética. La Bioética es una Ética aplicada a la ciencia y a la vida en general. Para hablar de una disciplina es necesario determinar su objeto material y su objeto formal. Por objeto entendemos que estudia esa ciencia o disciplina; y por objeto formal entendemos bajo qué punto de vista lo estudia.

El objeto material de la Bioética son las acciones del hombre sobre la vida "in genere"; en cambio, su objeto formal es desde la perspectiva Ética, para ver si estas acciones son buenas y hacen al hombre mejor, o por contrario, le producen un daño a él, a la humanidad y a las generaciones futuras. Es importante señalar que cuando hablamos de las acciones del hombre sobre la vida en general, entendemos por ella vida vegetal, animal y humana. Es más, extendería también este estudio hasta las acciones sobre el medioambiente en general, es decir, sobre todo aquello que en un futuro puede incidir sobre el desarrollo de la vida humana y de las generaciones futuras. En este sentido, somos de la opinión de que debería recuperarse el concepto de "Global Bioethics" descrito ya en los años setenta por Potter, y que a su vez fue tomado de sus estudios de algunos medioambientalistas como A. Leopold y otros.

b) Es interdisciplinar en la medida en la que intervienen en ella muchas otras disciplinas, no sólo la medicina o las ciencias biosanitarias sino también el derecho, la política, la economía, la filosofía, etcétera porque aborda el complejísimo problema de la vida en este planeta y quizá, un día, también más allá de él. Su quehacer exige que se incorporen, sin duda, los aportes de la biología y las demás ciencias de la vida. Pero también son indispensables las perspectivas de las ciencias sociales, el derecho, las filosofías tradicionales y hasta las diversas tradiciones religiosas y espirituales de la humanidad. Y de esa pluralidad de perspectivas nacen otras inéditas, impensables sin dicha sinergia transdisciplinaria, dando lugar a conocimientos que trascienden las posibilidades de los campos disciplinarios tradicionales. Por ello un autor como Cely concluye que la Bioética *no es una simple Ética aplicada y normativa, como piensan algunos filósofos*[165]. Pero eso no significa que para ese autor deje de ser genuina Ética, una reflexión encaminada a favorecer *que el ser humano construya un comportamiento coherente con la lógica de la vida, una Ética que favorezca el cultivo virtuoso y feliz (agatístico) de la vida en todas sus manifestaciones*[166].

c) No sólo hemos de mirar las implicaciones de nuestras acciones sobre las condiciones actuales de la vida humana y del planeta, la Bioética debería tener en cuenta también un concepto de responsabilidad a largo plazo, como aquel sugerido por H. Jonas en su volumen *El Principio de Responsabilidad*[167], para los seres humanos actuales y para las generaciones futuras.

---

[165] Cely Galindo G. *Bioética global*. Bogotá: Editorial Pontificia Universidad Javeriana; 2007. p. 73.
[166] Ibíd. Cely Galindo G. *Bioética global*. p. 74.
[167] Jonas H. *El Principio de Responsabilidad*. Barcelona: Herder, 1995. p. 5-361.

d) La finalidad de la Bioética no es sólo reflexionar sino fundamentalmente encontrar criterios, normas o principios que guíen el obrar del hombre respecto a la vida y elaborar leyes adecuadas que permitan el desarrollo y el progreso de la humanidad.

e) En lo que respecta a la metodología que sigue la Bioética, ésta tiene que ser la argumentación racional o, al menos, razonable. Por eso opinamos que la Bioética es, en definitiva, un discurso que se puede calificar de filosófico. Sigue un método interdisciplinar y triangular. Interdisciplinar porque en ella intervienen elementos que provienen de la ciencia, de la filosofía, del derecho, de la economía y de otras ciencias. Es necesaria una integración de todas estas perspectivas y un ensamblaje que ofrezca una visión unitaria del objeto de estudio. En este sentido siempre hemos admirado la llamada "unidad del saber" y al mismo tiempo la "autonomía de las ciencias". Cuando decimos "triangular" nos referimos a lo sugerido por Sgreccia en 1985[168]. Dicho método, aplicado ya por numerosos autores, y enriquecido con aportaciones que ofrecen matices, se ha demostrado eficaz, ordenado y respetuoso de todos los ámbitos del saber. Consiste en lo siguiente: en un primer momento se estudia el problema teniendo en consideración los aspectos científicos y médicos. ¿Qué se hace? ¿Qué técnicas y medios se utilizan? Es importante conocer la realidad antes de penetrar su significado. Por ejemplo, si tenemos que estudiar las técnicas de reproducción artificial analizaremos las distintas técnicas, medios utilizados, la técnica en sí misma, sus resultados y estadísticas. En un segundo momento reflexionamos acerca de las implicaciones antropológicas y éticas, es decir, lo que esa determinada técnica supone para el hombre y para las generaciones futuras. En tercer lugar, trataremos de encontrar una solución práctica, tanto en su vertiente clínica como en aquella jurídica, en la cual, en muchos casos, hay vacíos legales.

f) Ámbitos de estudio de la Bioética. Podemos señalar tres: Bioética fundamental, Bioética especial o específica y Bioética clínica o Biojurídica. El primer ámbito, la Bioética fundamental estudia la definición y las cuestiones epistemológicas relativas a la Bioética, su fundamentación antropológica y Ética y las distintas corrientes de Bioética. El segundo ámbito, estudia los problemas específicos, por ejemplo, la clonación, el aborto, la muerte

---

[168] Sgreccia E. *Manual de Bioética*. Madrid: BAC; 2014. p. XVI.

cerebral, contaminación radiactiva, destrucción de la capa de ozono, el mundo digital etc. Los problemas de Bioética especial se pueden dividir en tres etapas: inicio de la vida, transcurso de la vida y fin de vida. La Bioética clínica estudia la Bioética aplicada a casos clínicos concretos. Hay que señalar también que la Biojurídica estudia los casos bajo la perspectiva de las leyes y tiene a su vez una parte de fundamentación que entronca con la filosofía del derecho y con la Bioética fundamental con otros matices.

El último apartado de este ítem lo vamos a dedicar a reflexionar sobre la fundamentación antropológica y Ética de la Bioética.

De todo lo que hemos expuesto en los párrafos anteriores se puede sacar la conclusión de que la Bioética no se puede concebir como un simple cotejo de opiniones y posiciones Éticas adoptadas por la sociedad y la cultura, sino que deben surgir valores de referencia y comprometerse en proporcionar respuestas objetivas sobre criterios racionalmente válidos. También esperamos que se perciba la necesidad de la reflexión filosófica en Bioética. Existen algunas corrientes que prescinden de ésta y reducen la Bioética a mero cálculo utilitarista, costo-beneficio, o a una Ética de procedimientos.

Desde nuestro punto de vista, la Bioética, en cuanto rama de la Ética aplicada tiene una raíz filosófica fundamental que hace de ella una verdadera ciencia humana. Esa raíz filosófica tiene dos vertientes, una antropológica (qué concepto de hombre subyace) y otra estrictamente Ética. Dependiendo del concepto de hombre que se tenga habrá diferentes concepciones de la Ética. Por ejemplo, quien tenga una perspectiva materialista, tenderá a evaluar las acciones del hombre teniendo en cuenta los aspectos puramente materiales. Esta perspectiva es la que predomina por ejemplo en la Bioética de raíces anglosajonas. Sigue la tradición empirista y las influencias del utilitarismo de Stuart Mill, por eso las conclusiones de su Bioética son obviamente materialistas y pragmático-utilitaristas. En cambio, la Bioética con una impronta clásica y personalista con fundamentación ontológica, como la propuesta por Sgreccia o D'Agostino en Italia, tienen como centro el bien de la persona y el bien común entendiendo a la persona como unidad dual de alma y cuerpo. Por esta razón resulta importante conocer cuáles son las corrientes teóricas en Bioética y las distintas concepciones antropológicas existentes en el panorama actual, ellas impregnan y condicionan las decisiones éticas.

En este complejo entretejido de ciencias experimentales y ciencias humanas para la búsqueda de la sabiduría de la ciencia, según la expresión de Potter, será necesaria la contribución de la filosofía de la naturaleza, con el fin de establecer el papel adecuado, el significado y el valor del medio ambiente y del ecosistema en la Bioética; es necesaria la aportación de la filosofía de la ciencia, del derecho, y, es oportuno abrirse a la teología como *horizonte de sentido*[169].

Haremos referencia a la concepción antropológica, que, a nuestro entender, da mayor justicia al significado real y objetivo del hombre y contribuye a su valoración: el personalismo ontológicamente fundado. Con ello queremos presentar una visión integral de la persona humana, sin reducciones ideológicas ni biologicistas. La primera cuestión a la que debemos dar respuesta es sobre el valor de la persona, sus prerrogativas y sus deberes para así excluir toda posibilidad de instrumentalización. El valor fundamental de la vida, la trascendencia de la persona, la concepción integral, que resulta del conjunto de los valores físicos, psicológicos y espirituales, la relación de la persona con la sociedad, o el amor, son puntos de referencia válidos para la Bioética y para toda Ética humana y social. Estos valores deben iluminar a aquellos profesionales que tratan de resolver problemas de la ciencia biomédica y precisamente por eso es necesaria la concepción antropológica para que tenga en cuenta a la persona en su totalidad, así como las relaciones biunívocas que vinculan a la persona con sus características existenciales el tiempo en que habita y en el que vivirá.

Desde hace siglos algunos se han negado a afirmar la existencia de tal concepto de naturaleza o a vaciarlo de su sentido originario y reducirlo a la materia. En nuestra opinión es necesaria la recuperación de este concepto tal y como han propuesto algunos autores como R. Spaemann[170] y A. M. González[171]. En concreto, el concepto en su significado clásico, entendido como naturaleza con tendencias, con una direccionalidad, o lo que es lo mismo, con una teleología. Si se vacía este concepto y se reduce la naturaleza a pura materia, toda Ética pierde su sentido o se reduce a procedimiento, decisión o consenso, que es efectivamente lo que está sucediendo. Con esto queremos afirmar que la naturaleza tiene un *telos*, es decir, una inteligibilidad, un orden, un fin, que, si bien es explicado en parte por la ciencia, en última instancia, ésta no la agota. Las ciencias empíricas nos ofrecen mucha información acerca de la naturaleza, pero además del dato empírico hay

---

[169] D'Agostino F. *La teología del Diritto positivo: annuncio e verità del Diritto*. En: P.C.I.T.L., *Evangelium Vitæ e Diritto. Acta Symposii internationalis in Civitate Vaticana celebrati 23-25 maii 1996*: Città del Vaticano; 1997. pp. 121-131.

[170] Spaemann R. *Lo natural y lo racional*. Madrid: Rialp, 1989. p. 3-156.

[171] González AM. *En busca de la naturaleza perdida. Estudios de Bioética fundamental*. Pamplona: Eunsa; 2003. p. 7-121.

algo más: hay sentido. Nada justifica reducir la realidad a lo que la ciencia nos dice de ella. Sólo una filosofía empirista. Y, filosofía por filosofía, parece más razonable preferir aquella que resulta compatible con los supuestos primordiales de nuestra vida, el más fundamental de los cuales es, precisamente, el del sentido. No sólo el sentido que nosotros imprimimos a nuestros actos, sino el sentido que descubrimos incluso en los procesos naturales, y que tantas veces constituye el punto de partida de nuestra acción. "Hambre", "sed", "hombre", "mujer", "salud", "enfermedad", no son términos puramente fácticos, cuyo significado se pueda agotar aportando una explicación causal-eficiente de su contenido; sino que son términos teleológicos, que sólo se comprenden en el contexto de una reflexión más amplia que trascienda el plano de lo meramente fáctico, para buscar su sentido[172]. No es fácil recuperar el concepto teleológico de naturaleza debido a la gran cantidad de prejuicios que existen sobre este clásico concepto de tradición clásica; que sin embargo se puede desmentir por la experiencia del sentido común. Todos sabemos que de una semilla de rosa saldrá un rosal, pero que no saldrá una mariposa; esto es teleología. Solo en la medida en que recuperemos este concepto es posible aceptar el valor objetivo real de las cosas que no nos pertenece, pues el hombre no es su creador, le han venido dadas. Y sólo en esa medida los resultados de la ciencia y los conocimientos aportados serán considerados como patrimonio de la humanidad para utilizarlos en favor de esta. Desde esta perspectiva antropológica es posible desarrollar una Ética no utilitarista, cuyos fines en muchas ocasiones no son el propio ser humano.

Si nos preguntamos por el concepto de hombre que subyace en la Bioética nos encontramos con diferentes visiones antropológicas, y sería bueno tener un único concepto para saber lo que es y no es progreso humano. Podemos distinguir tres posiciones:

a) **Materialismo, reduccionismo biologicista o funcionalismo:** afirma que el hombre se reduce a su materia genética o biológica, a su cuerpo. Es evidente que los genes y el cuerpo forman parte de la naturaleza humana, pero a su vez no creemos que el hombre sea meramente materia[173]. Esta posición

---

[172] González AM. *Claves éticas para la Bioética.* Cuadernos de bioética. 2001; 12(46): 305-320.

[173] Para profundizar más sobre el tema se puede ver el artículo de Ballesteros J. *Derechos humanos: ontología versus reduccionismo,* Discurso pronunciado el 2 de diciembre del 1999 en su recepción en la Real Academia de cultura valenciana. [Internet] [consultado el 18 de marzo de 2020). Disponible en: https://jesusballesteros.es/wp-content/uploads/2016/01/JB.Derechos-humanos.-Ontolog%C3%ADa-versus-reduccionismos.1982.pdf

Bioética la mantienen autores como P. Singer o H.T. Engelhardt Jr., que reducen al hombre a la actividad neurológica y a la conciencia, en último término lo reducen al funcionamiento y número de conexiones neuronales y a la cantidad de materia. Son materialistas todos los monismos funcionalistas o aquellas versiones que explican al hombre según su capacidad funcional.

b) **Dualismo interaccionista:** afirma que el hombre es un dualismo de materia y espíritu, que siendo dos sustancias completamente distintas interaccionan entre sí. Esta posición, ya sostenida por Platón y Descartes, no explica cómo se unen dichas sustancias. Fue mantenida por Popper y Eccles en algunas de sus obras sobre la mente y el cerebro.

c) **Unidad-dual:** esta postura, con frecuencia mal comprendida y malinterpretada, y sobre la que existen muchos prejuicios, hunde sus raíces en la filosofía aristotélica, después asimilada por Tomás de Aquino y actualizada por autores contemporáneos no sólo aristotélico-tomistas, sino también algunos de filosofías fenomenológicas. Esta teoría afirma que el hombre no es sólo su materia corpórea, sino que es "unidad-dual" de cuerpo material y ser inmaterial o alma, entendida esta última en su sentido filosófico, como principio de vida.

Por otro lado, frecuentemente en Bioética se habla mucho de la persona, de su dignidad y respeto, de los derechos y deberes de esta. Consideramos que no siempre responde a su definición porque al mismo tiempo vemos una disociación de la corporeidad respecto al ser de la persona, hasta el punto de afirmar que la identidad personal no es esencialmente corpórea.

Se han elaborado diferentes filosofías para sostener intereses prácticos concretos:

Principalismo en el año 1979 dos norteamericanos, T. L. Beauchamp y J. Childress que formaron parte la Comisión que había elaborado el Informe Belmont, que hablaron por primera vez de los principios que debían regir la toma de decisiones en Bioética en su volumen "Principles of biomedical ethics". Estos cuatro Principios, que constituyen el núcleo teórico de la llamada Bioética principialista, son: Principio de autonomía, de no maleficencia, de beneficencia y de justicia[174].

---

[174] Beauchamp TL. *Methods and principles in biomedical ethics.* J Med Ethics. 2003; 29: 269-274. "Un principio de respeto a la autonomía requiere que las personas estén capacitadas para ordenar sus valores y creen-

Principalismo moderado de Diego Gracia[175]. Jerarquiza los principios distinguiendo dos de rango superior (no-maleficencia y justicia) y dos de rango inferior (beneficencia y autonomía). No dedica espacio a la fundamentación antropológica.

Utilitarismo y funcionalismo de raíz empirista, materialista y basado en las teorías de Bentham y Stuart Mill. Considera que es bueno aquello que produce el mayor bienestar y beneficio para el mayor número de personas. Se realiza un cálculo costo-beneficio y el resultado práctico es lo que se decide, generalmente está asociado a la visión funcionalista, como la de P. Singer[176].

Contractualismo: sigue la tradición empirista de Hobbes, y ante la imposibilidad de llegar a una Ética universal, la única posibilidad es el consenso y el contrato social en Bioética. El autor más representativo de esta posición es H.T. Engelhardt jr. Toma como principio de autoridad el consenso, pues cualquier otra argumentación es débil y no hay posibilidad de establecer principios de carácter universal.

Ética de mínimos: es una forma del contractualismo propuesto por Engelhardt. Se basa en el mismo supuesto: ante la imposibilidad de establecer principios con validez universal, sólo nos queda acordar una "Ética de mínimos" que todos compartamos y que sea el fundamento de la convivencia. En nuestra opinión, uno de los límites de esta posición es el de reducir la Ética a la política, es más, sustituir la Ética con la política haciendo que la Ética permanezca en el ámbito de lo privado y la política (mínimos) en lo público[177].

---

cias y para actuar sin intervenciones controladoras de otros. Incluso si existe un riesgo que a los demás les pueda parecer temerario, este principio exige la no interferencia y el respeto a las opciones autónomas de otras personas. Por ejemplo, los pacientes autónomos e informados tienen derecho a decidir que la intervención médica para evitar la muerte es inaceptable; estos pacientes tienen derecho a negarse a seguir siendo tratados, incluso a una muerte segura. Sin embargo, dichos derechos no siempre tienen una autoridad absoluta, y por ello pueden, en principio, encontrarse razones que justifiquen una intervención".

[175] Gracia D. *Fundamentos de Bioética*. Madrid: Eudema Universidad; 2000. Bioetica definición. Este autor, Catedrático de Bioética en la Universidad Complutense de Madrid, es el que más influencia ha tenido en España y en países de habla hispana, la mayoría de sus alumnos optan por una ética de carácter deliberativo, en algunas ocasiones arbitraria, conflictiva y en gran parte llegan a conclusiones relativistas.

[176] Para Singer el fundamento del ser persona es la capacidad de tener conciencia, por lo tanto, hay una distinción entre ser humano y persona. Sería ser humano todo ser vivo de la especie *homo sapiens sapiens*, mientras que sería persona sólo aquel ser humano capaz de realizar actos de razón. Esto significa que ni el embrión, ni el feto, ni el anencéfalo, ni el individuo en coma, ni el enfermo con grave discapacidad, son personas. Esta concepción antropológica, seguida de un razonamiento meramente pragmático, hace que la posición de Singer derive hacia posiciones liberales en las que está permitido la eugenesia, la eutanasia, el aborto, entre otros.

[177] En nuestro país, la autora más importante de esta corriente es Adela Cortina en la Universidad de Valencia, con ella Victoria Camps en la Universidad Autónoma de Barcelona y Javier Sádaba en la Universidad Autónoma de Madrid.

Ética del cuidado: teoría que encuentra su fundamento en la filosofía fenomenológica[178] y centra su atención en la categoría del cuidado, con excelentes resultados, pero necesita también una concepción antropológica bien orientada. Pensamos que el pensamiento fenomenológico y dialógico puede enriquecer enormemente la reflexión Bioética introduciendo categorías como la relación, la empatía y la alteridad.

Ética narrativa: descrita fundamentalmente por H. Brody. Para él la Ética clínica es un diálogo o síntesis entre los "principios recibidos, colectivos" y las "particularidades de cada persona, la historia que narra". No tiene fundamentación antropológica y Ética, es relativista y subjetiva.

Bioética casuística es completamente subjetiva, representada por autores como A. Jonsen y S. Toulmin. Considera que está bien aquello que se decida en cada situación, independientemente de otras consideraciones.

Personalismo fundamentado en la ontología. Desde los años 80 se ha desarrollado una corriente, cuyo iniciador –Elio Sgreccia– denomina "personalismo bioético con fundamentación ontológica". Dicha corriente confronta con las expuestas o las complementa, como en el caso de la teoría del cuidado y la Bioética narrativa. Se fundamenta en la filosofía aristotélica-tomista y algunos elementos de la fenomenología contemporánea personalista. Afirma que la persona es unión sustancial de alma y cuerpo, de corporeidad y alma metafísica y espiritual, basándose en los datos de la ciencia. Asevera que existe el ser humano y la persona desde el momento de la fecundación. Teniendo una base antropológica, el personalismo metafísico u ontológico, infiere algunos principios que podrían servir como orientación en el obrar práctico: respeto de la vida física, principio terapéutico, libertad-responsabilidad y justicia solidaridad. Junto a todo lo expuesto cabe destacar la relevancia que tiene en esta corriente el concepto de naturaleza humana entendida como una realidad que no es solamente empírica. Desde nuestro punto de vista, gran parte de los errores del relativismo tienen su origen en concebir la naturaleza humana como algo puramente empírico[179]. Sólo recuperando el concepto de naturaleza humana teleológica y completa será posible salvaguardar la intrínseca dignidad permanente y constante en los cambios accidentales de la persona humana. Nos parece que, dada la confusión sobre el concepto de persona en

---

[178] Ha sido desarrollada por numerosas autoras como la psicóloga feminista C. Gilligan. Está inspirada en las obras del filósofo francés P. Ricoeur y en el pensamiento de matriz fenomenológica y dialógico.

[179] De ahí la visión de Hume, Hobbes, Stuart Mill o Bentham, origen de las Bioéticas relativistas o contractualistas.

la sociedad actual, sería conveniente añadir a este modelo bioético el concepto de "sacralidad de la vida", en tanto que el hombre es creado por Dios como ser único e irrepetible que nos conduce directamente al significado de dignidad.

No podemos terminar este apartado sin hacer alusión al concepto de dignidad de la persona. Hemos visto anteriormente que el ser humano ha diseñado variados modelos éticos para dar respuesta moral a sus acciones. En la actualidad existen distintos sistemas filosófico-morales para justificar, fundamentar y explicar el comportamiento moral de los sujetos, y entendemos que la postura Ética va a depender, en último término, de la visión que el sujeto tenga del ser humano y del mundo. Más que introducirnos en una discusión sobre cuál es el modelo o los modelos Éticos que se adecuen a nuestra visión para el desarrollo de la Bioética en nuestra Organización profesional (objeto de otra reflexión más amplia), entendemos que es más adecuado hablar del respeto a la dignidad de los pacientes y a la de los profesionales. En esta reflexión es preciso detenerse brevemente a definir lo que se entiende por dignidad porque este concepto, desgraciadamente, ha sido manipulado y, en muchas ocasiones, se ha tergiversado notablemente. Consideramos que, en general, el hombre de todos los tiempos se debate en una tensión que consiste, o bien en vivir conforme a su naturaleza, entendida como algo dado, objetivo, que debe reconocer y respetar o, al rechazar la idea de una naturaleza dada, vivir conforme a su libertad entendida como un poder al margen de todo orden más allá del de su voluntad y conciencia. Por desgracia, en los últimos siglos ha prevalecido la posición subjetivista que trae como consecuencias la cosificación del hombre (el hombre instrumento), el individualismo y el pragmatismo. De forma general se puede señalar que la dignidad tiene una larga tradición histórica y desde el Renacimiento se comienza a configurar en el sentido que se contempla en la actualidad. No obstante, su introducción definitiva en el ordenamiento se produjo a mediados del siglo XX, en la Carta de las Naciones Unidas (1945) y la Declaración de los Derechos Humanos (1948), entre otros documentos, tal y como señala Aparisi[180]. Definir la dignidad humana es una tarea difícil, que algunos han dado por inútil o imposible. Así, y a modo de anécdota, Jacques Maritain, uno de los padres de la Declaración Universal de los Derechos Humanos de 1948, narra que todos los miembros de la comisión encargada de la redacción de dicho texto estaban de acuerdo en la protección de la dignidad, pero pedían que

---

[180] Aparisi A. *El Principio de la Dignidad Humana como fundamento de un Bioderecho global.* Cuadernos de Bioética. 2013; 24(2): 201-221.

por favor nadie les pidiera un porqué, una respuesta a la pregunta de por qué la dignidad era el asunto sobre el que habría de construirse el discurso de la Declaración, simplemente sabían que era de este modo y nada más[181],[182],[183]. No habría Estado de Derecho en la actualidad si no existiese una constante moral universal que regula el equilibrio social entre deberes y derechos; no obstante, no se ha motivado la educación para asumir los propios deberes morales y por ello nunca llegarán a asistirse los correspondientes derechos si esa cultura educativa no se hace efectiva. El conocimiento del Principio de Dignidad humana no es absoluto porque aún sigue desarrollándose. Decir que nuestra capacidad racional va a agotar el significado general y completo de la connotación digna del ser humano es una necedad intelectual porque, en verdad, es una realidad que sobrepasa nuestro entendimiento, ya que forma parte del misterio de la persona en sí misma. En este sentido, Melendo [184] cita el rechazo de Reinhard Löw a la posibilidad de definir con exactitud y de manera exhaustiva la noción de dignidad, pero creemos que, en este sentido, la dignidad humana señala la característica inherente al hombre de ser acreedor de todo aquello que le corresponde por ser hombre. Hoy día, la ciencia demuestra que la dignidad está dada por el ser creativo específicamente humano que le hace a imagen y semejanza de Dios. Este ser creativo personal es el que hoy es probado experimentalmente por las neurociencias y esto hace que la dignidad en este contexto de definición ya no sea discutible.

Si siguiésemos con el rechazo de Reinhard Löw, diríamos que es cierto que el término dignidad puede tener muchos significados y esto podría enriquecerlo porque puede ser contemplado desde muchas perspectivas, pero a la vez podría generar una notable confusión a la hora de ser utilizado como principio Bioético simple si no se contempla bajo aspectos ontológicos; así, podemos encontrarnos con que en lugar de valorar si un acto es bueno o malo, se recurre en muchas ocasiones a determinar si es conforme o contrario a la dignidad (por ejemplo, si el suicidio es un acto conforme o contrario a la dignidad); pero según lo dicho, como la vida humana es el bien de referencia que se debe promover, la privación de ella no podría ser otra cosa más que un mal. Por esta razón, en muchas ocasiones, y dado que es un principio que tiene una gran presencia en Bioética, se puede convertir, de forma interesada, en un término equívoco. En cierto modo

[181] Rodríguez-Duplá L. *Ética de la vida buena*. Bilbao: Desclée De Brouwer; 2006. p. 33.
[182] Habermas J. *Concepto de dignidad humana y utopía realista*. Dianoia. 2010; 64:10-18.
[183] Melendo T. *Metafísica de la dignidad*. Pamplona: Eunsa; 2008. p. 54.
[184] Melendo T. *El ser humano, desarrollo y plenitud*. Pamplona: Eunsa; 2012. p. 358.

es preciso, por tanto, aproximarnos todo lo posible a su verdadera realidad que es la que permite englobar todo lo valioso y deseablemente bueno que encierra. Melendo afirma[185]: *lo más que podría afirmarse de la dignidad es que constituye una sublime modalidad de lo bueno, de lo valioso, de lo positivo: la bondad de aquello que está dotado de una categoría muy superior* [...] la expresión dignidad de la persona constituye una especie de tautología o de reiteración, por cuanto viene a querer decir excelencia de lo excelente, dignidad de lo digno o, desde el otro extremo, preeminencia o personalidad de la persona. Por su parte, Spaemann[186] afirma que la dignidad *es un descansar-en-sí-mismo, de una independencia interior*. En resumen, la dignidad humana es sublime modalidad de lo bueno, porque cuando la bondad en general se refiere a las personas hablamos de dignidad, la cual se fundamenta en dos elementos estrechamente emparentados como son la superioridad o elevación en la bondad, y la interioridad o profundidad de semejante realeza, y es condición para que algo sea fin en sí mismo porque tiene mucho que ver con la capacidad activa de ser, esta es su manifestación. En definitiva, la dignidad es un valor esencial, principio de todo lo que es y tiene la persona, caracterizado por denotar intimidad (singular y sagrada), elevación (capaz de trascender) y autonomía (sustenta a sí mismo). Hablar de la dignidad es, en este sentido, referirse a la bondad que le corresponde a lo absoluto[187]. De esta manera, la tendencia que preconizamos de respeto a la dignidad de los pacientes y de los profesionales conduce a estos últimos a un grado de excelencia en su ejercicio y a una humanización en su práctica profesional; es en este debate y en su desarrollo en el que de forma activa deben emplearse los Colegios profesionales de farmacéuticos.

e) La Bioética y los Colegios profesionales

Cuando en los Colegios de farmacéuticos se abre el debate de la Bioética se suele hacer alusión a que su aplicación constituye un problema, por tratarse de un concepto plural que genera diferentes opiniones para muchas personas y que, por ello, suscita más controversia que soluciones en algunos temas muy concretos; todo esto se debe a que, actualmente, la tendencia es a usar en la Bioética el concepto plural que provoca que a la Moral se la despoje de su carácter de ciencia. Puede darse el caso de que exista consenso en algunos temas y en otros se presente

---

[185] Ibíd. Melendo T. *Metafísica de la dignidad.* p. 55.
[186] Ibíd. Spaemann R. *Lo natural y lo racional.* Madrid: Rialp; 1989. p. 65.
[187] Spaemann R. *Lo natural y lo racional.* Madrid: Rialp; 1989. p. 67.

una gran divergencia, al no existir un acuerdo en cuestiones básicas porque hay distintas opiniones sobre los valores e incluso sobre el propio concepto de persona, de dignidad y de los derechos y las obligaciones del ser humano. La causa normalmente reside en la fundamentación de la Bioética, más concretamente, en el concepto de Ética. En este marco cabría preguntarse qué criterios fundamentan la Bioética y cuáles son los valores que determinan la moralidad de las personas y la razón última que establece la licitud o ilicitud de una acción. Por ello, es preciso tener claro tres elementos que estipulan la moralidad de los actos humanos: el objeto Moral, fin próximo de una elección deliberada, que determina el acto de querer del sujeto; el fin o la intención, que es lo que el sujeto se propone conseguir y constituye el objetivo al cual el sujeto ordena sus actos; y las circunstancias. Así, perfectamente concatenados, el fin del acto con el objeto moral determinan la moralidad del acto. Es decir, para que la acción sea buena es requisito indispensable que el objeto y el fin sean a la vez buenos. No basta realizar obras buenas, sino que es preciso realizarlas bien, la justicia está realmente en el bien no en el bienestar.

Según esta perspectiva, la Bioética es una disciplina académica que contribuirá a la formación intelectual y a la búsqueda de respuestas razonadas y con sustento en la verdad, ante los problemas éticos que no tienen fácil respuesta desde el conocimiento moral intuitivo. Contempla y evalúa cualquier actividad que afecte a la vida desde una perspectiva interdisciplinar y pluridisciplinar. Para sentar unas adecuadas bases con el objetivo de avanzar más en la excelencia profesional farmacéutica, entendemos que es preciso desarrollar una formación Bioética integral de los profesionales que reúna y dé respuesta a los problemas que demandan nuestra sociedad y nuestra actuación profesional. Es necesario reflexionar y encontrar criterios que, sin caer en un reduccionismo o un utilitarismo liberal o un relativismo en el obrar del hombre respecto a la vida y en este aspecto nuestra profesión sanitaria, como el resto de las profesiones en este campo, representa un interés fundamental y una necesidad de desarrollo, consenso y aplicación primordiales.

El Colegio profesional es quien está en mejores condiciones para aplicar el concepto de "sabio" que Aristóteles introduce en su Ética a Nicómaco[188], quien debe liderar y desarrollar esta disciplina en sus funciones internas. El Colegio profesional debe ser el edificio que recuerde a los colegiados dónde está la verdad de su ejercicio profesional y será, por tanto, el que mantenga ese orden para ayudar

---

[188] Aristóteles. *Eth Nik* III, 2, 1113a; cfr. X, 8, 1179a.

a los profesionales a encontrar de manera continua su verdadero fin, a resolver sus dilemas en el desarrollo de su trabajo y, en resumen, a conseguir que sean no solo buenos profesionales sino también profesionales buenos, de bien. De esta forma, la percepción Bioética abre la perspectiva del profesional para vislumbrar esa búsqueda de la verdad en un plano amplio, en colaboración con el resto del equipo sanitario en el que, sin duda, está incluido el propio paciente; y en un sentido extenso en que se realiza una visión holística de este último. Porque de no ser así ocurrirá, como ya ha pasado con temas como la liberación de la dispensación de la píldora del día siguiente, o las dudas sobre el derecho a la objeción de conciencia profesional, o el uso de drogas psicoactivas que inducen trastornos en la conducta, y la dependencia de drogas mayores, como la cocaína, a partir del uso permitido de manera libre del cannabis, entre otros ejemplos.

La norma legal se pretende inmiscuir de manera forzosa en la conciencia individual y en el buen ejercicio profesional, lo que ha producido una fricción profesional y social debido a que cada uno interpreta su actividad según su criterio personal sin que ninguna norma de conducta, más que la legal, le sirva de orientación sin percepción del entorno y, en ocasiones, desligados de un referente ético. Todo será opinable según esa interpretación y, por tanto, los profesionales corremos el riesgo de vernos impregnados del individualismo, del relativismo y del nihilismo que impera en el mundo actual. El Colegio profesional tiene también la obligación de dejar este buen legado a las generaciones sucesivas y de construir la historia profesional, porque de otra manera se devaluarían principios y praxis profesionales que hemos recibido de nuestra tradición. Ahora bien, la Bioética no puede ser utilizada acomodaticiamente para disfrazar intereses particulares o corporativos[189].

Ya tenemos ejemplos de ello en el ámbito de la aplicación de la norma deontológica por parte de las Corporaciones profesionales. Hay que intentar que la Bioética impregne el quehacer de los Colegios profesionales y no quede en una simple incorporación estética, como una especie de "signos de los tiempos". Cuando Potter acuñó el término Bioética lo hizo para rectificar la falta de integración de disciplinas humanísticas y tecnológicas, de esa forma se integra el "saber ser" humanístico con el "saber hacer" tecnológico. La inexistencia de una formación adecuada en esta área provoca dicha insuficiencia, como hemos referido en párra-

---

[189] Pellegrino E, Thomasma DC. *The Virtues in Medical Practice*. New York: Oxford University Press; 1993. p. 146.

fos anteriores. En este marco, puede ser interesante reflexionar sobre la pregunta del diálogo mantenido entre Sócrates y Trasímaco en La República de Platón[190]: *qué es mejor, ser justo o parecerlo*, para afirmar que la Bioética no puede ser asumida por los Colegios profesionales para asimilarla a una especie de subjetivismo Ético: nada es verdad ni mentira, todo se puede poner en duda y ese es un error importante pues conduce a no formar a los colegiados en esta área. En ese caso, como diría Platón [191]: se ha sustituido la verdad por la opinión y esto ha derivado en un caos social. El papa Benedicto XVI, en una muy interesante reflexión al respecto, afirmaba: *hoy la verdad se confunde con el progreso, parece que el progreso es la verdad*[192]. La verdad es incómoda, porque una vez conocida es muy difícil justificar su negación, por eso en nuestros tiempos se intenta siempre alejarla e impedir que salga a la luz. Esto en política se llama dictadura y en filosofía constituye la dictadura del relativismo. El relativismo impide verdaderos debates sobre las cuestiones y los dilemas morales. La tolerancia no es la que hoy se pone en práctica por muchos, porque cuando la verdad va contra convenciones sociales o ideológicas de ahora, entonces ya no se ejercita. Decir que existe la verdad no es intolerancia, más bien lo es cuando se pretende acallar esa idea. Y es que todos los que eluden la existencia de una verdad tampoco tienen una clara división entre lo que está bien o lo que está mal y de ahí, surgen todo tipo de corrientes filosóficas que pretenden justificar lo que el Derecho Natural y la propia naturaleza del hombre rechazan; aparecen también técnicas que permiten cambiar (de forma errónea, pero con una capacidad altamente racionalista) la capacidad del pensamiento y de la actitud popular hacia conceptos del todo inaceptables y fuera del contexto humanista y de respeto a la dignidad de la persona.

De todo lo expuesto emerge una situación de hecho: que la Bioética existe como intento de reflexión sistemática acerca de todas las intervenciones del hombre sobre los seres vivos, una reflexión que planteamos como objetivo de las Organizaciones profesionales, aunque sea arduo y específico: el de identificar valores y normas que guíen la actuación de los colegiados. Es necesario dar un nuevo significado a la acción técnica para superar la división entre sentido y significado porque a los significados particulares transmitidos por la actuación tecnológica

---

[190] Platón. *La República*. 12ª ed. Buenos Aires: Editorial Universitaria de Buenos Aires; 1981.

[191] Ibíd. Platón. *La República*. p. 468.

[192] Benedicto XVI. *Caritas in veritate*, Carta Encíclica. Ciudad del Vaticano: Librería Editrice Vaticana. 2009 [Internet] [consultado: 23 marzo de 2020]. Disponible en: http://w2.vatican.va/content/benedict-xvi/es/encyclicals/documents/hf_ben-xvi_enc_20090629_caritas-in-veritate.html

ya no les corresponde ningún sentido intrínseco a sí mismos. Por eso, la Bioética debe adquirir los instrumentos para reunificar lo que la técnica ha dividido[193]. El Colegio profesional debe contribuir a la reflexión y generación de nuevas praxis, axiológicamente fundamentadas, que a su vez tendrán que ser continuamente evaluadas y renovadas, debido al imparable desarrollo de las ciencias y de la vida misma. Debe buscar la realización de los valores morales en las prácticas relacionadas con las ciencias de la vida y las profesiones de la salud, dentro del marco de un compromiso existencial con la transformación de la realidad en orden al bien común, a la justicia y al florecimiento de la vida en el mundo.

Concretamos en los siguientes puntos cómo el Colegio profesional podría comenzar a formar en contenido bioético a sus colegiados pues, toda época ha tenido sus problemas concretos sobre la conciencia moral. Las cuestiones bioéticas de nuestra sociedad no son debidas al progreso tecnológico, que en sí mismos no serían malos, sino al abandono de la simultaneidad entre el progreso y la dimensión filosófica. Si se pierde esta perspectiva el resultado es un modelo basado en el materialismo y utilitarismo, cuya consecuencia es la pérdida de la visión antropológica y Ética que establece el fundamento de la reflexión sobre la conciencia moral.

En la actualidad, todo profesional que se precie desea respetar la dignidad, alcanzar la excelencia y mantener la integridad como principios; aquí el término excelencia significa aquello que es de superior calidad o bondad, que hace digno de singular aprecio y, por tanto, de estimación; por su parte, el término integridad connota la existencia de un proyecto de vida racional, armónico y coherente con la necesidad de fidelidad a ese proyecto de vida[194]. La Bioética es una disciplina académica que contribuirá a la formación intelectual y a la búsqueda de respuestas razonadas y con sustento en la verdad, ante los problemas éticos que no tienen fácil respuesta desde el conocimiento moral intuitivo. Contempla y evalúa cualquier actividad que afecte a la vida desde una perspectiva interdisciplinar y pluridisciplinar:

1. En primer lugar, y como premisa fundamental, pensamos que, en Bioética, es necesaria la recuperación de la dimensión filosófico-sapiencial que acompañe, conjuntamente, al estudio científico y tecnológico.

---

[193] Cf. D'Agostino F. *Bioética nella prospettiva della filosofia del Diritto*. Turín; Giappichelli; 1996. p. 313-317.

[194] López-Guzmán J. *Los Colegios Oficiales y la excelencia profesional*. Madrid: Albarelo; 2007. p. 12-19.

2. En segundo lugar, ante los nuevos desafíos tecnológicos en los que en muchas ocasiones no se conocen las consecuencias, es necesario contar con los aportes de la filosofía moral basados en la dimensión Ética de la prudencia para no resolver los problemas éticos, sociales o políticos "a posteriori", cuando ya se ha producido el daño, sino intentar valorar los problemas "a priori", y de este modo poder prever as consecuencias a largo plazo. En este sentido, el Colegio tiene una gran misión pues, podría ser responsable por negligencia, falta de formación o de interés de no conducir a sus colegiados hacia la excelencia en la praxis profesional, que conlleva hacer profesionales virtuosos.

3. Que todos los conocimientos y planteamientos profesionales vayan dirigidos y se utilicen en beneficio de la persona, entendida como corporeidad individual. Es decir, una naturaleza humana que sea al mismo tiempo materia y razón, y que partiendo de la unidad de la razón práctica (naturaleza y razón), trate de particularizar aquellas conductas y acciones que la lleven a explicitar las capacidades propias de su ser y que permitan conducir la ciencia y la tecnología hacia un verdadero progreso humano.

4. Si queremos dar sentido a los Colegios profesionales estas cuestiones no pueden caer en el olvido, pues de otro modo, cualquier Asociación gremial, Sindicato, etc. les podrá sustituir.

5. El Colegio profesional es quien está en mejores condiciones para aplicar el concepto de "sabio" que Aristóteles introduce en su Ética a Nicómaco[195], quien debe liderar y desarrollar esta disciplina en sus funciones internas.

6. El Colegio profesional debe ser el edificio que recuerde a los colegiados dónde está la verdad de su ejercicio profesional y será, por tanto, el que mantenga ese orden para ayudar a los profesionales a encontrar de manera continua su verdadero fin, a resolver sus dilemas en el desarrollo de su trabajo y, en resumen, a conseguir que sean no solo buenos profesionales sino también profesionales buenos, de bien. De esa forma se integra el "saber ser" humanístico con el "saber hacer" tecnológico.

7. Por todo esto planteamos las siguientes preguntas que, a nuestro modo de ver son decisivas:

¿Tiene esta reflexión un lugar preferente en la misión colegial? ¿Incluyen en la formación continuada de sus colegiados la Ética y la Bioética? ¿Se puede decir

[195] Tomás de Aquino. *Summa Theológica, Ia-IIae*. Madrid: BAC; 1993.

que los Colegios tienen una mezcolanza entre cuestiones supuestamente Éticas, comerciales, políticamente correctas? ¿Todos los dirigentes de las Organizaciones colegiales están preparados para asumir estos retos? En caso de no estarlo, ¿Sería necesario que en las juntas de gobierno existan otras personas capacitadas para ello? ¿Es válido cualquier comité de Bioética colegial? ¿Están muy claras sus competencias? ¿Debería haber otros órganos consultivos de tipo Ético en caso de dudas? ¿Qué formación previa se requiere a las personas que forman esos comités?

f) Los Colegios Profesionales y los Códigos Deontológicos

Etimológicamente, el término Deontología equivale a «tratado o ciencia del deber». Se trata de aquella parte de la filosofía que se ocupa del origen, la naturaleza y el fin del deber»[196],[197]. Por lo tanto, la Deontología se enfrenta, desde la perspectiva de unas exigencias Éticas objetivas, radicadas en la condición humana –la dignidad de la persona– y en la naturaleza y función de su profesión, con los problemas humanos[198].Durante demasiado tiempo, todo lo relativo a esta disciplina ha estado considerado como algo desfasado, un tema interno y corporativista, materia exclusiva de los Colegios profesionales y de escaso interés. La Ética siempre impregnó el ejercicio de la medicina, hasta el punto de que no es concebible una praxis médica carente de valores. Tras la legalización de los Sindicatos, el auge y protagonismo adquirido por las sociedades científicas y el hecho de que las profesiones sanitarias trabajen para el servicio público ha surgido el debate en torno a la utilidad de estas corporaciones, siendo cuestionada su continuidad. Creemos que es el momento crucial para que las entidades defensoras de las buenas prácticas profesionales afloren como una garantía imprescindible. Cualquier estructura social tiene su fundamento sobre la aceptación de conceptos fundamentales tácitamente aceptados por la sociedad en general como libertad, dignidad, responsabilidad, justicia, etc. La defensa de estos valores diferencia a unas sociedades de otras, aunque los principios básicos pueden ser similares, su jerarquía las hace muy distintas. La occidental, de raíz judeocristiana y grecorromana, es distinta de la musulmana o nipona.

---

[196] Sobre el concepto de Deontología se puede consultar: Barrio JM. *Analogías y diferencias entre Ética, Deontología y Bioética*. En: Tomás Garrido, GM. Manual de Bioética. Ariel, Barcelona; 2001. p. 27-32.
[197] Aparisi, A. *Ética y Deontología para juristas*. Pamplona: EUNSA; 2006. p. 151 y ss.
[198] López Moratalla N. *Deontología Biológica*. Pamplona: Facultad de Ciencias de la Universidad de Navarra; 1987. p. 3.

Los Colegios profesionales al estar encuadrados legalmente como entidades de Derecho Público y la Ley les atribuye la ordenación y el control del ejercicio de las profesiones que se ocupan de facilitar el ejercicio de los derechos de los ciudadanos, esta atribución legal les confiere la posibilidad de la autorregulación profesional mediante el establecimiento de unos códigos Deontológicos que contienen las normas que todos los profesionales colegiados deben cumplir en el desempeño de sus funciones. Estos Códigos Deontológicos lo que posibilitan es una garantía a la sociedad y especialmente a los pacientes, consumidores y usuarios, de que la prestación del servicio se va a realizar mediante aspectos de buena práctica y calidad del servicio profesional. La Deontología son normas específicas y especiales de comportamiento de los profesionales y que tienen como objeto el indicar el comportamiento profesional respecto de los profesionales entre sí, respecto a los pacientes o usuarios y en relación con los empleadores privados o públicos o entidades públicas concertadas. Deben prever auto exigencias de formación, de calidad y de excelencia profesional y el cumplimiento de todo un conjunto de pautas que la profesión considera necesarias y deben tener asimismo un marcado carácter preventivo y didáctico. En cierta manera los Códigos Deontológicos son los vigilantes de la calidad de los servicios profesionales.

En el caso de la profesión farmacéutica al tener confiada la persona, la salud y la vida, se ve directamente implicado en cuestiones que llevan aparejados grandes problemas deontológicos y que, además, van cambiando con el desarrollo de nuevas terapias y enfermedades[199]. Incluso, como señala Forment, esta relación es más inmediata que la del médico, ya que el farmacéutico *realiza una insustituible función mediadora entre el médico y el enfermo*[200]. Los problemas entorno a la vida siempre causan discusión pues no todo el mundo está de acuerdo sobre su comienzo ni en su final, y, en consecuencia, las soluciones que se presentan son muy variadas. Lo mismo ocurre con el concepto de enfermedad o sobre la calidad de vida[201],[202]. Un trabajo publicado en 1984 en la revista "Médicine de l'homme"

---

[199] Debido «al progreso de las ciencias biológicas y médicas, el hombre dispone de medios terapéuticos cada vez más eficaces, pero puede también adquirir nuevos poderes, preñados de consecuencias imprevisibles...» Congregación para la Doctrina de la Fe. El don de la vida; 1987. p. 1.

[200] Vid. Forment, E. *Cuestiones de ética profesional*. Cuadernos de Bioética. 1993; 14(2): 18-24.

[201] Vid. Caplan, AL. *The concepts of Health and Disease*. En: Veatch, RM. *Medical Ethics*. Boston: Jones and Bartlett Publishers; 1989. p. 49-63.

[202] La idea de calidad de vida no es primariamente un concepto intelectual. Es, más bien, una aspiración ideal que sólo puede llenarse de contenido en un determinado contexto histórico, social y personal» Sánchez, M. *Calidad de vida en enfermos terminales y eutanasia*. En: Urraca, S (Ed.) *Eutanasia hoy: un debate abierto*. Madrid: Noesis; 1996. p. 356. Por lo que no es extraño que Hepler llegue a afirmar que, desde un punto

destacaba que las causas principales de la expansión del gasto sanitario son, en definitiva, de naturaleza Ética[203]. La primera se identifica con la concepción mitificada y consumista y hedonista de la salud, que se quiere garantizar a toda costa, a cualquier precio; la segunda está representada por una especie de irresponsabilidad en el gasto sanitario a causa del sistema de socialización; el que ordena los gastos es distinto del que paga o del que financia.

En este sentido, Sgreccia mantiene que *la demanda de salud por parte de la sociedad no se limita solo al campo clásico de la medicina, prevención, cura y rehabilitación, según un concepto personalista de la salud y según el Principio Terapéutico, que ha sido siempre la norma Deontológica del médico. Se entiende frecuentemente por salud el «pleno» bienestar y, por eso, se propone una demanda mayor, más allá de los límites de la medicina terapéutica, demanda que se define como medicina de los deseos*[204]. Un ejemplo de esto lo vemos en la medicalización[205], en el transexualismo y en el transhumanismo cuya finalidad es la búsqueda tecnológica de un mejoramiento humano afectado por raíces más ideológicas que constituyen la "base" de esa "medicina de los deseos".

Ante un mundo en continua mutación, el farmacéutico tiene que dar respuesta al sentido de su profesión, a sus consecuencias y a los Principios Deontológicos que la inspiran, pues ya hemos visto anteriormente que «el factor más destacado que determinará el futuro de la profesión farmacéutica es fundamentalmente de naturaleza moral»[206]. Merece la pena recordar que los Códigos Deontológicos sirven para confirmar el compromiso de las profesiones con la sociedad a la que presta sus servicios, incluyendo el avance de los conocimientos científicos y téc-

---

de vista biomédico, la calidad de vida sea un concepto «borroso». Hepler, CD. *Philosophical issues raised by Pharmacutical Care*. En: Haddad, AM., Buerki, RD. (Ed.) *Ethical Dimensions of Pharmaceutical Care*. New York: Pharmaceutical Products Press; 1996. p. 39.

[203] Cfr. Sgreccia E. *Manual de Bioética*. Madrid: BAC; 2014. p. 738. Lebrun Th, Saelly JC, Ch Le. *Contraintes économiques et choix thérapeutiques*, a.c.: 14-23. Los dos primeros autores son economistas del Laboratorio de Investigaciones económicas de Lilla; Ch Lefevre es director del Centro di Ética Médica della federatione Universitaria del Politécnico de Lilla.

[204] Vid. Sgreccia, E. *Aspectos de Deontología médica*. En: AA.VV. *El don de la vida. Instrucción y comentarios*. Madrid: Palabra; 1992. p. 134.

[205] Para abundar más sobre el tema se pueden ver numerosos artículos del profesor López Guzmán entre otros muchos:
https://personaybioetica.unisabana.edu.co/index.php/personaybioetica/article/download/4256/pdf/22690,
http://revistas.usat.edu.pe/index.php/apuntes/article/view/239
http://cresur.edu.mx/OJS/index.php/RLEEI_CRESUR/article/download/416/374

[206] Cfr. Vottero LD. *The 1999 Code of Ethics for Pharmacists and Pharmaceutical Care*. En: Haddad, AM., Buerki, RA. *Ethical Dimensions of Pharmaceutical Care*. New York: The Haworth Press; 1996. p. 154.

nicos, el desarrollo de los nuevos derechos y las responsabilidades. Entre estas responsabilidades se encuentran el fomento del altruismo, la honradez y la veracidad, que son esenciales para que una relación asistencial esté basada en la confianza mutua. Además, la mejora continua en el ejercicio profesional y en la calidad asistencial, debe estar fundamentada en el conocimiento científico y en la autoevaluación. Por eso, no se pueden defender los Principios Bioéticos sin asumir los Principios Deontológicos porque para una concreta profesión, algunos principios éticos han devenido en preceptos deontológicos, como el secreto profesional. En aras de una optimización general, y por tanto Ética, de la profesión el esfuerzo en la elaboración de proyectos de Ética organizativa sería el de alinear las fuerzas ético-deontológicas múltiples, la Ética médica, las Deontologías Profesionales sectoriales (médicos, farmacéuticos, enfermeros, administrativos) y la Ética de estructura, con el fin principal de fortalecer la estructura sanitaria: la distribución de servicios de atención, prevención y rehabilitación según criterios de equidad, como igualdad de oportunidades para iguales necesidades, así como tratamientos iguales para iguales necesidades.

Nos podríamos preguntar si tanto las Universidades como las Corporaciones colegiales están, y han estado, a la altura de estos nuevos proyectos. En nuestra opinión, la Deontología en el ámbito universitario ha sido una asignatura considerada de menor importancia que otras quedando representada por el conocimiento superficial de dichos Códigos y relegada al conocimiento de la Legislación. Esta situación llevó a Romero, en el año 1912, a manifestar que *de unos años a esta parte no recuerdo ninguna asamblea donde se haya tratado de reformar el plan de estudios, en que se haya dejado de incluir la Deontología o moral farmacéutica*[207]. En Reales Decretos de los años 1926 y 1928 se establecieron planes de estudio que incluían la Deontología, pero duraron poco tiempo[208]. De ahí, que la enseñanza de la Deontología farmacéutica en España haya estado tradicionalmente ligada a la de Legislación farmacéutica. Un cambio en esta situación se suscitó a partir de la Directiva del Consejo 85/432/CEE, de 16 de septiembre de 1985, en la que al establecer los criterios generales comunes acerca de los estudios de Farmacia se indica que el ciclo de formación comprende una enseñanza teórica y práctica

---

[207] Romero Landa G. *Sobre la Ética farmacéutica*. El Restaurador Farmacéutico. 1912; LXVII (17). p. 339-342 [Internet] [consultado el 23 de marzo de 2020] Disponible en: https://bibliotecavirtual.ranf.com/i18n/catalogo_imagenes/grupo.cmd?path=2011234

[208] Álvarez de la Vega F. *Relaciones profesionales de médicos y farmacéuticos*. Facultad de Farmacia de la Universidad de Navarra, Pamplona. 2002: 109.

de diversas asignaturas, entre las que se engloba "la Legislación y, en su caso, la Deontología"[209]. En los planes de estudios de la carrera de Farmacia se puede comprobar que casi de manera generalizada se reduce al estudio de la Legislación quedando una mínima parte dedicada a la Deontología.

En consecuencia, esta disciplina resulta invisible a nivel colegial, simplemente por falta de formación universitaria previa. Sin embargo, entre la profesión médica sí se ha dado mayor importancia a la Deontología y es por ello por lo que la función del farmacéutico aparece sometida a la del médico, configurándose como una prolongación de la actuación de este último[210]. Muchos profesionales han considerado que el verdadero responsable Moral, en un determinado acto sanitario, en el que se ven implicados ambos profesionales, es el médico. Esta visión también ha trascendido a la sociedad. Bajo este prisma, el farmacéutico, debido a su situación de dependencia con respecto al otro profesional, tendría una responsabilidad atenuada[211]. Tanto en el ordenamiento jurídico español como en el Derecho Comparado podemos observar que los médicos han obtenido el beneficio de la objeción de conciencia al aborto sin excesivos problemas. Frente a ello, a los otros dos grupos profesionales (farmacéuticos y personal de enfermería), o bien no se les ha concedido, o lo han obtenido tras gravosos procesos judiciales. El motivo en el que se apoya esta discriminación es la distinta responsabilidad que equivocadamente se suele atribuir a los diferentes colectivos sanitarios. De esta forma, se considera aceptable que un médico se abstenga de practicar un aborto, pero no que un farmacéutico se niegue a facilitar una píldora abortiva por estar prescrita por un médico[212],[213]. La falta de asunción de responsabilidades profesionales, aceptada en muchos casos por el propio farmacéutico[214] ha perjudicado

---

[209] Directiva 85/433/CEE del Consejo, de 16 de septiembre de 1985, relativa al reconocimiento mutuo de diplomas, certificados y otros títulos de farmacia y que incluye medidas tendentes a facilitar el ejercicio efectivo del derecho de establecimiento de ciertas actividades farmacéuticas. *Diario Oficial de la Unión Europea*, nº L253 de 24 de agosto de1985.

[210] Campbell, CS., Constantine, GH. *The Normative Principles of Pharmacy Ethics*. En: Weinstein, B. *Ethical Issues in Pharmacy*. Washington: Applied Therapeutics; 1996. p. 30-31.

[211] López Guzmán J. *La implantación de la Deontología farmacéutica en España*. Cuad. Bioét. 2007; XVIII (2): 185-194.

[212] López Guzmán, J. *Objeción de conciencia farmacéutica*. Barcelona: Ediciones Internacionales Universitarias; 1997. p. 82.

[213] Aparisi A., López Cerón R., López Guzmán J. *Matronas y objeción de conciencia*. Revista ROL de Enfermería. 1999; 22 (6): 438-440.

[214] Schulz y Brushwood han realizado un interesante ensayo sobre los distintos papeles que puede desarrollar el farmacéutico en el cuidado o atención primaria de la población. Vid. Schulz RM., Brushwood DB. *The Pharmacist's Role in Patient Care*. Hastings Center Report. 1991; 21(1): 12-17.

enormemente a los farmacéuticos al considerase eximidos de cuestiones morales, que ha originado confusión, en el sector farmacéutico, entre los deberes legales y las obligaciones Éticas y Deontológicas. Esto es un error, pues por un lado cada profesión tiene su propia responsabilidad en su ejercicio, y, por otro, cada profesional es sujeto de su actividad. Sin esta perspectiva, puede desentenderse de sus actos en la práctica convirtiéndose así en un sujeto éticamente irresponsable[215],[216].

La utilidad y necesidad social de los Colegios profesionales radica en la defensa a ultranza de la Deontología entre sus miembros. Solamente convencidos de esa importante misión, tendrán futuro y serán valorados por la ciudadanía. Esa es su esencia. Despojados de anteriores cometidos, se convertirán en clubes sociales, Asociaciones o mutualidades. Deben constituirse en referente social y baluarte profesional contra la deshonestidad, la carencia de formación, el "charlatanismo", la falta de compasión y el mercantilismo.

Serán respetados y valorados como «profesionales» porque «profesan» un específico y estricto Código de valores Éticos. Sin esa premisa, será difícil que los pacientes y la sociedad depositen su confianza en su buen hacer de cada día. Están obligados a forjar seguridad y confianza, demostrando que son capaces de autocontrol, sin perseguir una ridícula endogamia, pero sí custodiando por la correcta práctica de una profesión que es de naturaleza científica, respetuosa, resolutiva, rigurosa, humanista, de calidad y en constante búsqueda de la excelencia. Las comisiones Deontológicas han de ser la espina dorsal de estas corporaciones huyendo de la caduca imagen de tribunales de honor. Han de evolucionar a órganos de responsabilidad, defendiendo la esencia de la profesión incluso por encima de intereses particulares, y han de procurar ser un arma eficaz para el análisis y la investigación de los hechos denunciados por un paciente o por un colega. Se trata de velar por la Ética profesional, sabiendo que, en todo momento, está garantizado el derecho a recurrir, además, ante los tribunales ordinarios de Justicia.

El Código Deontológico debe ser visto como guía de la adecuada práctica, no como un catálogo sancionador, porque para eso ya está el Código Penal. Esto se conseguirá con la elaboración de reglamentos lógicos, plurales, integradores, respetuosos con las divergencias ideológicas, atentos a la variabilidad clínica y en constante proceso de adaptación. El código no es doctrina (dogma) ni es Ley (Derecho Positivo). Debe ser, antes que nada, un referente profesional. En eso

---

[215] Burgos J.M. *Antropología: una guía para la existencia*. 6ª ed. Madrid: Palabra; 2005. p. 174.
[216] Ibíd. González AM. *En busca de la naturaleza perdida. Estudios de Bioética fundamental*. p. 69.

radica el futuro de los Colegios. Sin Ética no hay sociedad y sin Deontología no hay profesión[217]. Dejemos a los Sindicatos cumplir con su cometido (mejoras en las condiciones laborales), respetemos a las sociedades científicas (con su prestigio y sus criterios), pero conservemos la Deontología como la Ética imprescindible que es, defendida por los Colegios profesionales, que seguramente por eso están contemplados en nuestra Carta Magna. Su misión fundamental es garantizar un compromiso Ético colectivo de vocación de servicio, con todo lo que esto supone.

Evidentemente, una profesión convencida de la importancia de un comportamiento ético en su actuación diaria debería asegurar y no solo solicitar que la Deontología farmacéutica entrara a formar parte de los planes de estudio[218].

3.1.5. Colaborar con la Administración pública en el logro de intereses comunes, bajo aspectos éticos y bioéticos

Dentro de las capacidades reconocidas a los Colegios profesionales en el ámbito de la función externa o pública se encuentra la de la colaboración con las Administraciones Públicas (nacionales, autonómicas y locales) en la definición de normativas, planes de salud pública, programas de educación para la salud, planes de estudio de Universidades, programas de conciliación y de adherencia a los tratamientos, etcétera. De esta forma las entidades colegiales participan en el interés público y están en condiciones de realizar una gran aportación a los sistemas públicos de servicios, como lo es el sistema de salud.

Como bien comenta López González, *la existencia de los Colegios se justifica mayoritariamente por un interés público que podría concretarse, en términos muy generales, en la tutela de bienes de terceros, jurídicamente protegidos, que pueden verse afectados por el desarrollo de la actividad de los profesionales titulados*[219]. El Principio de Legalidad deberá ser rigurosamente exigido cuando la regulación afecta a los derechos de los terceros o usuarios del servicio profesional. Sin embargo, ese nivel de exigencia no puede extenderse a aquellos ámbitos que afectan exclusivamente a los colegiados, pues sus derechos y obligaciones dimanan de la relación especial

---

[217] Deontología de los Colegios de médicos. [Internet] [consultado el 24 de marzo de 2020] Disponible en: https://www.elsevier.es/es-revista-gaceta-medica-bilbao-316-resumen-deontologia-colegios-medicos-S0304485812000686

[218] López Guzmán J, Aparisi Miralles A. *Deontología farmacéutica: concepto y fundamento.* Pamplona: EUNSA; 2000. p. 98.

[219] López González JL. *Lo público y lo privado en las Colegios Profesionales.* Boletín del Ministerio de Justicia. 2001; 1896. p. 2228.

que les vincula al Colegio profesional. Por esta razón son los intereses públicos los que únicamente son capaces de justificar el control a la disciplina colegial por parte de los profesionales que ejercen la actividad profesional. Eso no quiere decir que los Colegios profesionales se puedan asimilar a lo público propiamente dicho, porque en realidad son Organizaciones corporativas de base privada, pero con un gran carácter social e interés público, por ello han de buscar siempre la participación con las Administraciones Públicas con objetivos e intereses comunes que mejoren la vida de los ciudadanos que reciben sus servicios.

Entre las distintas posibilidades de colaboración reconocidas legalmente, nos encontramos con:

a) Delegación de competencias.

b) Encomienda de gestión.

c) Convenios de colaboración.

d) Conciertos económicos de prestación de servicios.

e) Participación en órganos consultivos.

La delegación de competencias a los Colegios profesionales como entidades privadas de Derecho Público, está prevista en el art. 9º de la Ley 40/2015, de 1 de octubre, sobre el régimen jurídico del sector público[220], donde se prevé que *los órganos de las diferentes Administraciones Públicas podrán delegar el ejercicio de las competencias que tengan atribuidas en otros órganos de la misma Administración, aun cuando no sean jerárquicamente dependientes, o en los Organismos públicos o Entidades de Derecho Público vinculados o dependientes de aquellas*. Normalmente esta delegación de competencias se suele producir de manera preferente en la Administración Autonómica, en el caso de los Colegios de farmacéuticos, debido a que la mayor parte de las competencias en materia de centros y establecimientos sanitarios se encuentran transferidas. Realizando una revisión somera, se suele delegar: la configuración de las guardias farmacéuticas en las oficinas de farmacia; la tramitación de los nombramientos de regente, sustituto y adjunto de oficinas de farmacia; el establecimiento y modificación de los horarios de apertura y de las vacaciones de las oficinas de farmacia; la autorización de locales para apertura y puesta en funcionamiento, el traslado y modificación de locales y la transmisión y cierre de las oficinas de farmacia; incluso en algunas CCAA se delega el ejercicio

---

[220] Ley 40/2015, de 1 de octubre, de el régimen jurídico del sector público. [Internet] Boletín Oficial del Estado. 2 de octubre 2015, núm. 236 [consultado: 12 de octubre de 2020]. Disponible en: https://www.boe.es/buscar/act.php?id=BOE-A-2015-10566

de la competencia de apertura de nuevas oficinas de farmacia. Normalmente la pretensión que se tiene con la delegación de competencias que es un elemento más de la colaboración con las Administraciones Públicas, es el de aplicar los Principios de celeridad, eficacia y economía administrativa.

La encomienda de gestión se encuentra prevista en el art. 11º de la Ley 40/2015, *la realización de actividades de carácter material o técnico de la competencia de los órganos administrativos o de las Entidades de Derecho Público podrá ser encomendada a otros órganos o Entidades de Derecho Público de la misma o de distinta Administración, siempre que, entre sus competencias, estén esas actividades, por razones de eficacia o cuando no se posean los medios técnicos idóneos para su desempeño.* Aunque no se podrá realizar encomienda de gestión para aquellas prestaciones propias de los contratos regulados en la legislación de contratos del sector público. Y por supuesto tampoco supone la cesión de la competencia y de su ejercicio que permanece en la propia Administración pública pue es ésta la que debe dictar actos o resoluciones jurídicas que den soporte a la materia encomendada. Normalmente se trata de encomiendas de gestión de carácter administrativo, estando prohibidas por la Ley las encomiendas de tipo contractual, es decir aquellas que tienen por objeto la realización de una prestación propia de un contrato de obras, de suministro o de servicios a cambio de una contraprestación económica, este tipo de encomiendas están reguladas por la Ley de Contratos del sector Público. Es posible que este tipo de colaboración pueda sorprender que se realice sobre los Colegios profesionales, pero en la práctica es un mecanismo de gestión que se realiza con bastante frecuencia sobre las Organizaciones colegiales, así nos encontramos con casos como la encomienda de gestión de la Comunidad Autónoma de Aragón a los Colegios de médicos de Aragón para la gestión de las funciones de acreditación de actividades de formación continuada o DPC de los profesionales médicos colegiados; o el caso de la Comunidad Autónoma de Cantabria que realiza la encomienda de gestión administrativa de la receta electrónica veterinaria sobre el Colegio Oficial de veterinarios; o más recientemente el caso de la encomienda de gestión por parte de la Junta de Extremadura a los Colegios Oficiales de farmacéuticos de Extremadura para el transporte, conservación, distribución y custodia de las vacunas para el COVID-19 dentro del desarrollo del Plan Operativo de vacunación COVID-19 en Extremadura, por razones de eficacia y eficiencia. Se realizan también encomiendas de gestión desde los Ayuntamientos a los Colegios profesionales, como el firmado en abril del año 2021 entre el Colegio Oficial de farmacéuticos de Sevilla y el Ayuntamiento de Mairena del Alcor en donde se prevé realizar funciones de educación para la salud y asesoramiento al equipo municipal de educación y salud, en temas de esta materia.

Los convenios de colaboración constituyen otra de las alternativas dentro de la colaboración entre las Administraciones Públicas y los Colegios profesionales pata lograr objetivos comunes que redunden en la mejora de vida de los ciudadanos. La propia Ley ya referida (Ley 40/2015) los contempla en su capítulo VI, *son convenios los acuerdos con efectos jurídicos adoptados por las Administraciones Públicas, los organismos públicos y entidades de Derecho Público vinculados o dependientes o las Universidades públicas entre sí o con sujetos de Derecho Privado para un fin común.*

No tienen la consideración de convenios, los Protocolos Generales de Actuación o instrumentos similares que comporten meras declaraciones de intención de contenido general o que expresen la voluntad de las Administraciones y partes suscriptoras para actuar con un objetivo común, siempre que no supongan la formalización de compromisos jurídicos concretos y exigibles.

Los convenios no podrán tener por objeto prestaciones propias de los contratos. En tal caso, su naturaleza y régimen jurídico se ajustará a lo previsto en la legislación de contratos del sector público.

Dichos convenios podrán ser:

- Interadministrativos, si son firmados entre dos Administraciones Públicas u Organismos o Entidades de Derecho Público vinculados o dependientes de distintas Administraciones Públicas

- Intradministrativos, firmados entre Organismos o Entidades de Derecho Público vinculados o dependientes de una misma Administración pública.

- Convenios firmados entre una Administración u Organismo públicos o Entidad de Derecho Público y un sujeto de Derecho Privado.

- Convenios no constitutivos ni de Tratado Internacional, ni de Acuerdo administrativo Internacional, ni de Acuerdo Internacional no normativo, firmados entre las Administraciones Públicas y los órganos, organismos públicos o entes de un sujeto de Derecho Internacional.

Por tanto, se pueden celebrar convenios: Administración pública – Colegios profesionales y convenios Administración pública – Colegiado/empresa. Los acuerdos conveniales deberán ser realizados con voluntariedad, igualdad y comunión de intereses. Es conveniente tener en cuenta que, aunque el órgano proponente determine un acuerdo como convenio, eso no quiere decir que directamente tenga esa categoría jurídica pue puede darse el caso de que no se encuentre entre los postulados indicados en el capítulo VI de la Ley 40/2015. La Ley convenial no reconoce la encomienda de gestión como un convenio, aunque así pueda aparecer en la denominación, entre otras cuestiones porque se trata de una orden de trabajo, pero no es jurídicamente un convenio, por ello es conveniente no confundir el concepto y en los encabezamientos denominar el acto jurídico que se firma con su correcta definición y aplicación. De la misma forma tampoco pueden considerarse convenios los protocolos de actuación que ya disponen de su propia legislación. En el caso de las subvenciones, éstas se pueden instrumentar a través de convenios, pero deben regirse por la propia Ley de Subvenciones. De manera resumida, este tipo de colaboraciones con las Administraciones Públicas con el objetivo de lograr intereses comunes, deben presentar los siguientes requisitos para ser plenamente validos según el concepto previsto por la Ley 40/2015:

- No ceder titularidad de competencia.
- Mejorar la eficiencia de gestión pública.
- Facilitar la utilización conjunta de medios públicos.
- Contribuir a la realización de actividades públicas.
- Cumplir con la normativa de estabilidad presupuestaria y sostenibilidad financiera.

Todos los convenios que se rubriquen con las Administraciones Públicas deberán estar inscritos en el registro del órgano competente y deberán ser publicados convenientemente, tal y como indica la Ley de Transparencia. Deberá, a su vez, indicar: los sujetos, su capacidad y competencia; el objeto, actividades y titularidad de resultados; las obligaciones económicas y las imputaciones presupuestarias; y los mecanismos de seguimiento, modificación y vigencia (la propia Ley 40/2015, prevé cuatro años más otros cuatro de prórroga). Requerirán también: una memoria de necesidad y oportunidad, un estudio de impacto económico, determinar que no existe carácter contractual del objeto del convenio, que las aportaciones sean iguales a los gastos de ejecución y que exista un carácter de negocio colaborativo.

Los conciertos económicos de prestación de servicios es otra de las fórmulas para tener en cuenta en este apartado de colaboración con las Administraciones Públicas para la consecución de objetivos comunes. Uno de los problemas que subyacen en este tipo de conciertos, especialmente en los conciertos celebrados con las diferentes CCAA por parte de los Colegios de farmacéuticos o los Consejos Autonómicos de Colegios de farmacéuticos es su encuadre jurídico a partir de la nueva Ley de Contratos con el Sector Público, Ley 9/2017, de 8 de noviembre

(LCSP). Los conciertos farmacéuticos son los acuerdos suscritos entre los Servicios de Salud de las diferentes CCAA y los Colegios o Consejos de Colegios de cada una de esas CCAA, en ellos actúan las Corporaciones farmacéuticas en nombre de cada uno de los titulares de las Oficinas de Farmacia españolas para realizar las prestación del servicio farmacéutico que se encuentra incluida en la asistencia sanitaria de la Seguridad Social y del Sistema Nacional de Salud (SNS), sus orígenes se remontan a la Ley del Seguro Obligatorio de Enfermedad de 14 de diciembre de 1942, Ley no vigente actualmente. La dispensación de los medicamentos es un servicio público imprescindible y esencial para los ciudadanos que precisan de la provisión de medicamentos y productos sanitarios para solventar o mejorar sus problemas de salud. En otros apartados de este trabajo de investigación ya hemos comentado que la regulación sobre el establecimiento, servicios y funciones de las Oficinas de Farmacia se encuentran regulados por la Ley 16/1997, de 25 de abril, de Regulación de los Servicios de las Oficinas de Farmacia y la dispensación de medicamentos y productos sanitarios por el Real Decreto Legislativo 1/2015, de 24 de julio por el que se aprueba el texto refundido de la Ley 29/2006, de 26 de julio, Garantías y uso Racional de los Medicamentos; normas dispuestas para garantizar que el servicio farmacéutico se preste con las mayores garantías de calidad y seguridad posibles. Este servicio, obligatorio por Ley, se puede prestar de dos formas:

a) De forma libre.

b) De forma concertada, como gestión indirecta (por cuenta del Estado).

El problema más arriba mencionado aparece en el hecho de que el art. 86º apdo. 3º de la Ley 29/2006 realiza una distinción clara entre estas dos obligaciones ya que en el caso de la dispensación libre ésta nace de la propia Ley; en el caso de la segunda, dispensación concertada, nace de un contrato de concesión de servicio público y por lo tanto son contratos intensamente regulados, en los que los derechos y obligaciones de las partes, pactados con total voluntad (contenido dispositivo), conviven con otros derechos y obligaciones impuestos por la regulación legal y reglamentaria (Ley 9/2017. Contenido imperativo), según señala Juan de la Cruz Ferrer[221]. Este hecho ha causado bastantes controversias legales que no es objeto de este trabajo analizar en profundidad, pero si hemos de indicar

---

[221] De la Cruz Ferrer J. *La regulación legal de la prestación del servicio público y la regulación contractual de su gestión indirecta: su confusión en la jurisprudencia sobre los conciertos farmacéuticos*. Revista de Administración pública. 2020; 213: 209-223.

que al ser considerado por la Ley 9/2017, esta concertación de prestación de servicios como un **contrato de concesión de servicios por el Estado** (las CCAA, en este caso), la propia Ley determina que el "riesgo de explotación" sea asumido por el concesionario, en este caso la oficina de farmacia, ya que la Ley ha suprimido la denominación de contrato de gestión de servicio público y de concierto, teniendo por tanto que cambiar ahora a la denominación de contratos de servicios o contratos de concesión. Esta situación tan farragosa a la que ha conducido una Ley de contratos "ex novo", con una trasposición prolija de Directivas Europeas pero con una gran inclusión de enmiendas de grupos políticos, han generado mucha confusión en el sector que ha tenido que "armarse" de informes jurídicos en los que los Colegios profesionales haciendo uso de sus atribuciones de defensa de sus colegiados, y de algunas Asociaciones profesionales, han jugado un papel preponderante para poder determinar el contexto en que quedan los conciertos con los diferentes Servicios de Salud, especialmente en lo que se refiere a los aspectos de seguridad en el cobro de la prestación y determinación de los intereses de demora en los pagos de la facturas objeto de la prestación farmacéutica e incluso de la aplicación de mermas o descuentos a dichas facturas objeto de la prestación del servicio. De esta forma, coincidimos con el análisis jurisprudencial realizado por Juan de la Cruz Ferrer[222] *la naturaleza contractual de la relación Administración-farmacéutico nos lleva a la aplicación de la LCSP y de su art. 198º.4, conforme al cual, a partir del cumplimiento del plazo de pago, los intereses de demora y la indemnización por los costes de cobro sí son los establecidos en la Ley 3/2004, de 29 de diciembre[223], de lucha contra la morosidad en las operaciones comerciales. Podemos concluir sobre el régimen jurídico de la obligación de dispensación de medicamentos, diciendo que la prestación del servicio público tiene una regulación legal, mientras que la gestión del servicio tiene una regulación contractual. Ambas regulaciones tienen ámbitos distintos, pero se condicionan mutuamente. La obligación de dispensación se ubica en la relación jurídica entre el farmacéutico y el usuario del servicio, por lo que su regulación es legal. Ahora bien, la prestación del servicio queda condicionada por el cumplimiento o incumplimiento de las obligaciones contractuales contraídas para su gestión, por lo que su incumplimiento podría dar lugar a la exoneración de la obligación de prestar el servicio. El análisis del supuesto concreto que hemos expuesto*

---

[222] Ibíd. De la Cruz Ferrer J. *La regulación legal de la prestación del servicio público y la regulación contractual de su gestión indirecta: su confusión en la jurisprudencia sobre los conciertos farmacéuticos.* 209-223.

[223] España. Ley 3/2004, de 29 de diciembre, por la que establecen medidas de lucha contra la morosidad en las operaciones comerciales.

permite efectuar la aclaración de que las partes deben acatar en un contrato, solo constituyen obligaciones ex lege de manera mediata o indirecta, porque son obligaciones ex contractu de manera inmediata y directa. El contrato es el negocio que determina el nacimiento de esas obligaciones legales para las partes. Si no existiera el contrato, las obligaciones legales imperativas no vincularían a las partes.

El último aspecto que trataremos en este apartado es el de la participación por parte de los Colegios profesionales en órganos consultivos. El art.5º.d de la LCP, reconoce el derecho y en cierto modo, la obligación de la participación de los Colegios profesionales en los Consejos u Organismos consultivos de la Administración en la materia de competencia de cada una de las profesiones; incluso en el apartado e) del mismo artículos se considera importante que también estén representados en los Patronatos Universitarios, por sus especiales características para aportar mejoras en las actividades docentes y planes de estudio de la Universidades. La existencia de un Estado de Derecho supone, entre otros elementos, la existencia de una serie de instituciones que velen por garantizar sus elementos conformadores. Instituciones que en el desempeño de sus funciones contribuyen a fortalecer dicho Estado de Derecho cuya principal manifestación, aunque no la única, es la seguridad jurídica, social, sanitaria y de calidad vida como presupuesto fundamental que extiende sus efectos hacia otras áreas del Estado que conforman el espacio social y democrático en el que los ciudadanos a través de las diferentes Organizaciones civiles, Sindicatos, Asociaciones y Colegios profesionales ejercen sus derechos y libertades, y cumplen con sus obligaciones de apoyo al bien común. Es evidente que todo es opinable e interpretable, habrá quien aprecie más o menos la contribución de los Consejos Consultivos al Estado de Derecho y a la gobernabilidad de las instituciones o habrá quien piense que se produce un marasmo de órganos intermedios que tachen de ineficaces o costosos, pero lo que es incuestionable es su esforzado trabajo a favor del Estado de Derecho y por tanto de los ciudadanos a través de la extensión de efectos a las cláusulas social y democrática de nuestro sistema constitucional. Todo reflejado, consolidado, en decenas de miles de dictámenes que nos muestran cómo son realmente los diferentes Consejos Consultivos tanto estatales, autonómicos y sectoriales y no cómo se intenta que parezcan ser y así, poder justificar una supresión injustificable. Supresión que el tiempo no tardará en valorar adjetivando a sus impulsores.

Así podemos comprobar por la información publicada por los órganos de transparencia de las diferentes Administraciones Públicas, para el caso de los Consejos y Colegios de farmacéuticos, la participación en diversos órganos asesores o consultivos de las Administraciones:

- Consejo consultivo de la Agencia Española de Seguridad Alimentaria y Nutrición (AESAN), en la que está representado el Consejo General de Colegios Oficiales de farmacéuticos (CGCOF), a través del vocal nacional de farmacéuticos en la alimentación.

- Consejo Navarro de Salud, donde participa el Colegio de farmacéuticos de Navarra.

- Consejo Andaluz de Salud, donde participa el Consejo de Colegios de farmacéuticos de Andalucía.

- Consejo Salud de la Región de Murcia, en el que participa el Colegio Oficial de farmacéuticos de la Región de Murcia.

- Consejo de Salud de la Comunidad Autónoma de Valencia, donde es miembro un representante del Consejo de Colegios de farmacéuticos de la Comunidad Valenciana.

- Consejo Catalán de la Salud, en el que participa un miembro del Consell de Cole-gis farmacèutics de Catalunya.

- Consejo de Sanidad de Euskadi, en el que participa un miembro del Consejo de Colegios de farmacéuticos del País Vasco.

- Consejo de Salud de Galicia, en el que participa un miembro del Consejo de Colegios de farmacéuticos de Galicia.

- Comisión de formación continuada de las profesiones sanitarias de la Comunidad Autónoma de Castilla y León, dispone de un representante del Consejo de Colegios farmacéuticos de Castilla y León. De la misma manera que en el Consejo Castellano Leonés de Salud también figura 1 representante del Consejo de Colegios de farmacéuticos de Castilla y León.

- Consejo de Salud de Castilla La Mancha, dispone de un representante del Consejo de Colegios de farmacéuticos de Castilla La Mancha. Comisión de acreditación de la Formación Continuada de profesionales sanitarios, dispone de dos miembros a propuesta del Consejo de Colegios de farmacéuticos de Castilla La Mancha.

- Consejo Canario de Salud, dispone de un representante del Consejo de Colegios de farmacéuticos de Canarias.

- Comité de Medicamentos de Uso Humano, de la Agencia Española de Medicamentos y Productos Sanitarios (AEMPS), un vocal representante del CGCOF.

- Comité de Medicamentos Veterinarios de la AEMPS, un vocal nombrado por el CGCOF.

- Comité de Disponibilidad de Medicamentos Veterinarios de la AEMPS, un vocal nombrado por el CGCOF.

- Comité de la Farmacopea y Formulario Nacional de la AEMPS, el presidente del CGCOF o persona en quien delegue.

Hemos señalados los más representativos de todas las colaboraciones que existen entre los Colegios Oficiales de farmacéuticos y las Administraciones Públicas. Bien es cierto que, en algunos de los Consejos Sociales de Universidades públicas o privadas, también figuran miembros nombrados a propuesta de Colegios o Consejos de Colegios de farmacéuticos, donde participan en la supervisión, entre otros aspectos, de los planes de estudio de las diferentes diplomaturas de grado que se impartan en cada Universidad, así como de los estudios de tercer ciclo y la formación postgrado. A fuer de no ser excesivamente exhaustivo no los incluimos.

La colaboración bajo aspectos Éticos y Bioéticos es una cuestión que, desde nuestro punto de vista, reviste una transcendental importancia. Que en todas las actividades en las que de forma colaborativa los profesionales farmacéuticos participen con las Administraciones Públicas en la consecución de objetivos comunes en aras del bien común, éstos lo hagan bajo criterios no sólo de excelencia técnica, sino también de excelencia profesional amparada por un código ético-bioético. Además, los profesionales farmacéuticos realizan, aparte de la dispensación de medicamentos y productos sanitarios o el consejo, seguimiento y conciliación de la medicación, otras tareas de educación para la salud, prevención de enfermedades o promoción de hábitos de vida saludable y en multitud de ocasiones participan en campañas sanitarias promovidas por las Administraciones Públicas, especialmente los Servicios de Salud de las diferentes CCAA, en las que la acción se dirige de forma generalizada al conjunto de la población con objetivos de mejora de la salud e incremento en la calidad de vida en salud o prevención de determinadas enfermedades. En muchas de estas campañas es donde deben prevalecer dos cuestiones, como bien indica López Guzmán: *la licitud de la campaña y su contribución en el proceso de educación para la salud*[224]. Se produce bastante habitualmente, tanto en proyectos de investigación como en intervenciones o programas de salud en CCAA, abordajes y actuaciones sobre

---

[224] López Guzmán J. *Deontología farmacéutica Aplicada*. 1ª ed. Alcalá la Real (Jaén): Formación Alcalá; 2014. p. 192.

colectivos de personas sin que existan claras y definidas orientaciones Bioéticas e incluso, en muchas ocasiones, con escasa comprensión de la acción por parte de las personas de la CCAA sobre las que se actúa. Existen conceptos como el de salud comunitaria o salud pública en el que intervienen muchos aspectos a la vez: el medio ambiente, el contexto socioeconómico, la dinámica cultural que inducen a plantear las acciones que se planteen bajo criterios con dimensión comunicativa clara y cierta (demostrable), criterios epidemiológicos reales y fundamentados, criterios Éticos y criterios políticos. Es importante, como afirman Correal Muñoz y Arango Restrepo[225] *que el reconocimiento del derecho a la salud en todas las acciones que se realicen, dentro de una perspectiva Bioética, no se puede limitar a los Principios clásicos de beneficencia, justicia, autonomía y no maleficencia. La amplia dimensión que contiene este derecho debe apelar a otros principios y valores que se constituyan como una base de respeto a la dignidad de la persona y a la vida y dentro de un escenario de equidad y de solidaridad.* Por esta razón es ciertamente importante conocer los dilemas Éticos a los que nos podemos enfrentar en estos tipos de actuaciones, disponer de un marco Bioético para conocerlos y abordarlos, discutir la necesidad de crear comités de Bioética para desarrollarlos que se preparen y aborden este tema en los proyectos o programas o campañas que se propongan. Disponer de comités especializados de Bioética para el estudio de intervenciones en ellos es, entendemos, esencial; tradicionalmente se han desarrollado para asuntos clínicos o ensayos biomédicos, pero falta por abordar de manera eficaz este mismo aspecto cuando se trata de programas o campañas dirigidos a la comunidad. Ya señalábamos más arriba que la licitud de un programa o una campaña en salud es un aspecto que debe abordarse de forma fehaciente, es preciso que cualquier proyecto tiene que focalizarse en un profundo respeto por la dignidad de la persona, cada hombre o cada mujer, cada ser humano. No vamos a negar que muchas campañas se han asentado en principios en los que López Guzmán señala como "cajón de sastre"[226], llenos de buenas intenciones, pero con dudosos resultados pues los fines no deben estar justificados por los medios y viceversa. No se valoran si se deben primar los derechos individuales o los comunitarios, si se debe apostar por la calidad de vida presente o la futura, si prima la moralidad del profesional (la persona) o cierta especie de mal llamada moralidad estadística y así un sinfín de dilemas que si no

---

[225] Correal-Muñoz C, Arango-Restrepo P. *Aspectos bioéticos en la salud comunitaria.* Persona y Bioética. 2014; 18 (2). p. 194-212.
[226] Ibíd. López Guzmán J. *Deontología farmacéutica Aplicada.* p. 194.

se disponen de herramientas generan grandes conflictos bioéticos y un abandono del concepto de excelencia profesional. La educación para la salud, si se enmarca en un contexto de estrategia educativa (campaña) requerirá el abordaje de una mayor dimensión Ética (Bioética), así se evita deshumanizar la acción que se desarrolle, entre otras cosas porque el concepto de educación para la salud, se aborda en la actualidad como un concepto mucho más amplio que el tradicional de ausencia de enfermedad para pasar a incluir cuestiones como el bienestar físico, psíquico, ecológico, social y sostenible; todo ello lo complica más y por esa razón se requiere un abordaje donde los conceptos bioéticos, capaces de resolver dilemas, sean puestos en práctica no solamente por los propios Colegios profesionales generando esta cultura, sino que es también muy importante desarrollarlo en los primeros compases de la formación, tanto en las escuelas como en las Universidades. Realmente consideramos que no existe una educación para la salud planificada bajo estos conceptos no ya solo en la Universidad, sino que tampoco en nuestros Colegios Oficiales de farmacéuticos. Los farmacéuticos, en este plano Ético-Bioético, tienen un importante papel a desarrollar, para que las campañas de educación para la salud se desarrollen eficazmente y con criterios correctos; a la hora de participar en cualquier actividad deberá realizar un análisis de la licitud de la campaña o actividad y una vez superado con positividad el mismo, tendrá que incluir este proceso dentro de un plan educativo que supere realmente al más simple plan informativo e incluso procurar orientar la acción hacia la excelencia profesional mejorando la actividad propuesta con acciones superiores hasta el nivel que sus capacidades le permitan, pero sin perder de vista el referente moral superior al que se puede, y debe, optar.

3.2. FUNCIÓN INTERNA DE LOS COLEGIOS PROFESIONALES

3.2.1. La ordenación y el control del ejercicio profesional como sistema institucionalizado

En realidad, los Colegios profesionales ordenan el ejercicio profesional de forma institucionalizada, pues es de esta manera como figura contemplada en la LCP (Ley 2/1074 y Ley 25/2009). Las funciones que realizan los Colegios profesionales están consustancialmente atribuidas de manera legal y las desarrollan bajo el Principio de Autorregulación, mediante las normas que son aprobadas en sede colegial por sus correspondientes órganos de gobierno: Junta de Gobierno y Asamblea General de colegiados.

En todo lo que se refiere a la ordenación del ejercicio profesional, las atribuciones establecidas por las normas legales vigentes sobre Colegios profesionales, vamos a destacar[227]:

- La regulación corresponde a los poderes públicos. La Ley tiene atribuidas a las Corporaciones profesionales funciones de ordenación y control del ejercicio profesional, que se articulan mediante autorregulación y co-regulación, principalmente a través de Códigos Deontológicos y normas internas, y los Estatutos que se aprueban en sede colegial y se promulgan por Real Decreto previo control de legalidad por el Gobierno del Estado.

- Esta ordenación y control tienen como fin la protección del interés general, por lo que ha de contemplar contenidos en los que la colisión de intereses se resuelva a favor de los más protegibles, mediante mecanismos que las propias leyes prevén, y que por referirse a temas de especial sensibilidad tienen como fin no causar a los ciudadanos perjuicios injustificados.

- Tienen como función la ordenación del ejercicio de la profesión, la representación exclusiva de la misma, la defensa de los derechos e intereses profesionales de los colegiados, la formación profesional permanente de los colegiados, el control deontológico y la aplicación del régimen disciplinario en garantía de la sociedad y la colaboración en el funcionamiento, promoción y mejora de las distintas Administraciones.

- Hacen cumplir a los colegiados las disposiciones legales y estatutarias, así como las normas y decisiones adoptadas por los órganos colegiales en materia de su competencia.

- Velan por los derechos y por el cumplimiento de los deberes de los colegiados.

- Representan los intereses generales del ejercicio profesional de la profesión y de los que lo ejercen en los ámbitos que los afecte y, significativamente, ante las Administraciones Públicas.

- Velan por que el ejercicio profesional libre se haga en condiciones de legalidad en base a la normativa presente en cada CCAA, de requisitos de apertura de centros sanitarios y en base a los requisitos de la Tesorería General del Estado y de cualquier organismo con competencias en la materia.

---

[227] Múzquiz Vicente-Arche G, Martín Villalba D. *El ejercicio de las profesiones tituladas en el marco de los Derechos Fundamentales. Ponencia de Estudio.* Madrid: Unión Profesional; 2013. p. 136-137.

En lo que se refiere al control profesional, éste se ejerce por los Colegios a través de las normas colegiales (Estatutos y Reglamento de Régimen Interior) y particularmente por los Códigos Deontológicos, Códigos de conducta, Códigos Éticos y Bioéticos, régimen de faltas y sanciones y la potestad disciplinaria reconocida legalmente.

De esta manera los Colegios profesionales:

- Velan por la Ética y la dignidad profesional y por el respeto debido a los derechos y a la dignidad personal de los usuarios.

- Ejercen la facultad disciplinaria en el orden profesional y colegial.

- Velan porque el ejercicio profesional se haga conforme a las reglas de Deontología Profesional, normativa específica aplicable, Códigos Éticos-Bioéticos y de conducta.

- Combaten la competencia desleal y otras actuaciones irregulares en relación con la profesión correspondiente, ejerciendo la potestad disciplinaria sobre los colegiados y adoptando, si procede, las medidas y las acciones establecidas por el ordenamiento jurídico.

- Promueven que su ejercicio profesional se adecue a la normativa y a los principios Deontológicos que lo rigen, manteniendo actualizado el código deontológico de la profesión y haciendo respetar su dignidad profesional y derechos ciudadanos así como los de los destinatarios de su actividad profesional. Y de la misma forma, mantienen actualizados los Códigos Éticos-Bioéticos y los de conducta.

Es conveniente y necesario que los Estatutos Generales de la profesión sean objeto de revisiones cada cierto tiempo, para adecuarse no solamente a la aparición de nueva normativa general sobre Colegios profesionales, sino también a la normativa propia del sector al que atienden y a los avances que en él se produzcan. Los Estatutos Generales serán revisados convenientemente por el poder ejecutivo del Estado a través del Ministerio correspondiente, dicha revisión será de tipo legal y una vez realizada éstos deberán ser promulgados mediante Real Decreto. Normas internas como el Reglamento de Régimen Interior, el Código Deontológico de la profesión, el Código Ético-Bioético y el de conducta podrán ser aprobados en sede colegial a través de los órganos colegiales correspondientes y a partir de su aprobación tomarán plena vigencia. En el caso del capítulo de faltas y sanciones, para poder ejercer la potestad disciplinaria reconocida legalmente, tienen que ser aprobados reglamentariamente y revisados legalmente por el poder ejecutivo y normalmente deben figurar incorporados en los Estatutos Generales de la profesión.

En palabras de Calvo Sánchez[228], *es en la Ley 2/1974, de 13 de febrero (LCP), donde cristaliza el modelo colegial resultante de una larga evolución histórica normativa (…) En esta Ley es en donde se han perfilado las muy variadas funciones que los Colegios profesionales llegan a desempeñar y no debe hacernos perder la perspectiva, pues, a la postre, no todas las funciones tienen el mismo grado de importancia. Por eso deben aislarse las que se consideren funciones esenciales, que son las que tienen un carácter nuclear porque justifican la existencia misma de la institución colegial.* En virtud de ello la ordenación y el control del ejercicio colegial y la función que atiende a la defensa de los colegiados y a la representación de la profesión, constituyen los dos aspectos funcionales básicos que son el núcleo del Colegio profesional y que lo definen como tal. La función de ordenación y control del ejercicio profesional es pues la que representa el aspecto público y es el control del ejercicio profesional que más interesa al poder público y que en realidad ha delegado sobre los Colegios profesionales. Así la propia LCP contempla en su art. 5º.i): *Ordenar en el ámbito de su competencia la actividad profesional de los colegiados, velando por la Ética y dignidad profesional y por el respeto debido a los derechos de los particulares y ejercer la facultad disciplinaria en el orden profesional y colegial.* La función referente a la defensa de los colegiados y a la representación de la profesión, es la que encarna la vertiente privada de la institución y la abordamos en el siguiente apartado.

Por tanto, la ordenación del ejercicio de la profesión representa la faceta pública más característica de los Colegios. Una función que presupone a su vez otra, el control de acceso a la profesión, aunque la LCP no lo haya recogido explícitamente. Es el control de la colegiación una misión que tienen encomendada los Colegios profesionales desde tiempo inmemorial y que constituye un "prius" de la función de ordenación. Ambas, control de acceso a la profesión (colegiación) y control del ejercicio de la profesión (ordenación de la actividad profesional), conforman toda una vertiente fundamental de los Colegios. En suma, el control profesional entendido en sentido amplio, como control de acceso y de ejercicio[229]. Como ha sido señalado jurisprudencialmente por la STC de 14 de octubre de 1980 (STC 192/1980, de 14 de octubre, FJ 7), *la actuación colegial persigue un fin ético, y en ella intervienen un elevado número de colegiados, que en el ejercicio de la delicada misión de juzgar conductas profesionales, estimaron con su especial compe-*

---

[228] Calvo Sánchez L. *El régimen jurídico de los Colegios Profesionales* Madrid: Unión Profesional, Civitas; 1998. p. 36.

[229] Múzquiz Vicente-Arche G, Martín Villalba D. *El ejercicio de las profesiones tituladas en el marco de los Derechos Fundamentales. Ponencia de Estudio.* Madrid: Unión Profesional; 2013. p. 140.

tencia y cualificación que su propia condición de colegiados les da, la existencia de la infracción, tanto es así que se revela como la institución idónea para desarrollar esa función al acumular en su seno todo el saber y experiencia de sus componentes, los mismos profesionales. Por eso, la Deontología Profesional termina siendo la esencia, el reducto último, de esa función ordenadora del ejercicio profesional. En el tratamiento jurídico positivo de la actividad profesional difícilmente puede admitirse una intervención administrativa que comprometa la ordenación de las prestaciones propias de la actividad profesional. Una dificultad que obedece a la naturaleza eminentemente facultativa de la tarea profesional: el profesional es aquel que elabora, controla y desarrolla su propia ciencia, la ciencia que luego profesionalmente aplica a su nivel técnico, lo que recaba una autonomía **intelectual** y **moral**, en el sentido de que el enjuiciamiento de sus actos profesionales difícilmente puede ser reducible a ciertas pericias[230].

Como expresó de manera muy clara Eugenio Gay, ex vicepresidente del Tribunal Constitucional: *los Colegios ya no son un reducto en el que defender intereses particulares o gremiales, sino el lugar en el que descansan los derechos de los ciudadanos, porque detrás de cada profesión hay un derecho protegido y detrás de cada derecho hay un profesional*[231].

3.2.2. *La defensa de los legítimos intereses de los colegiados y la representación de la profesión*

Como hemos comentado anteriormente, constituye la faceta privada de la actividad colegial pues apela al carácter de grupo de interés o al de Organización de la representación de sus colegiados que tiene atribuido el Colegio profesional. Dentro de esta función interna se responde a la pregunta sobre qué es lo que aportan los Colegios profesionales a sus colegiados, cómo se deben relacionar con ellos y de qué manera deben ostentar esa representación de la profesión. Esta aportación que debe ser una acción siempre activa se resume en las siguientes actuaciones:

- Ejercer la defensa de los intereses de la profesión ante los poderes públicos. Y ostentar la representación de la profesión en todos aquellos aspectos que se refieran a la misma.

---

[230] Múzquiz Vicente-Arche G, Martín Villalba D. *El ejercicio de las profesiones tituladas en el marco de los Derechos Fundamentales. Ponencia de Estudio.* Madrid: Unión Profesional; 2013. p. 141.

[231] Múzquiz Vicente-Arche G, Martín Villalba D. *El ejercicio de las profesiones tituladas en el marco de los Derechos Fundamentales. Ponencia de Estudio.* Madrid: Unión Profesional; 2013. p. 19.

- Disponer de un Código Deontológico que sirva de amparo al ejercicio profesional de cara a posibles imposiciones de empleadores tanto del sector público como privado o las que se deriven como operadores concertados de los sistemas de salud. Dicho código deberá estar siempre actualizado y por ello, tendrá que ser revisado cada cierto tiempo.

- Contar con un Código de conducta y de un Código Ético-Bioético que deberá ser revisado y mantenido de forma activa en la profesión y que se enfoque a la resolución de dilemas Éticos y Bioéticos en el ejercicio profesional, que se enfoque hacia la excelencia profesional y hacia la integridad en el ámbito profesional, especialmente en el campo sanitario.

- Realizar una constante actualización sobre la legislación, normativas, iniciativas, campañas, programas y proyectos que puedan afectar a la profesión y en especial, al servicio que se presta por los profesionales a clientes y pacientes. De manera muy singular en aquellas profesiones muy reguladas como lo es la de farmacéutico.

- Desarrollar, como ya hemos comentado en otro apartado de este trabajo de investigación, acciones de formación específica adecuada, de DPC y de recertificaciones, además es necesario que siempre se esté activo en esta cuestión y detectar las necesidades concretas en esta materia para la profesión a lo largo de toda la vida activa.

- Establecer proposiciones de formación para la obtención de especialidades y fomentar desde un punto de vista legal y reglamentario, el desarrollo normativo de nuevas especialidades que abarquen materias que mejoren el conocimiento y acreditación de los profesionales y a la vez la calidad de vida y la atención a los usuarios.

- Ofrecer el mayor número posible de servicios relacionados con la profesión y su ejercicio, como: bolsa de empleo, seguros de responsabilidad civil y de cualquier tipo que sean necesarios para el ejercicio profesional, asistencia jurídico-profesional, servicios de biblioteca y servicios de publicaciones científico-técnicas. Crear comisiones de estudio para compartir experiencias, aspectos y estrategias de futuro, analizar tendencias, etcétera.

Es evidente que, desde un punto de vista normativo, la legítima defensa de sus colegiados se encuentra perfectamente definido y más o menos desarrollado en la mayoría de los Colegios profesionales, aunque entendemos que determinados aspectos requerirían una mayor profundización y desarrollo. Pero desde una visión basada en la sociología de las profesiones, las corporaciones deberían, a nuestro juicio, realizar un análisis más exhaustivo y por supuesto más crítico sobre si se realmente se encuentran alineadas con los cambios sociales que se han ido produciendo. En el caso de las profesiones sanitarias, como es la de farmacéutico, es preciso analizar dos aspectos: el papel de las profesiones en la sociedad actual y las tendencias en la evolución de los sistemas sanitarios. En el primero de ellos es preciso indicar que en nuestra sociedad existen cada vez más profesionales, pero por desgracia, características típicas del profesionalismo como son la autonomía funcional, la autorregulación, la independencia, la libertad y capacidad de decisión profesional, la relación de poder sobre el cliente o paciente basada en información asimétrica, es decir, uno de los actores (el profesional) conoce más que el cliente, están perdiendo la mayor parte de su vigencia. Así, según el sociólogo Hernández Yáñez[232] *el profesional, en su concepción e imagen tradicional, la de las llamadas profesiones liberales, ha dejado prácticamente de existir, al menos como paradigma del ejercicio profesional.* Y esta situación está conduciendo a un hartazgo profesional grande por una especie de despersonalización consentida hacia el profesional, donde se devalúa el sentido Moral y práctico de la profesionalidad y de la adecuada tendencia a la integridad y a la excelencia profesional, en gran parte porque la sociedad actual se encuentra dominada por Organizaciones cuyo principal empeño es simplemente estandarizar las prácticas, evaluar los rendimientos, disciplinar las conductas y distinguir la técnica del arte, que constituyen visiones sesgadas y cortoplacistas. La gran paradoja es por tanto que disponemos de una sociedad cada vez más profesionalizada, pero con profesionales cada vez más desprofesionalizados y uno de los ejemplos más claros se ha podido comprobar en el desarrollo de la pandemia actual generada por el SARS Cov-2, en el que la mayoría de los profesionales sanitarios nos hemos sentido como héroes derrotados en un paraíso perdido, porque esta situación sociológica que planteamos viene produciéndose desde hace más de veinte o treinta años. La pérdida de criterios humanísticos (morales) y su confluencia deseable con los técnicos se ha perdido en una gran parte y es aquí donde en un acto de reflexión y análisis los Colegios profesionales deben recuperar estos aspectos, precisamente por esa obligación de defensa de los legítimos intereses de sus colegiados. La autorregulación de las profesiones, tradicionalmente basada en el contrato social implícito basado

---

[232] Hernández Yáñez JF. *Sociología de las profesiones sanitarias.* [Internet] Madrid: Escuela Nacional de Sanidad; 2012 [consultado el 11 de noviembre de 2020]. Tema 6.9. Disponible en: http://e-spacio.uned.es/fez/eserv/bibliuned:500642/n6_9_Sociologia_de_las_profesiones_sanitarias.pdf

en la confianza, debe convivir con las crecientes regulaciones externas, los sistemas de evaluación y control y la capacidad de las Organizaciones profesionales para conducir a los profesionales hacia la integridad, moralidad y excelencia profesional. El modelo denominado explícito que es el que comentamos más arriba presenta un enfoque neo-burocrático que se sustenta, en el caso de las acciones en salud, en evaluaciones formalizadas de las necesidades de los pacientes, análisis microeconómicos explícitos, acumulación de evidencias científicas y su puesta en práctica mediante reglas burocráticas y con una muy creciente regulación externa, provoca una pérdida de la independencia, de la capacidad de autorregulación, de la Ética profesional, ejerciéndose un control exhaustivo por parte de los reguladores o del "management" sobre los profesionales casi a tiempo real o prospectivo, no meramente retrospectivo, como afirma Hernández Yáñez. El reto que entonces es necesario plantearse por parte de las Organizaciones colegiales es si o bien éstas disciplinan las practican sus miembros y las conducen hacia la excelencia y la integridad profesionales, o bien éstas serán disciplinadas por otros estamentos ajenos a la profesión.

Desarrollamos dentro de este apartado, a continuación, una serie de aspectos que tienen que ver con la función interna de los Colegios profesionales y muy especialmente con ese carácter privado que es una característica reconocida a estas Organizaciones, pero que están íntimamente relacionadas con la defensa legítima de los colegiados, la representación pública de la profesión y aquellas virtudes y aspectos de excelente desarrollo profesional que el Colegio debe ejercer y que están íntimamente relacionados con la Deontología Profesional, donde la Organización debe ser un promotor y un garante del exquisito quehacer profesional de sus colegiados, ayudándoles de esta manera a ser profesionales excelentes e íntegros, proporcionándoles la educación y las pautas necesarias para ello, ordenando de manera clara el ejercicio profesional y favoreciendo que sus colegiados adquieran virtudes, criterios y conceptos enfocados a promover un ejemplo social del colectivo profesional, un referente profesional que huya de la tiranía de aceptar como válida la falsa teoría de lo "políticamente correcto".

a) El fomento de la lealtad, la cooperación y la fraternidad entre los colegiados

Lealtad, cooperación y fraternidad constituyen virtudes que deben ser fomentadas entre los colegiados porque las tres, junto a otras como la libertad de conciencia, probidad, rectitud, conducen a la integridad y a la excelencia profesionales.

a.1. Lealtad

La lealtad y el respeto han de presidir las relaciones que el profesional colegiado mantenga con sus compañeros y con sus clientes-pacientes. La lealtad es una virtud humana y a la vez es un principio general dentro de la Deontología Profesional. La lealtad, como bien define Aparisi Miralles[233], *es la capacidad de asumir compromisos, de responder a la palabra dada, de saber mantener, en el futuro, las promesas vertidas en el pasado.* La atención en salud requiere de esa estrecha relación que se debe tener entre el profesional y el cliente-paciente a través del ejercicio de la lealtad para garantizar el mantenimiento de las promesas humanas, en cuanto que son importantes para otros y porque constituye una de las bases del honor y la dignidad de la profesión. Además, la lealtad no solo es considerada una virtud humana desde el punto de vista de un hábito de la voluntad, sino que deber ser también entendida y aplicada como una exigencia de deber ser y como consecuencia, un Principio Ético. La lealtad y por supuesto el respeto, están pues relacionados con los clientes-pacientes, con todo el colectivo profesional, con otros profesionales del ámbito de la salud, con los integrantes de la Administración de la salud y con cualquier persona con la que el profesional se relacione en su ámbito de actividad profesional. Cualquier relación del profesional de la salud (el farmacéutico, por ejemplo) con el cliente-paciente es siempre una relación de tipo personal en la que éste acude a él en una situación que puede ser compleja desde el punto de vista de salud y deposita en él toda su confianza, considera que el profesional dispone de los conocimientos para poder ayudarle en una situación difícil y además estima que es un honesto profesional; es aquí donde a partir de la entrega de esa confianza, surge la obligación legal y Moral del profesional farmacéutico ante los intereses que le encomienda el paciente. En esta situación es ciertamente importante vigilar, por parte del profesional farmacéutico, el hecho de la no existencia de conflicto de interés directo o indirecto que afecte al cliente-paciente, pues defraudaría la confianza depositada e incluso podría generar un problema de salud, uno legal y una gran pérdida de reputación profesional tanto personal como colectiva. Y todo ello no solo porque sea algo que es asumido desde el punto de vista Deontológico, como Principio Ético, sino porque también favorece el buen desempeño profesional, la integridad profesional, la excelencia profesional y además le hace ser un profesional socialmente útil en toda la amplitud del concepto.

---

[233] Aparisi Miralles A. *Deontología profesional del abogado.* 1ª ed. Valencia: Tirant lo Blanch; 2013. p. 196.

La relación entre colegas señala la importancia de que las relaciones entre ellos estén inspiradas en el respeto mutuo, la sana competencia y la solidaridad. Por esta razón los Colegios profesionales deben desarrollar Códigos Éticos que contemplen los caracteres de lealtad entre colegas. En virtud de la trascendencia de las relaciones respetuosas entre los colegas, la mayoría de los Códigos Éticos han de recoger, en términos generales y a modo de resumen, que los profesionales deben abstenerse de:

Difamar a un/una colega o grupo de colegas, con comentarios, calumnias o insinuaciones referidas a su labor profesional y vida privada.

Emitir juicio sobre el desempeño de un/una colega, salvo que esté reñido con la Ética profesional, o que se esté perjudicando al sujeto de atención. En tal caso, debe hacerse responsablemente en los espacios adecuados, ante los entes competentes y con un debido proceso.

Atraerse clientes de colegas con acciones de competencia desleal (honorarios más bajos, propaganda engañosa), sustraer documentos o plagiarlos y apropiarse de méritos ajenos.

Involucrar problemas personales o familiares que perjudiquen el ejercicio profesional y el desempeño laboral.

Rebajar sus honorarios, por un interés de competencia desleal.

Se deberá desarrollar también, en qué forma se deben atender ciertos aspectos que eviten malas interpretaciones en las relaciones profesionales entre colegas e incluso con otros profesionales, fomentando el respeto mutuo.

Todos estos aspectos, si no se cuidan, lesionarían gravemente la lealtad debida entre profesionales.

a.2. *Cooperación y fraternidad*

La cooperación o colaboración y la armonía entre los colegiados se encuentra contemplada en el art. 5o.k) de la LCP: *Procurar la armonía y colaboración entre los colegiados, impidiendo la competencia desleal entre los mismos.* Implícitamente también se deja entrever la fraternidad.

La cooperación o colaboración es otro aspecto que no solo se debe limitar a la relación entre los colegas, sino que desde nuestro punto de vista debe también estar focalizada hacia otros profesionales que trabajen en el mismo ámbito de desarrollo profesional y que en este marco colaborativo se mejore la asistencia a la sociedad. Es una cuestión en la que los Colegios profesionales, en su vertiente de representación de la profesión, deben desarrollar de una manera eficaz y eficiente. Así, por ejemplo, gracias a la constitución de UP, creada en 1980 con el objetivo de impulsar y defender los valores de los Colegios profesionales en la sociedad, defender e impulsar los valores comunes de las profesiones colegiadas y la consecución coordinada de las funciones de interés social, se ha desarrollado una Asociación estatal con fines muy concretos y colaborativos entre profesionales y con una alta capilaridad tanto autonómica como provincial. Sus esfuerzos se enfocan también a que el ciudadano y el colegiado puedan "verse", "tocarse" desde cualquier punto y en cualquier momento. Su misión se enfoca al fruto del compromiso de las profesiones colegiadas españolas con el impulso y defensa del modelo colegial español y de la Deontología profesional. Facilita a través de su acción la transición hacia la profesionalización efectiva de la dirección, gestión y transparencia de las Organizaciones colegiales: Consejos Generales, Autonómicos y Colegios profesionales, para el mejor desempeño de las funciones de interés general y público que estas instituciones tienen encomendadas por Ley[234].

La colaboración o cooperación profesional está íntimamente relacionada con la lealtad pues ésta afecta también al modo de articular las relaciones entre el resto de los miembros del colectivo profesional y ello se debe materializar en deberes de colaboración profesional y comportamientos solidarios con el resto de colegas que resultan necesarios para la existencia y consolidación del grupo profesional pero por supuesto este aspecto también debe ser contemplado en las relaciones con otros profesionales, distintos del colectivo colegial, que desempeñen su labor en áreas multidisciplinares de trabajo próximas. A la vez está también relacionada con la fraternidad profesional y el respeto a reglas de juego limpio. La actitud transparente y honesta por parte del profesional, que no esté dirigida a perjudicar, desprestigiar o hundir a un colega es un requisito considerado como fundamental en la Deontología Profesional que los Colegios profesionales deben contemplar y vigilar. Como señala Herranz: *el respeto por los colegas ha de ser lo suficientemente fuerte para pasar por encima de las dificultades que nacen, por ejemplo, de las diferencias de opinión en asuntos profesionales o de las tensiones por el reparto de responsabilidades y competencias*[235].

En el campo de las profesiones de la salud, primordialmente la de farmacéutico, en el que focalizamos gran parte de la investigación en este trabajo, este

---

[234] Unión Profesional. [Internet] [consultado el 20 de diciembre de 2020]. Disponible en: http://www.unionprofesional.com/equipo/

[235] Herranz G. *Comentaros al Código de Ética y Deontología médica*. Pamplona: EUNSA; 1992. p. 162.

aspecto de colaboración intra e inter-profesional resulta del todo punto esencial, ya que se centra en la prevención de la enfermedad, en la conciliación de la medicación (en la que se debería disponer de la historia farmacoterapéutica del paciente), en la educación sanitaria y para la salud, entre otras cuestiones que mejorarán la calidad de vida de los clientes-pacientes. Desde hace ya unos veinte años se lleva reconociendo la necesidad del trabajo multidisciplinar coordinado entre diferentes profesionales de la salud. Bastantes trabajos de investigación han demostrado los beneficios de esta forma de trabajar, centrada en la persona del cliente-paciente, porque consiguen una alta calidad del trabajo, una reducción de las tasas de morbi-mortalidad, una reducción de riesgos, complicaciones y errores clínicos, una disminución de las estancias clínicas de los pacientes y a la vez, una reducción del estrés y agotamiento profesional, muy común en este tipo de profesionales. Los recursos se comparten y se coordinan entre los diferentes profesionales que forman parte del equipo multidisciplinar, los casos clínicos se analizan bajo todas las perspectivas con un objetivo claro, mejorar la vida del paciente, mantener la dignidad de éste, hacerle más fácil su situación patológica, consiguiendo un mejor aprendizaje por parte del paciente de su situación y cómo abordarla, en resumidas cuentas, lograr una mejor calidad de vida en todos los aspectos. Esta práctica colaborativa interprofesional, mediante la cual diferentes profesionales se reúnen, cooperan y coordinan para tomar decisiones transversales sobre el paciente, contribuyen a conseguir una atención integral sobre él y también a las familias de éstos, a los cuidadores (¿porque quién cuida al cuidador?), a las comunidades de distinto nivel. En esta forma de trabajo se ven implicados aspectos como la determinación de las metas compartidas, la clarificación de roles y responsabilidades, el liderazgo compartido, la comunicación abierta y fluida y el desarrollo de protocolos de práctica conjunta[236] [237]. Pero algunas investigaciones sí han demostrado que no todos los profesionales saben trabajar de manera colaborativa, sino que simplemente trabajan junto con otros profesionales, y al hacerlo así se presentan problemas que producen demérito en su trabajo y en la consecución de los objetivos para los que se diseña esta acción multidisciplinar. Para resolver esta cuestión se precisa desarrollar y aplicar la educación interprofesional

[236] Miro, M. *Práctica colaborativa interprofesional en salud: conceptos clave, factores y percepciones de los profesionales.* Education México. 2016; 17(supl 1): 21-24.

[237] Silva F.A.M, Cassiani S. H. D. B., Filho, J. R. F. [Internet] *The PAHO/WHO Regional Network of Interprofessional Health Education.* Rev. Latino-Am. Enfermagem. 2018: 1-2 [consultado el 18 de diciembre de 2020]. Disponible en DOI: http:// dx.doi.org/10.1590/1518-8345.0000.3013

en la que los Colegios profesionales pueden jugar un papel muy importante. El papel del Colegio no solo se debe remitir a diseñar, promover y desarrollar este tipo de cooperaciones multidisciplinares, sino a lograr que sean eficaces y eficientes y para ello deben hacer posible ese papel tan necesario que es el aprendizaje de la educación interprofesional[238].

Para demostrar los beneficios de la cooperación se estudia a continuación un caso de cooperación:

La Organización farmacéutica colegial en el año 2020 publicó un manual de desarrollo de las buenas prácticas en Oficina de Farmacia, titulado: *Colaboración del farmacéutico comunitario con otros profesionales de la salud*[239]. En este manual se indica que el objetivo principal y común de todos los profesionales sanitarios que ejercen su actividad tanto en Atención Primaria como en Atención Especializada es velar por la salud de los pacientes. Sin embargo, son muy numerosas las situaciones en las que la falta de colaboración y comunicación entre profesionales sanitarios hace difícil alcanzar dicho objetivo, siendo los ciudadanos los principales perjudicados. Así, en la Farmacia Comunitaria en ocasiones ocurren incidencias, que pueden ser puramente administrativas, como falta de visado de inspección en la receta médica, que el paciente tenga caducadas las prescripciones electrónicas de su tratamiento o que la dosis prescrita no coincida con la dosis utilizada, pero también se detectan, durante el Servicio de Dispensación o bien a través de otro Servicio Profesional Farmacéutico Asistencial (SPFA), otras incidencias que están relacionadas con el proceso de uso de los medicamentos (interacciones entre medicamentos o medicamentos-alimentos, duplicidades, etcétera), falta de información (posología, recomendaciones de uso, indicación, etc.), usos en condiciones diferentes a las autorizadas (off label), así como patologías no debidamente controladas o procesos indeseables de medicalización. Se indica que es deseable la coordinación entre los diferentes profesionales asistenciales implicados en los diferentes niveles de asistencia, para mejorar la educación sanitaria, la gestión de patologías crónicas, la detección proactiva de posibles errores en la medicación o problemas relacionados con la medicación (PRM), la prevención

---

[238] Da Silva T, Batista H, Batista N. *The Interprofessional Education in Educational Psychology: Student's Perspectives*. Psicología: Ciencia e Profissao, 2014; 34(1): 32-45. Disponible en DOI: http://dx.doi.org/10.1590/S1414-98932014000100004

[239] *Buenas prácticas en Farmacia Comunitaria. Colaboración del farmacéutico comunitario con otros profesionales de la salud*. [Internet] CGCOF documento núm. 18. [consultado el 11 de noviembre de 2020]. Disponible en: https://www.portalfarma.com/Profesionales/Buenas-practicas-profesionales/Documents/BBPP-18-Colaboracion-farmaceutico-otros-profesionales-salud.pdf

de enfermedades, situaciones de medicalización indeseable, etcétera. Y se plantea como objetivos:

1. Establecer una sistemática de colaboración entre el farmacéutico comunitario y los distintos profesionales de la salud o farmacéuticos de otros niveles asistenciales.

2. Facilitar una comunicación fluida y rápida entre los profesionales sanitarios, que redunde en un ahorro de costes y de tiempo para todas las partes.

3. Impulsar proyectos conjuntos interdisciplinares centrados en el paciente.

4. Mejorar la atención a los pacientes, proporcionando una continuidad asistencial.

Propone para su desarrollo un acuerdo multidisciplinar y la elaboración de un protocolo conjunto de colaboración interprofesional. Siendo un documento de trabajo bastante adecuado a los fines que se pretenden lograr, en ningún momento se plantea ningún tipo de acción enfocada al aprendizaje de la educación interprofesional que lograría un desarrollo eficaz de la acción que se pretende ya que se desconoce si los diferentes profesionales inmersos en esta actividad se encuentran preparados para establecer esos lazos de colaboración y preparación. Esta cuestión, desde nuestro punto de vista, es primordial para lograr el éxito en la actividad colaborativa. Reeves[240] propone que para la formación de los profesionales capaces de un desempeño de calidad se requiere que las Universidades o los Colegios o las Sociedades profesionales, apliquen estrategias innovadoras para la formación de competencias básicas para la colaboración interprofesional, entre las que destaca los seminarios basados en el aprendizaje, el aprendizaje basado en problemas (ABP) y en la simulación, la práctica clínica, el aprendizaje en línea y mixto. Es preciso, en esta educación para la colaboración, tratar de minimizar factores que puedan impedir el desarrollo de la actividad, como es el caso de la dimensión relacional y conceptual donde imperan cuestiones como el ejercicio del poder, la jerarquía profesional, el tiempo, el espacio y las rutinas y la manera en que se entiende el uso de las tecnologías. Comprender la importancia de cooperar y colaborar con y para la comunidad debe está presente, e incluso ser uno de los ejes centrales de los programas formativos en el DPC[241].

---

[240] Reeves S. *Porqué necesitamos educación interprofesional para mejorar la prestación de atención segura y eficaz.* Interfaz-Comunicação, Saúde. Educación. 2016; *20* (56): 185-197. Disponible en DOI: https://dx.doi.org/10.1590/1807-57622014.0092

[241] Algunas Universidades ya están implicándose en la formación interprofesional. Por ejemplo, la Universidad de Navarra implantó, en el curso 2017-2018, una asignatura denominada "Educación interprofesio-

b) Competencia y competencia desleal. Acciones de los Colegios profesionales

Competir, según Acton[242] se refiere a *la acción de esforzarse en conseguir algo que otro u otros procuran obtener al mismo tiempo*. Ahora bien, el concepto socioeconómico de competencia es realmente un sistema teórico, cibernético, de la ciencia social. Existe una idea nuclear: *que la competencia es una forma de conflicto, en concreto, un conflicto contenido*, según indica Etzioni[243]. Adam Smith sostenía que existía una especie de mano invisible que controlaba este aspecto del mercado, pero la teoría socioeconómica supone que los divergentes intereses y objetivos de los individuos, puestos juntos no forman automáticamente un conjunto armonioso, por ello son precisos mecanismos específicos que la ordenen y la protejan, que mantengan los conflictos dentro de ciertos límites de forma que se pueda prevenir una escalada hasta el punto de generar una autodestrucción; de modo semejante a una reacción nuclear la competencia adecuadamente limitada puede ser vista como una importante fuerza constructiva, pero, cuando está desatada, es fuertemente destructiva y cuando es reprimida sin un orden, probablemente pierde su poder o puede incluso extinguirse. Es lo que Etzioni llama la *competencia encapsulada*[244]. Un camino para mantener el equilibro que se propone en esa llamada competencia encapsulada, es conseguir formar y mantener las normas construyendo y acumulando valores morales y compromisos de una comunidad u Organización profesional como son los Colegios profesionales y no expandir en exceso la acción de la Administración. Y uno de los casos en el que las normas morales se deben construir es enfocándolas a evitar la competencia desleal. El profesional que, desde un punto de vista deontológico, no se preocupa por alcanzar una sana y adecuada competencia no cumple con un principio básico y provoca pérdida de reputación propia y del colectivo. Pero si la competencia se enfoca a mantener una rivalidad o enfrentamiento es entonces cuando puede ser calificada como competencia desleal. La lícita competencia consiste en que cada profesional pueda, dentro de las prácticas correctas, alcanzar lo que desee evitando provocar el fracaso del otro u otros o provocando el hundimiento y el desprestigio de ellos. Según Aparisi[245],

---

nal" que es compartida por alumnos de Farmacia, Enfermería y Medicina. Disponible en: https://www.unav.edu/documents/5522204/20461788/Educación+interprofesional.pdf/

[242] Acton HB. *La Moral del mercado*. Madrid: Unión Editorial; 2002. p. 62.

[243] Etzioni A. *La dimensión Moral. Hacia una nueva economía*. Madrid: Ediciones Palabra; 2007. p. 263.

[244] Ibíd. Etzioni A. *La dimensión Moral. Hacia una nueva economía*. p. 264.

[245] Ibíd. Aparisi Miralles A. *Deontología profesional del abogado*. p. 220-221.

existen dos factores que pueden ayudar a determinar cuándo una competencia es desleal:

1. Las concretas reglas del juego recogidas o no por la normativa profesional, a través del código deontológico y puede ser incluido también en los Códigos Éticos y en los Códigos de conducta. Por ejemplo, que a través de una página web o red social, una Oficina de Farmacia, indique que los productos de nutrición que dispensa van a ser mejores que los de la farmacia de al lado y con un precio de venta por debajo del precio de coste.

2. Los actos o medios que se utilizan para conseguir una determinada parcela de clientes. Por ejemplo, emplear técnicas de desprestigio o denigración de otros farmacéuticos como la revelación a terceros de determinadas informaciones o faltas de otros profesionales.

La clave en este aspecto radica, aparte del hecho de que los Códigos Deontológicos reflejen claramente este aspecto y lo recojan en situaciones más o menos específicas de la profesión farmacéutica en concreto, es que el profesional farmacéutico esté centrado en su trabajo y no se encuentre preocupado por lo que hacen los colegas de su entorno, salvo que pudiese detectar una actitud de competencia desleal o de transgresión de la legalidad vigente, y se desviva por sus clientes-pacientes desde una perspectiva profesional y humana, como afirma López Guzmán[246]. De la competencia se puede pasar a la rivalidad siempre que se pretenda eliminar al competidor, provocar su hundimiento, como ya hemos indicado, pero de la competencia también se puede alcanzar la cooperación que es algo éticamente deseable y además es socialmente útil y mejora la reputación del profesional y del colectivo. Melé Carné indica que *cualquier competidor sabe que le conviene tener suficientemente en paz y armonía el sistema para no tener que estar continuamente gastando fuerzas en reordenarlo continuamente*[247]. Provocar una autodestrucción si no es ordenada y vigilada, como indicaba Etzioni.

La Ley 7/1997, de 14 de abril, de la que hicimos ya mención en el capítulo segundo, eliminó aquellos preceptos que impedían la introducción de competencia en el ámbito de las profesiones colegiadas. Establece que, en cuanto a la oferta de servicios y fijación de su remuneración, las profesiones colegiadas estarán sometidas a la Ley de Defensa de la Competencia (Ley 16/1989 de 17 de julio, refor-

---

[246] Ibíd. López Guzmán J. *Deontología farmacéutica Aplicada.* p. 111.
[247] Melé D. *Ética, mercado y negocios.* Pamplona: EUNSA; 1994. p. 76.

mada por la Ley 52/1999, de 28 de diciembre)[248] y a la Ley sobre Competencia Desleal (Ley 3/1991, de 10 de enero, reformada por la Ley 29/2009, de 30 de diciembre)[249]. La propia LCP, en su art. 5º apdo. k) ya indicaba que el Colegio profesional *procurará la armonía y colaboración entre sus colegiados, impidiendo la competencia desleal entre los mismos*. Dentro de la ordenación profesional reconocida a los Colegios, por tanto, éstos combatirán la competencia desleal y cualquier otro tipo de actuación irregular en relación con la profesión correspondiente y ejercerán la potestad disciplinaria sobre aquellos colegiados que la transgredan y deben adoptar, si procede, las medidas y las acciones correspondientes establecidas por el ordenamiento jurídico. Uno de los objetivos del Código Deontológico (que como es sabido: tiene carácter normativo y tipifica conductas incorrectas y conduce a la sanción), es por tanto introducir el concepto de competencia desleal, tipificarlo y elaborar los mecanismos para evitarlo. Pero en el caso de la competencia desleal, al igual que en otras cuestiones dentro del ejercicio profesional, nos encontramos con el hecho de que el Código Deontológico no cubre toda la perspectiva Ética, como ocurre en bastantes ocasiones con la propia Ley. Es evidente que el Código Deontológico, como ya hemos dicho, tipifica conductas incorrectas y ello le confiere un carácter normativo y sancionador, en cambio un Código Ético o Moral es en realidad el conjunto de aspectos que permiten introducir el aspecto Ético como lo debido y que manifiesta lo bueno, ya que la filosofía Moral o Ética guarda un equilibrio armonioso entre el deber y la bondad que muestra la relación entre la persona, su dignidad y la realidad, porque el hecho de vivir éticamente es uno de los signos más claros en la peculiar dignidad del ser humano. De ahí se infiere que la Ética proporciona esa calidad en la toma de decisiones, de esta manera disponer de un Código Ético en el Colegio profesional, proporciona una toma de decisiones de mucho mayor calado con conceptos que abarcan la filosofía moral aplicada a la profesión y generan una visión más completa en muchos casos, como la determinación de cuándo se produce competencia desleal, más allá de la propia normativa legal y la del Código Deontológico. López Guzmán ilustra un ejemplo en el que respecto a los horarios de las Oficinas de Farmacia

---

[248] Ley 52/1999, de 28 de diciembre, de reforma de la Ley 16/1989, de 17 de julio, de Defesa de la Competencia. [Internet] Boletín Oficial del Estado, de 29 de diciembre de 1999, núm. 311 [Consultado: 14 de diciembre de 2020]. Disponible en: https://www.boe.es/buscar/doc.php?id=BOE-A-1999-24706

[249] Ley 29/2009, de 30 de diciembre, de Competencia Desleal. [Internet] Boletín Oficial del Estado, de 31 de diciembre de 2009, núm. 315 [Consultado: el 14 de diciembre de 2020] Disponible en: https://www.boe.es/buscar/doc.php?id=BOE-A-2009-21162

se produce[250] esta dicotomía; una nueva Oficina de Farmacia se concede en una determinada barriada y la apertura supone un fuerte desembolso económico al nuevo titular, lo que provoca que no pueda contratar farmacéuticos adjuntos o técnicos en farmacia, al menos hasta que pueda disponer de retornos suficientes para ello. Una de las oficinas de farmacia vecinas a él que dispone de superiores recursos económicos, amplía el horario y en cierto modo, puede provocar el "ahogamiento" del nuevo establecido. Es evidente que desde un punto de vista legal (legislación vigente sobre horarios) e incluso desde un punto de vista deontológico al no provocar engaños o confusiones o actuaciones que lesionen el interés público, se dé el caso de no considerarse competencia desleal, pero si vamos más allá, comprobamos que se ha perdido la visión Ética que es precisa para valorar la, llamemos calidad en la valoración de la competencia desleal, el conjunto de la profesión pierde este valor de la filosofía moral que proporciona la Ética y que nos permite ver que en cierto modo, el farmacéutico que ya estaba establecido sí provoca competencia desleal porque el objetivo de éste es eliminar al nuevo competidor, aparece una especie de perversión de la competencia al perder su aspecto moral, como bien manifiesta Etzioni y que anteriormente señalábamos. O el caso de ciertas "cadenas" de farmacias que desde un punto de vista legal pueden encontrarse en los límites legales, sin llegar a transgredir propiamente la Ley, pero que por sus propias formas de establecer el ejercicio profesional, la atención a sus clientes-pacientes, etcétera, fuera del concepto de lo que debe ser una farmacia asistencial, están produciendo lo que podríamos llamar la "uberización" de la profesión farmacéutica, este efecto que algunos definen como de "economía colaborativa" (nada más lejos) y digital, lleva a la precarización de un servicio como el farmacéutico que no solamente afecta al empleo en la oficina de farmacia, sino a la capacidad y calidad de un servicio que debe estar focalizado en la relación estrecha y verbal entre profesional y cliente-paciente. Sí, puede ser cierto que no transgredan ninguna Ley e incluso tampoco el Código Deontológico vigente (aquí es donde debemos indicar que siempre debe estar activo y ser revisado), pero desde un punto de vista Ético, ejercen una competencia desleal con respecto a los profesionales que día a día atienden a sus clientes-pacientes y que se preocupan y ocupan de sus problemas no sólo de proporcionarles su medicación, sino de su estado de salud, la conciliación de la medicación y pueden detectar patologías subyacentes e incluso situaciones familiares comprometidas o violencia

---

[250] Ibíd. López Guzmán J. *Deontología farmacéutica Aplicada.* p. 115.

en el hogar, un sinfín de cosas que afectan a principios como el de justicia o el de sociabilidad. Se pierde la perspectiva del concepto de la Ética teleológica. La adopción por tanto de los conceptos éticos y la construcción de un Código Ético unido a uno de conducta, se antojan extraordinariamente necesarios en los Colegios de farmacéuticos y que sean mantenidos vivos y revisados convenientemente en función de los diversos dilemas éticos que aparecen.

c) Publicidad y ejercicio profesional. Papel del Colegio

Desde un punto de vista deontológico la cuestión referente a publicidad y ejercicio profesional en lo que se refiere a los farmacéuticos (Publicidad de oficinas de farmacia), entra de lleno en todo lo que ya hemos comentado en el apartado anterior sobre competencia y competencia desleal. No obstante, hemos considerado tratarlo aparte porque resulta un tema controvertido desde tres puntos de vista: el legal, el deontológico y el ético, y porque tal y como se mueve el mundo en lo referente a las relaciones comerciales (relaciones profesional-consumidor) y la entrada del mundo digital y la "cuasi uberización" que se está produciendo en el mercado farmacéutico, asistimos a un marasmo legislativo y Ético en el que los Colegios profesionales no han llegado a liderar esta cuestión en especial en lo que se refiere a los aspectos éticos.

Desde un punto de vista legal, la publicidad de las Oficinas de Farmacia o Farmacias Comunitarias es un tema delicado y muy variado en España y por supuesto también en la UE. En nuestro país, cada CA regula los elementos que se consideran publicidad e incluso la propia publicidad del establecimiento. La legislación estatal no especifica de manera clara qué tipo de publicidad pueden realizar las Oficinas de Farmacia y la norma en vigor que regula este aspecto la Ley 14/1986, de 29 de abril, Ley General de Sanidad[251] (LGS), ha dejado el tema muy abierto y se presta a multitud de interpretaciones. Según el art. 27º de la citada Ley *las Administraciones Públicas, en el ámbito de sus competencias, realizarán un control de la publicidad y propaganda comerciales para que se ajusten a criterios de veracidad en lo que atañe a la salud y para limitar todo aquello que pueda constituir un perjuicio para la misma.* Según el criterio de bastantes juristas, en base a lo que determina la LGS, las Oficinas de Farmacia se pueden publicitar, en general,

---

[251] Ley 14/1986, de 29 de abril, Ley General de Sanidad. [Internet] Boletín Oficial del Estado, de 29 de abril de 1986, núm. 102. [Consultado: el 16 de diciembre de 2020] Disponible en: https://www.boe.es/buscar/doc.php?id=BOE-A-1986-10499

aunque estén sometidas a inspección y mantienen que es importante diferenciar la publicidad de servicios ofrecidos de la propia publicidad del establecimiento y si esta publicidad de la Farmacia es veraz, la Administración en base a lo determinado en la Ley, no puede sancionar. Para otros tantos juristas no se pueden publicitar los establecimientos, porque entienden que a la LGS se añade otro elemento de restricción, el Código Deontológico de la Profesión Farmacéutica que establece que no se puede realizar ninguna clase de publicidad de las oficinas de farmacia que pueda provocar una reducción de la capacidad de libertad de elección del establecimiento sanitario por parte del cliente-paciente. Consideran que los Códigos Deontológicos de la profesión no son simples tratados de normas y deberes morales, sino que deben tener consecuencias en el orden disciplinario puesto que corresponden a potestades públicas que la Ley delega en los Colegios profesionales y es una de las características primordiales contenidas en la ordenación del ejercicio profesional, como anteriormente ya hemos manifestado. Bien es cierto que la Comisión Nacional de Mercados y Competencia (CNMC) en su informe publicado en 2015 sobre el mercado minorista de distribución de medicamentos en España[252], recomendó la eliminación legal de esta restricción basándose fundamentalmente en el criterio: *Si el objetivo de prohibir la publicidad de las oficinas de farmacia fuera la protección de la salud de los pacientes ante una posible información no veraz sobre las propiedades de los medicamentos, esta restricción carecería de fundamentación económica, puesto que la publicidad de los medicamentos ya se encuentra fuertemente regulada.* La clave es que únicamente tienen en cuenta criterios económicos y para nada conceptos Éticos y Deontológicos en los que realmente descansa el buen obrar, la excelencia y la integridad del profesional farmacéutico.

En lo que respecta a la legislación de las diferentes CCAA, en virtud de la transferencia de competencias, nos encontramos con el marasmo legal al que hacíamos referencia. Hay CCAA como: Baleares, Cataluña, Castilla La Mancha, Castilla y León, La Rioja, País Vasco y Comunidad Valenciana que, en sus leyes de ordenación, no contemplan este asunto, por lo que queda referido a lo establecido en la LGS como Ley básica. En otras CCAA como: Aragón, Asturias, Cantabria, Canarias, Extremadura, Comunidad de Madrid y Navarra, en sus respectivas leyes de ordenación farmacéutica, sí contemplan de forma expresa la prohibición

---

[252] CNMC. *Estudio sobre el mercado de la distribución minorista de medicamentos en España.* [Internet] [Consultado: el 10 de marzo de 2020] Disponible en: https://www.cnmc.es/estudio-sobre-el-mercado-de-distribucion-minorista-de-medicamentos-en-espana-272086

de realizar publicidad de la Oficina de Farmacia, e incluso en alguna de ellas se establece lo que debe figurar en los envoltorios y bolsas que se le entregan al cliente-paciente e incluso la disposición de la cruces de farmacia en la fachada del establecimiento o en zonas próximas con el único objetivo de señalización para los usuarios y con el visto bueno de la propia Administración. Hay otros aspectos en los que también se entiende que se puede realizar una especie de publicidad indirecta y que se encuentran regulados en el Real Decreto Legislativo 1/2015, de 24 de julio, por el que se aprueba el texto refundido de la Ley de Garantías y Uso Racional de los Medicamentos y Productos Sanitarios que *considera infracción grave ofrecer primas, obsequios, premios concursos, bonificaciones, descuentos o similares como métodos vinculados a la promoción o venta al público de los productos regulados en esta Ley.* Con lo que se veta de manera taxativa a la Oficina de Farmacia la realización de actuaciones publicitarias promocionales dirigidas a captar al usuario y hacerle perder su libertad de elección de establecimiento.

Es evidente que las diferentes normas legales no han clarificado la cuestión de una forma clara y concreta, aunque haya CCAA que sí hayan restringido este hecho. Pero el legislador estatal no ha sentado las bases de equilibrio dentro del Estado para que un servicio sanitario de propiedad privada, pero de interés público como lo es el farmacéutico, tenga resuelta de forma legal y de forma homogénea en el ámbito nacional la cuestión.

Los Colegios profesionales en estos temas tan controvertidos, como el de la publicidad, los horarios y otros que afectan de manera directa al ejercicio, sí que hemos podido comprobar que han intentado defender, mediante informes e indicaciones de tipo jurídico-legal, un criterio homogéneo dentro de la profesión y muy volcado hacia la no aceptación de la publicidad propiamente dicha del establecimiento sanitario por considerar que desde un punto de vista profesional se induciría a una falta de libertad de elección del establecimiento sanitario a los clientes-pacientes y podría producir efectos indeseables de competencia desleal e incluso de pérdida de reputación del colectivo farmacéutico. Hay situaciones como el ofrecimiento de dádivas o regalos a los clientes-pacientes para atraerlos a una determina oficina de farmacia, mediante técnicas de buzoneo en los domicilios de la zona de influencia o anuncios en redes sociales u otros medios digitales, esta práctica aparte de ser absolutamente reprobable desde un punto de vista profesional, es una práctica clara de competencia desleal que se encuentra recogida en el Código Deontológico de la profesión. Otra de las técnicas que están penetrando de forma muy activa en el sector de las oficinas de farmacia son las de marketing publicitario de las farmacias. Tanto el marketing de contenidos como la publicidad digital pueden entrar en conflicto con las restricciones legales que existen y por supuesto con determinados preceptos del Código Deontológico de la profesión. Muchas de las acciones que realizan algunas farmacias en este campo del marketing digital están dirigidas hacia la promoción de los productos (nunca medicamentos de prescripción o de medicamentos denominados éticos o productos sanitarios sobre los que no está permitida la promoción o la publicidad), en general se dirigen hacia los medicamentos publicitarios (antiguos EFP, hoy medicamentos objeto de publicidad al público) y hacia los productos de parafarmacia y cuidado personal (englobados como los medicamentos objeto de publicidad al público con las siglas OTC) y en la mayoría de las veces más que una información sanitario-profesional de los mismos, se presentan como ofertas de índole económica para que el cliente realice comparativas de precios como en cualquier tienda de "retail" más, abandonando el carácter y el concepto de establecimiento sanitario que debe ser la esencia de una oficina de farmacia.

Es evidente que nos encontramos en mundo absolutamente digitalizado y que es cierto que va a más cada vez, pero sin pretender ponerle "puertas al campo", se hace necesario introducir conceptos Éticos en todos estos aspectos y nadie mejor que los Colegios profesionales para poder salvaguardar la reputación profesional, la excelencia y la integridad ya que son nuevos dilemas Éticos que afectan de manera directa a la profesión. Como comenta López Guzmán[253], *las Organizaciones y los Grupos Sociales no pueden funcionar sin compromisos de uno u otro tipo. Poseen un ideario, unos objetivos y utilizan unos medios para alcanzarlos. Cada vez se consideran más favorablemente las instituciones con valores.* Cualquier Organización y mucho más si cabe, los Colegios de farmacéuticos (o cualquier Colegio profesional) deben mantener el criterio de una visión del profesional farmacéutico como alguien íntegro con valores y que respeta el conjunto de valores y principios básicos de la profesión en el que la corporación debe resaltar la Ética profesional, donde el colectivo se pone como meta el bien interno y social de la profesión. La sociedad deposita una confianza en el profesional farmacéutico porque al pertenecer a este cuerpo profesional se hace merecedor de un respeto por su subsidiaria contribución al bien común y ello debe condicionar su forma de comportarse y de contribuir a ese bien común. En situaciones como las de los usos del marketing y la publicidad que tratamos en este apartado, entendemos que el profesional nunca debe perder el concepto de lo que es un establecimiento sanitario como

---

[253] Ibíd. López Guzmán J. *Integridad en el ámbito profesional sanitario.* p. 57.

la oficina de farmacia, donde desempeña su labor, que no se trata de una mera y simple tienda (con todos los respetos hacia estos establecimientos que también realizan una encomiable labor y que debe realizarse bajo conceptos éticos también) porque en una oficina de farmacia nos encontramos con muchos aspectos que ya hemos desgranado en otros apartados de este trabajo de investigación, en los que la actividad profesional lleva implícita una mayor responsabilidad y compromiso con las personas a las que atiende. La profesión de farmacéutico, como la de cualquier otro agente sanitario requiere de personas íntegras que muestren una consistencia entre lo que dicen, profesan, prometen y en realidad hacen y mantenerlo incluso en aquellas ocasiones en las que se presenten presiones externas o internas y que se generan dentro del propio profesional como el afán de poder, de privilegios y de oportunidades e incluso donde se pierda la visión, misión y valores de lo que es el ejercicio profesional en una oficina de farmacia.

En un mundo digitalizado cada vez más, como hemos dicho, la visibilidad del farmacéutico cumpliendo sus funciones asistenciales en su establecimiento, puede ser aceptable siempre y cuando se dirija a temas de índole formativa, sirva para aclarar conceptos o proporcionar educación sanitaria, sea un canal de comunicación informativa para sus clientes-pacientes o para la presentación de servicios de valor añadido profesional dirigidos a mejorar la calidad de vida de sus clientes-pacientes o desarrolle consejos veraces y contrastados sobre nuevas terapéuticas; en resumidas cuentas, un marketing que puede ser digital, dirigido a aspectos menos comerciales y más profesionales en los que se permite visualizar al profesional e incluso al colectivo como un referente importante, fiable e íntegro, con una responsabilidad Moral y social que requiere una formación de la propia conciencia del profesional adecuada a la verdad, a su dignidad absoluta y a la implicación de esa dignidad en los actos concretos y en lo que estos actos influyen en la buena o mala actividad de los demás. Por ello el desarrollar un Código Ético en el que se encuadren factores referentes a la actividad publicitaria de la oficina de farmacia (entre muchos otros) se antoja necesario, conduce a lo que en otro apartado comentábamos sobre el hecho de que la Ética conduce a la calidad y a la rectitud en las intenciones y en las decisiones.

d) La Ley de Sociedades profesionales y los Colegios

En virtud de la Ley 2/2007, de 15 de marzo, de Sociedades Profesionales (LSP), se genera un nuevo concepto que es el de posibilitar la aparición de una nueva clase de colegiado, mediante la constitución de una Sociedad Profesional a través del correspondiente registro de Sociedades Profesionales que deben crear los Colegios. La LSP apareció como una norma de garantías: garantía de seguridad jurídica para las sociedades profesionales, a las que se facilita un régimen peculiar hasta entonces inexistente, y garantía para los clientes o usuarios de los servicios profesionales prestados de forma colectiva, que ven ampliada la esfera de sujetos responsables. Dichas Sociedades profesionales se someterán a un doble registro, el del registro constitutivo de la sociedad en el Registro Mercantil, incluso aunque se trate de sociedades civiles, y un sistema registral que se les confía a los Colegios profesionales a fin de posibilitar el ejercicio de las facultades que el ordenamiento jurídico les confiere en relación con los profesionales colegiados, ya sean personas físicas o jurídicas.

En el peculiar caso de las oficinas de farmacia, la Disposición Adicional Sexta de la citada LSP determina que: *Sin perjuicio de lo establecido en la presente Ley, la titularidad de las oficinas de farmacia se regulará por la normativa sanitaria propia que les sea de aplicación.* Es evidente que las especiales condiciones de un establecimiento sanitario peculiar, considerado de titularidad y propiedad privada y de interés público, en una cuestión tan importante como es la salud, debería tener una consideración excluyente en la creación de este tipo de sociedades y quedar remitida su regulación a lo previsto por la normativa propia prevista por la Ley General de Sanidad. En su momento se generó un debate de quienes eran favorables a favorecer la creación de Sociedades Profesionales para las oficinas de farmacia y quienes estaban en contra; gran parte de las visiones encontradas tenían que ver con aspectos de índole legal-profesional, generando debates más de tipo jurídico que profesional y por supuesto Ético, pero sí que en la revisión que hemos realizado de las diferentes manifestaciones nos encontramos con algunas opiniones de calado más mercantilista como la publicada por el director del Gabinete López-Santiago que un artículo publicado en la revista profesional El Farmacéutico, hace una reflexión en los siguientes términos[254]:

> *Se contribuiría a sanear el sector, dada la descapitalización que sufre por los impagos, reducción de márgenes, banalización de precios, fiscalidad asfixiante y el desplome del consumo privado. Surgirían nuevos formatos de farmacias, con imagen de marca común, que se beneficiarían de sinergias en logística, comunicación, tecnología o finanzas, lo que permitiría una reducción de costes y precios.*

---

[254] López Santiago A. *Sociedades profesionales y farmacia.* [Internet] Barcelona: El Farmacéutico; 7 de abril de 2014. [Consultado: el 11 de abril de 2020] Disponible en: https://www.elfarmaceutico.es/hemeroteca/sociedades-profesionales-y-farmacia_104520_102.html

Parece que debería ir acompañada de una relajación de la Ley del Medicamento, ya que supone un corsé que limita los servicios asistenciales que ofrecen hoy las farmacias. Hay una grave colisión de visiones e intereses. Modificar esta Ley sería modificar el ADN de la farmacia, tal como la conocemos, aunque también habría algún beneficio. El análisis por colectivos de interés sería el siguiente:

- Pacientes: la inyección de liquidez dotaría a la farmacia de mejores instalaciones, más formación y la posibilidad de ofrecer más servicios. Los auxiliares no tendrían un papel tan activo en el acto de dispensación.

- Sistema Nacional de Salud: podrían retrasar pagos sin asfixiar a las farmacias. Las nuevas estructuras societarias gozarían de mayor músculo financiero.

- Farmacéuticos titulares: se eliminarían las «barreras de salida». Hoy muchos desean jubilarse y no encuentran comprador para su farmacia.

- Farmacéuticos de marcada vocación asistencial: hoy, para ejercer la profesión se exige ser empresario, ya que la titularidad lleva aparejada propiedad obligatoriamente.

- Farmacéuticos adjuntos: mayor posibilidad de ascensos y diseño de una carrera en las nuevas estructuras empresariales.

- Herederos no farmacéuticos y cónyuges supérstites: se evitaría buscar mecanismos de compensación no siempre transparentes.

- Inversores no farmacéuticos: se legalizarían situaciones pasadas, contratos en cuentas de participación, fiducias y préstamos participativos, nunca pacíficos.

- Bancos: podrán tutelar la gestión en el periodo del instituto pre concursal. Los administradores concursales no «descuartizarían» más farmacias para perjuicio de bancos y mayoristas.

- Mayoristas: podrán cobrar sus deudas participando en la propiedad de la farmacia deudora, tutelando su gestión y garantizando su viabilidad.

- Cadenas: nos gusten o no, son operadores legítimos. No las podremos vetar eternamente.

Es una reflexión que desde nuestro punto de vista presenta tintes bastante mercantilistas en los que podría tener alguna razón que podría ser mejor matizada, pero creemos que el profesional farmacéutico pierde una gran parte de su visibilidad profesional, de su función social por encima de intereses particulares, de sus condicionantes deontológicos y de su responsabilidad moral. Nosotros entendemos que llegar a alcanzar mejores servicios por parte de las oficinas de farmacia, mayor colaboración entre estos establecimientos y los Sistemas de Salud, el estudio y puesta en práctica de modelos de sistemas de retribución de servicios, la colaboración y cooperación entre profesionales farmacéuticos en red fuera del concepto mercantil de cadenas de farmacia, etcétera; deben ser planteados por caminos muy distintos a los indicados por el firmante del artículo y menos basándose en una Ley que podría desdibujar, si se hubiese incluido a la oficina de farmacia en ella, la verdadera visión del farmacéutico y el establecimiento que regenta ya que se vería sometido a otros operadores que poco o nada tienen que ver en el desempeño profesional que se le desea a un establecimiento de estas características.

En lo que se refiere a la cuestión jurídico-profesional respecto a aquellos expertos que se manifestaron contrarios a la inclusión de las Oficinas de Farmacia en el régimen previsto en la LSP, si hubiese sido voluntad del legislador modificar el régimen de propiedad de la oficina de farmacia, deberá éste llevar a cabo una reforma de la actual normativa sanitaria, no pudiendo realizarse una revisión del sistema vigente a través de normativa ajena a esta materia y propia de otros ámbitos, como es la LSP. Ahora bien, no es congruente que dicha reforma se lleve a cabo a la vez que nuestro Estado defiende ante la Comisión Europea el vigente modelo de ordenación farmacéutica basado, entre otros, en el binomio propiedad-titularidad. Además, tras las sentencias del TJCE que se refieren a que la protección de la salud pública figura entre las razones imperiosas de interés general restricciones a las de libertades de circulación garantizadas por el Tratado de la Unión, entre las que figura la de libertad de establecimiento, justificadas por el objeto de garantizar un adecuado abastecimiento de medicamentos a la población, seguro y de calidad; puede entenderse que dicha normativa sanitaria, precisamente en lo que respecta a la reserva a los farmacéuticos de la propiedad de la farmacia, goza de plena legitimidad y justificación, ofreciendo un argumento más en contra de la aplicabilidad de la LSP a la oficina de farmacia, pues ya no resulta necesario para dar cumplimiento a las disposiciones del Derecho Comunitario, abrir la propiedad de la farmacia a terceros no farmacéuticos. Las dudas surgidas durante la tramitación parlamentaria de la LSP y que determinaron el carácter abierto de la redacción definitiva de su disposición adicional sexta, han venido a zanjarse con los recientes pronunciamientos del TJCE[255]. En realidad, uno de las cuestiones

---

[255] Moreno J, Garrigues T, Martin A y Muelas J. *Incidencia de la Ley 2/2007, de 15 de marzo, de Sociedades Profesionales, sobre la oficina de farmacia a la luz de los últimos pronunciamientos del TJCE*. Barcelona: InDret. 2009; 4: 1-19.

que no se puede obviar es el hecho de que la normativa española sobre oficinas de farmacia pretende garantizar la autonomía del farmacéutico y salvaguardar los imperativos de salud pública y obtener el mayor grado de protección de la salud de los ciudadanos, la independencia del farmacéutico en lo que se refiere a su actividad asistencial se podría ver vulnerada o coartada si aparecen intereses ajenos en forma de socios no profesionales que enfocaran la actividad más a criterios meramente mercantilistas que asistenciales y aunque la LSP permite que la participación fuese del 25% como máximo, eso no garantiza que un mismo sujeto no farmacéutico o cualquier sociedad mercantil, pudiese disponer de la misma participación en un sinfín de Oficinas de Farmacia con la posible quiebra no solo de las garantías que determina el ordenamiento vigente sino también de la verdadera visión, misión y valores que debe de tener el profesional farmacéutico en su actividad profesional ligada a la oficina de farmacia.

En los últimos años, desde la publicación de la LSP, en el sector de las oficinas de farmacia han ido apareciendo una serie de desviaciones referidas a la forma de realizar la explotación de la oficina de farmacia como la constitución de sociedades mercantiles para la venta de los productos de parafarmacia dentro del mismo establecimiento farmacéutico. Es evidente que establecer dentro del marco de atención en la oficina de farmacia, una especie de diferenciación mercantil de la actividad entre los medicamentos y productos sanitarios y los productos de parafarmacia que pueden ser dispensados a través de la misma, puede antojarse un "rizar el rizo" por muchas cuestiones de índole legal pero también de índole Ética. De índole legal porque afectan a aspectos como los referidos a la situación de arrendamiento del local que si se encuentra en esa situación se podría considerar un subarriendo que generaría problemas con el propietario del mismo y en caso de que el farmacéutico fuese propietario del local, tendría que realizar un subarriendo a la sociedad mercantil que explotase la parte de productos de parafarmacia; la licencia establecida por el Ayuntamiento donde estuviera radicada la Farmacia también se vería afectada por esta doble actividad mercantil, afectaría también al equipo humano desde el punto de vista de relación laboral porque podría parecer una especie de sociedad pantalla que desee eludir responsabilidades laborales. En lo que respecta a las limitaciones establecidas por la normativa sanitaria en lo referente a las oficinas de farmacia se desprende que la titularidad de la autorización administrativa para la apertura de esta y la propiedad del propio negocio únicamente la puede ostentar el farmacéutico como persona física titulada en farmacia. Dicha autorización administrativa lo es tanto para la dispensación de medicamentos con o sin receta, como para el suministro de otros productos que la Ley permite y entre los cuales se encuentran los productos de parafarmacia. Por lo que, desde el punto de vista de la normativa sanitaria, resulta incompatible que una persona jurídica pueda comprar y vender productos de parafarmacia dentro de la propia Oficina, si en la misma el farmacéutico como persona física ya ostenta la titularidad de una autorización.

Desde un punto de vista Deontológico y desde una perspectiva Ética, la valoración que es necesario realizar tanto en lo que respecta a la creación de Sociedades Profesionales para realizar su actividad en la oficina de farmacia, como la generación de otro tipo de Sociedades Mercantiles para explotar la parte referente a los productos de parafarmacia, va mucho más allá de lo que la normativa legal determina. La Ética y la Moral frecuentemente se asocian a la Deontología, incluso antes de que se emplease la palabra Deontología se empleaba la de Moral para referirse a las cuestiones que en la actualidad le son propias a la primera. Así la Ética estudia la moralidad del obrar humano, la Deontología es normativa y está orientada al deber (que debe estar relacionado con lo bueno) y la Moral se ocupa de adecuar los actos humanos con algunos criterios, normas o leyes que derivan de la misma naturaleza del ser humano. Partiendo de estas premisas podemos comprobar como el Código Deontológico de la Profesión Farmacéutica en su art. 4º.3 indica que *el farmacéutico se abstendrá de llevar a cabo cualquier actividad cuyos intereses puedan entrar en conflicto con sus obligaciones deontológicas o comprometer su independencia*; aunque el artículo está redactado de una forma ciertamente generalista, consideramos que una actuación como la que describimos en este apartado sí que entra en conflicto con las obligaciones deontológicas de un profesional que regenta un establecimiento regulado, limitado y sometido a ordenación territorial, para garantizar la accesibilidad de los usuarios y una prestación del servicio con total independencia y además porque la visibilidad pública del farmacéutico no debe situarse bajo el paraguas mercantil de una sociedad ya sea unipersonal o colectiva por intereses meramente comerciales o pecuniarios.

Si analizamos el componente ético entramos en el plano de la filosofía moral; la decisión ética requiere de libertad, es decir, las conductas libres y no las actividades humanas que carecen de esa virtud porque lo moral se define como la toma de decisiones de una persona que, si bien es libre, toma en consideración aspectos internos que son los valores, como la conciencia moral que se manifiesta como un juicio peculiar personal, es un querer voluntario y es también un sentir afectivo. Y es aquí donde se debe aplicar el rasgo propio de lo Ético, de lo Moral, porque, aunque lo Ético es lo libre porque la libertad es un bien que es necesario para ello, no todas las conductas libres pueden ser morales y por tanto hay que empezar a discernir y a valorar a lo Ético como lo debido, es decir lo obligatorio y lo prohibido. Pero desde el punto de vista de la necesidad, la necesidad del deber es una necesidad práctica que insta a realizar libremente lo debido que se basa en la adecuación o correspondencia de una acción con la realidad y que tiene un carácter de incondicionalmente debido, de forma que se puede distinguir lo Moral de lo no Moral o no Ético. Y también a valorar lo Ético como lo bueno o lo preferible, que las acciones que se tomen sean las preferibles, sean cual sean las circunstancias alternativas que las rodean, de forma que escoger lo bueno o lo preferible no esté condicionado a ningún punto de vista particular. Si tenemos en cuenta todas posibilidades que rodean a la acción se debe escoger la de mayor preferibilidad moral o ética. *Las acciones que son preferibles de un modo absoluto son las que se consideran éticamente buenas y meritorias*[256]. Pero además como indica López Guzmán[257], *en todo comportamiento humano se plantean dos preguntas fundamentales: ¿se puede hacer?* (punto de vista físico o punto de vista legal)*, ¿se debe hacer?* (punto de vista ético o moral). Partiendo de este análisis filosófico podemos afirmar que en el caso que nos ocupa sobre las Sociedades Profesionales (de la misma manera que para otras cuestiones que pueden afectar a la actividad profesional del farmacéutico), consideramos que aunque entre las diferentes alternativas de tipo legal que se le pueden plantear al farmacéutico se pueda dirimir que la normativa pudiese permitir entrar en esa situación de generación de Sociedades Mercantiles, lo moralmente Ético es que en base a como está perfilada la oficina de farmacia, con un profesional (o varios) al frente, sea una actividad que no pierda la esencia de visibilidad real del o los profesionales y no se dirija a construir estructuras que hagan perderla, basadas en alternativas que escogen acciones que aun siendo legales sirvan más a intereses mercantilistas que profesionales, parecen más estrategias de cara a la galería e incluso con sombras internas que en nada favorecen la buena praxis del profesional. Las Corporaciones profesionales juegan aquí el papel de ayudar a formar ese criterio moralmente bueno y debido, a elegir colectivamente la misión y los valores buenos y debidos y a ejercitar una vigilancia adecuada en estas cuestiones que bordean algunas veces la legalidad, sin llegar a transgredirla, pero que se nos antojan éticamente reprobables. Las Corporaciones profesionales tienen que ejercer sus responsabilidades con decisiones éticas colectivas, utilizando mecanismos de previsión, análisis y respuesta, proporcionando a todos sus

---

[256] Sánchez-Mingallón S. *Ética*. Pamplona: EUNSA; 2015. p. 15.
[257] Ibíd. López Guzmán J. *Integridad en el ámbito profesional sanitario*. p. 62.

colegiados una integración de saberes entre los que deben estar siempre presentes los humanísticos.

e) El intrusismo profesional y la necesidad de colegiación

La primera pregunta que nos debemos hacer para desarrollar este apartado: ¿es obligatoria la colegiación de todas las profesiones tituladas?, pues bien es una pregunta que desde el punto de vista legal no tiene una fácil respuesta y hay diferentes criterios, pero lo más importante es que falta un desarrollo legal que determine claramente qué profesiones en concreto, deben estar colegiadas y eso produce muchas controversias y un sinfín de recursos legales. La propia *Ley Ómnibus* (Ley 25/2009), a la que nos hemos referido innumerables veces en este trabajo de investigación, establece en su Disposición Transitoria Cuarta: *En el plazo máximo de doce meses desde la entrada en vigor de esta Ley, el Gobierno, previa consulta a las Comunidades Autónomas, remitirá a las Cortes Generales un Proyecto de Ley que determine las profesiones para cuyo ejercicio es obligatoria la colegiación. Dicho Proyecto deberá prever la continuidad de la obligación de colegiación en aquellos casos y supuestos de ejercicio en que se fundamente como instrumento eficiente de control del ejercicio profesional para la mejor defensa de los destinatarios de los servicios y en aquellas actividades en que puedan verse afectadas, de manera grave y directa, materias de especial interés público, como pueden ser la protección de la salud y de la integridad física o de la seguridad personal o jurídica de las personas físicas. Hasta la entrada en vigor de la mencionada Ley se mantendrán las obligaciones de colegiación vigentes.* No obstante, y a pesar del tiempo transcurrido, todavía no ha sido redactada y aprobada ninguna Ley estatal que clarifique este hecho, qué profesiones son las que son consideradas como de colegiación obligatoria. Hemos podido comprobar que desde la publicación de la *Ley Ómnibus* se han dictado unas diez sentencias que mantienen que la colegiación obligatoria lo es para todas las actividades, es decir, para aquellas titulaciones que den lugar a una profesión, en base a que a lo que recoge el art. 36º de nuestra Constitución en el que los Colegios se encuentran amparados. Esta consideración, desde un punto de vista legal, tiene su amparo legal en la redacción final de la Disposición Transitoria aludida más arriba, por ello:

1. Los Colegios profesionales están obligados a admitir a toda persona que reúna los requisitos para el ejercicio de la profesión.

2. La colegiación sólo es obligatoria cuando lo establezca una norma estatal con rango de Ley si bien, mientras no se publique la Ley Estatal que de-

termine las profesiones para cuyo ejercicio es obligatoria la colegiación se mantendrá la vigencia de las obligaciones de colegiación existentes en la actualidad.

La colegiación obligatoria responde a una valoración y se justifica por un interés público de que su ejercicio se ajuste a las normas o reglas que aseguren tanto la eficacia como la eventual responsabilidad en tal ejercicio, por esa razón les han sido dadas a los Colegios funciones de tutela del interés de quienes son destinatarios de los servicios prestados por los profesionales que lo integran. Puede que parezca restrictiva esta cuestión pero en realidad es una medida proporcional; el Principio de Proporcionalidad en Derecho es un principio a tener en cuenta a la hora de tomar muchas decisiones en el plano legal, valorando la utilidad, la necesidad o indispensabilidad y la proporcionalidad "strictu sensu", Así por ejemplo, la necesidad de establecer la colegiación obligatoria para los profesionales de la salud, como los farmacéuticos, es proporcional por su utilidad y por su necesidad, dos sub-principios en los que se basa el Principio de Proporcionalidad, garantizando que los servicios de salud que prestan deben garantizar la protección de la salud y la integridad física de los clientes-pacientes. Por otra parte se hace preciso señalar que los Colegios profesionales no son un obstáculo a la competencia, aunque podría parecer que sí, pero las restricciones legales previstas en las diferentes normas están justificadas y son proporcionales, como ya hemos señalado, por la necesidad de proteger un sistema de prestación de servicios profesionales cuyos beneficiarios son los ciudadanos, por esa razón la supuesta disminución de competencia está absolutamente superada por los beneficios que representa para la sociedad y los ciudadanos. Además, los Colegios profesionales permiten y a la vez deben ser vigilantes de que todos los ejercientes compartan las mismas reglas de juego y han de favorecer esa sana competitividad impulsando la excelencia y la integridad profesionales, formando y fomentando la Ética en los mismos y luchando contra el intrusismo. En esa lucha contra el intrusismo queremos resaltar que no sólo debe circunscribirse a que personas sin la titulación adecuada y la colegiación requerida, ejerzan como profesionales en una determinada actividad para la que se requieren esas condiciones (aquí recordamos el que, en la titularidad de una oficina de farmacia, por sus especiales características sólo debe haber farmacéuticos y titulares únicamente de una única Oficina de Farmacia. De ahí la reflexión realizada en el párrafo d) sobre Sociedades Profesionales), pero es que entendemos que también han de controlar y garantizar que los servicios de valor añadido y que en el marco de los establecimientos sanitarios se presten, han de disponer de la cualificación, especialidad y certificación adecuada del profesional, así como de la autorización normativa correspondiente, evitando que se produzca una especie de intrusismo intra-profesional entendido como aquella situación en la que sin disponer de esas condiciones, se presten servicios para los que no se está acreditado y tampoco autorizado el establecimiento; por ejemplo, realizar pruebas de análisis clínicos en una Oficina de Farmacia sin que el farmacéutico titular o alguno de los farmacéuticos responsables estén en posesión de la especialidad de analista clínico y el establecimiento se encuentre autorizado para ello.

Vidal Casero[258] sobre el intrusismo profesional indica: *el delito de usurpación de calidad, también denominado de intrusismo, en alguna ocasión denominada infracción administrativa especialmente criminalizada, que pretende proteger a la sociedad en general, para evitar el peligro que supone el ejercicio por personas audaces, pero incompetentes, de tareas delicadas que exigen conocimientos y capacidades específicas.* Aunque según lo que se define en la Ley por el simple hecho de ejercer sin la debida colegiación (ya que no es un título oficial la colegiación) no se realiza un acto de intrusismo pues el art. 25º apdo.1 de la CE que determina el acto de infracción del Principio de Legalidad, nos colige a entender que lo que realmente se define en la Ley es la falta del título académico no la falta de colegiación; por ello entendemos que la propia existencia de los Colegios profesionales supone una garantía que evite esta circunstancia por el control de las titulaciones y de los ejercientes que tiene conferidos, aunque en algunas ocasiones puedan existir dificultades para evitarlo ya que se podría tratar de no colegiados sobre los que no tiene ninguna potestad sancionadora, por lo que es preciso una mayor capacidad de control por parte de los Colegios para evitarlo e incluso alguna encomienda de gestión normativa por parte de la Administración pública para poder ser más eficientes en ello. En otras ocasiones se puede producir, debido a la libre circulación de profesionales en la UE que no han cumplido con el requisito de colegiación para el ejercicio o por parte de profesionales que vienen de países terceros (extracomunitarios) con homologaciones de títulos que no han sido completadas correctamente por la lentitud del procedimiento y por irregularidades en los procesos de homologación; los Colegios deberían de tener dotada la capacidad de participar de forma más activa en dichos procesos, de esa formar se podría disponer de un mayor control. Es necesario indicar también que existen dos variantes de intrusismo profesional:

---

[258] Vidal Casero MC. *El art. 403 del Código Penal. El intrusismo dentro del ámbito farmacéutico.* Derecho y Salud.1998; 6 (1): 3.

- La resistencia a la colegiación. "intruso" es quien, reuniendo las aptitudes y condiciones estatutariamente exigidas para la incorporación al Colegio y, por ende, para el ejercicio de la profesión (básicamente de titulación) y pudiendo, por tanto, pertenecer al mismo, sin embargo, ejerce profesionalmente sin la debida incorporación al Colegio. El intruso, en este caso, lo es solo por relación al Colegio profesional.

- El intrusismo "strictu sensu". Resulta ser un "intruso" quien ejerce la profesión sin incorporarse al Colegio, no ya porque pudiendo hacerlo no lo haga, sino porque no puede hacerlo al no cumplir los requisitos exigidos para su colegiación. El intruso es entonces un extraño no solo para el Colegio, sino a la profesión misma. En este caso el Principio de Legalidad no se encuentra vulnerado, como indicábamos más arriba, ya que no accede a la colegiación por no cumplir los requisitos.

La colegiación supone por tanto un adecuado sistema de control al ejercicio, evitando que quienes no dispongan de las condiciones necesarias para ello, no pueden ejercer la profesión. Si se eliminara la colegiación obligatoria total o parcialmente, habría de ser la Administración la que asumiera el control sobre los profesionales. Para ello, además de importantes reformas legislativas, habrían de crearse en el seno de esta, los correspondientes servicios "ad hoc", llevando a cabo asimismo labores de inspección, acreditación y, en su caso, exigencia de responsabilidades disciplinarias y deontológicas. En la actualidad, los Colegios profesionales, muy especialmente los del ámbito sanitario, ofrecen al conjunto de sus colegiados un seguro de responsabilidad civil profesional, con cobertura de los daños que puedan causar en el ejercicio profesional. Si se eliminase la colegiación obligatoria, pasando a manos de la Administración el control sobre dichos profesionales, los daños que causaren estos en su ejercicio profesional entrarían de lleno en la consideración de "responsabilidad patrimonial de las Administraciones Públicas", por una mala gestión de sus servicios, y las demandas se dirigirán directamente contra ellas, con independencia de la posibilidad de la acción de repetición posterior contra el profesional sanitario. En cualquier caso, se plantea, no ya un efecto cuantitativo, sino cualitativo ya que la posición de la Administración pública en el escenario de la relación empleado-empleador, puede distorsionar la relación del servicio profesional prestado por cuenta de la Administración en cuanto a la independencia de criterio profesional que debe presidir, ante todo, la actuación del profesional. Por tanto, si se elimina la colegiación, el control del ejercicio profesional, tendría que asumirlo la Administración; y la primera cuestión que se plantea es bajo qué normas, ya que las normas deontológicas y la Ética para los profesionales han de ser aplicadas por una entidad independiente de la relación empleado-empleador, y sin embargo la Administración, o empleadora en general, sea pública o privada, no cumple esta condición, por lo que difícilmente podría sustituir el control del ejercicio profesional de la forma adecuada y requerida. Las Administraciones Públicas controlarían el ámbito del servicio prestado en la condición o aspecto de empleado. Y el Colegio profesional tendría su campo de actuación en el espacio referido al propio acto profesional, ámbitos complementarios, pero marcadamente diferenciados.

f) El secreto profesional

El artículo 20º del Código de Deontología farmacéutica se ocupa directamente del secreto profesional. Dicho artículo se encuentra redactado de la siguiente manera:

1. La información de carácter personal que el farmacéutico conozca fruto del desempeño de su ejercicio profesional está sujeta al deber de secreto profesional. El secreto profesional obliga a todos los farmacéuticos en todas sus actuaciones cualquiera que sea su modalidad de ejercicio.

2. El deber de secreto profesional solo podrá ser eximido por el consentimiento expreso e inequívoco del interesado, por mandato judicial, o en cumplimiento de los deberes de comunicación o denuncia ante cualquiera de los supuestos previstos por la legislación, en las condiciones que ésta establezca. Excepcionalmente, este deber podrá ser también eximido cuando esté en peligro la vida o derechos fundamentales de otra u otras personas que debieran prevalecer frente al deber de secreto profesional.

3. El farmacéutico velará porque sus colaboradores se atengan estrictamente al deber de secreto profesional.

4. El fallecimiento del paciente o usuario no libera al farmacéutico de las obligaciones del secreto profesional.

Todo profesional mantendrá el secreto profesional sobre todos aquellos datos, hechos o cualquier tipo de información de carácter reservado a la que haya accedido en virtud de su labor o trabajo profesionales. Esta confidencialidad se impone por la necesidad de que exista una absoluta confianza entre el profesional y quienes acuden a solicitar sus servicios y por el necesario respeto a la intimidad de éstos últimos. Si por una causa de mala praxis un profesional farmacéutico transgrediese esta norma del código, no solamente haría perder la confianza en él depositada por sus clientes-pacientes, afectaría de modo directo a la profesión far-macéutica provocando un perjuicio grave de la confianza que los usuarios podrían tener del servicio farmacéutico, independientemente de las implicaciones de tipo legal de las que pudiera ser objeto.

El secreto en las relaciones humanas se refiere al dominio de la verdad, co-nocida por una o pocas personas y desconocida para el resto en el que existe la necesidad o conveniencia de que así permanezca esa situación, ello produce un alto nivel de confianza y compromiso entre quienes conocen ese secreto y están obligados moralmente a guardarlo y no difundirlo por justicia, fidelidad, amistad, confianza, etcétera. Según Vidal Casero hay tres tipos de secreto[259]:

1. El secreto natural referido a lo que se desprende por la propia naturaleza del asunto, como por ejemplo es el secreto postal o el secreto en los correos electrónicos. No se requiere ningún contrato expreso o tácito para cumplir esta reserva.

2. El secreto prometido en el que la promesa se realiza después de hecha la confidencia y en el que no hay ninguna contrapartida para mantener el deber de guardarlo. En este caso se genera un deber de fidelidad o lealtad a la persona, por lo que si es transgredido se falta a la promesa y el que así lo origina provoca una falta al honor y a la sinceridad e incluso a su deber moral de guardarlo.

3. El secreto confiado, pactado o encargado, en este caso ya existe una prome-sa previa de no revelarlo, antes de conocer dicha confidencia y se establece por tanto una especie de contrato. Hay una obligación de justicia porque existe un contrato o un cuasi contrato y una obligación a respetar la virtud de la caridad para no lesionar al prójimo. Es en este tipo donde realmente se encuentra encuadrado el secreto profesional que es de una importancia alta en la sociedad y muy especialmente en el mundo sanitario precisa-mente por la alta confianza que en los profesionales de la salud, depositan los clientes-pacientes y que sólo deben tratarlo con la persona en concreto, además únicamente podrán dar a conocer los conocimientos que adquie-ren a través de las personas que tratan, con el consentimiento de éstas y con el objetivo de mejorar su situación de salud o bien porque conocida la confidencia se pueda.

---

[259] Vidal Casero MC. *El farmacéutico y el secreto profesional.* Cuadernos de Bioética. 1995; 2º: 204-210.

Existe, por tanto, una obligación moral muy intensa en el secreto profesional porque existe un vínculo muy estrecho de confianza que en realidad es compromiso en virtud de la profesión a guardar el secreto. El instinto natural de conservación de la especie humana hace que cualquier persona en situación de salud comprometida por cualquier causa, acuda a quien más sabe para ayudarle y se confía de manera total al profesional porque le hace entrega de su intimidad. En el caso del farmacéutico, como en cualquier otro profesional de la salud, tiene que ser también discreto en sus palabras, en sus consejos que deben ser ponderados y en sus formas de tratar a la persona y en su forma de comunicar sus impresiones; esto si no se realiza de forma adecuada puede generar desconfianza de la persona con respecto al profesional y a la vez afecta al colectivo profesional de manera indirecta por una deficiente praxis del profesional.

El secreto profesional está considerado un deber fundamental y por ello la Deontología profesional lo contempla en sus normas y la Ética profesional de igual manera debe formar, de la misma manera que para otras cuestiones profesionales, en la calidad de la conciencia moral de los profesionales. Ahora bien, aun siendo un deber fundamental, no es una obligación absoluta ya que existen otras bienes superiores, imperativos de fuerza mayor que pueden derogar ese secreto profesional concreto, aunque el profesional deberá actuar siempre de manera celosa, discreta y restrictiva en caso de que por causas mayores se liberara del secreto profesional y siempre declarará ante aquellos que dispongan de los conocimientos, acreditaciones y juicio para hacer un correcto y debido uso de dicho conocimiento. Los casos en los que dicho secreto profesional puede ser levantado sería: por consentimiento de la persona de manera libre, en casos que la Ley disponga siempre que no afecte a la propia conciencia del profesional, por cuestiones que afecten al bien común, por la propia defensa del profesional en casos de denuncias o cuando la revelación suponga librar a la persona de daños mayores. El Colegio tienen en estos casos el papel fundamental a la hora de asesorar de manera equilibrada y justa al colegiado, a la vez que son los que deben formar de manera correcta en esta circunstancia, al igual que en otras, para conducir a la excelencia Ética y moral de sus profesionales.

g) La potestad sancionadora

La potestad sancionadora de los Colegios profesionales se ha configurado de forma tradicional como una potestad disciplinaria, ya que se ejerce exclusivamente sobre los propios colegiados, como una extensión a partir de la atribución a la

Administración sobre los agentes a su servicio (los Colegios) con el objetivo de mantener la disciplina interna y de que pueda ser constatada la presencia y mantenimiento de los elementos caracterizadores de dicha disciplina, entre los que se encuentran aquellos ilícitos sancionables que son valorables normalmente a partir de pautas deontológicas. Esta potestad tiene dos pautas o dos vertientes que son distinguibles:

- La profesional que es la que conecta directamente con el Código Deontológico, relacionado con el ejercicio de la profesión.

- La colegial que es la que apela a la estricta consideración de las relaciones de sus miembros con el Colegio o entre ellos mismos y que pertenece al ámbito de la disciplina interna (Reglamento de Régimen Interior del Colegio).

El Parlamento Europeo en fecha 16 de junio de 2008[260] realizó la siguiente declaración por escrito:

B. Considerando que las profesiones liberales prestan con frecuencia servicios públicos en sectores fundamentales de interés general (por ejemplo, farmacias), incluso en zonas rurales y menos atractivas económicamente [...];

1. Pide a la Comisión que respete el valor añadido de las profesiones liberales para la sociedad europea y garantice que no se evalúen dichas profesiones únicamente con arreglo a criterios de economía de mercado;

2. Pide a la Comisión que respete la estructura autónoma de gobierno de las profesiones liberales y su potencial para contribuir a aplicar la Estrategia de Lisboa;

Dicha declaración fue recogida más adelante en todo su espíritu por el Dictamen emitido por el Consejo Económico y Social Europeo[261].

Como resultado de todas estas consideraciones y muy sintéticamente, las siguientes funciones colegiales son consideradas como esenciales para ejercer el

---

[260] Informe Consejo Superior de los Colegios de Arquitectos de España sobre el documento presentado por la Comisión Nacional de la Competencia. [Internet] septiembre 2008. p. 9. [consultado el 14 de septiembre de 2020]. Disponible en: http://www.coasevilla.org/Raiz/se/Bolonia_SevProf/3.2%2020080925%20 INFORME%20CS%20AL%20INFORME%20DE%20LA%20CNC.pdf

[261] Dictamen del Comité Económico y Social Europeo sobre el tema «El papel y el futuro de las profesiones liberales en la sociedad civil europea de 2020» (Dictamen de iniciativa).2014/C 226/02. [Internet] *Diario Oficial de la Unión Europea*, núm. C226, de 16 de julio de 2014. [consultado el 14 de septiembre de 2020] Disponible en: https://eur-lex.europa.eu/legal-content/ES/TXT/HTML/?uri=CE-LEX:52013IE1748&from=GA

control del ejercicio profesional y mejoran la defensa de los derechos de los usuarios de los servicios y de los pacientes:

– El registro colegial, la cooperación con la Administración para el reconocimiento y homologación de títulos extranjeros y las actuaciones judiciales; funciones, todas ellas, que están fundamentalmente destinadas al control del intrusismo en protección de los pacientes y del interés general.

– La potestad sancionadora y las disposiciones de los Códigos Deontológicos que aseguran el control disciplinario,

– Los Programas de Formación Continua de los colegiados, que contribuyen a asegurar la calidad del ejercicio profesional.

Es evidente que la función disciplinaria se encuentra entre las funciones más importantes que deben realizar los Colegios profesionales. Por esta razón la función de control debe ser realizada con la máxima diligencia, para garantizar un adecuado cumplimiento ético en los profesionales colegiados. La falta de control o la no diligencia en su aplicación por parte de los Colegios, afectaría de manera muy directa al ejercicio de la potestad sancionadora, esta falta de control se puede producir en dos vertientes primordiales:

• Por un lado, en relación con el acceso al ejercicio de la profesión, donde el control que pueden realizar los Colegios se enfoca a evitar el ejercicio profesional se no se cumplen las condiciones adecuadas; por ejemplo, licenciados en derecho que ejercen como abogados sin el requisito de haber superado el máster de acceso a la abogacía o licenciados en farmacia que ejercen de analistas clínicos sin la titulación de la especialidad correspondiente.

• Por otro lado, deben de ejercer un control sobre los titulados de países terceros no pertenecientes a la UE a efectos de su homologación o no en base a los requisitos exigidos y la titulación y acreditaciones exigidas, por lo que los Colegios profesionales deben de participar en los tribunales de homologación de títulos, a efectos de control por su independencia y para garantizar que la resolución de los expedientes de homologación sea más ágil y eficiente.

Hemos asistido en los últimos tiempos como algunos sectores han cuestionado la capacidad disciplinaria de los Colegios, al considerar que tal potestad implica la introducción de un elemento coactivo en el desarrollo de la actividad de los profesionales. Para avalar este argumento se apela al hecho de que, si el profesional realiza una infracción, la vía más adecuada es la judicial, de tal modo que no sería necesario ningún otro tipo de actuación.

Pero es que sobre este tema cabe realizar dos precisiones: una referente a la competencia que han de cumplir terceros a ajenos a la organización interna del Colegio (norma "ad extra") en este caso los propios colegiados, y otra relativa a su capacidad hacia el personal y la organización interna del propio Colegio (norma "ad intra"*)*. En primer lugar, en base al ámbito "ad extra", hay que reconocer, en virtud de las atribuciones que le son conferidas por las Administraciones Públicas, la lógica de la capacidad disciplinaria del Colegio, reconocida desde un punto de vista normativo; el legislador tanto Estatal, Autonómico (en las leyes autonómicas sobre Colegios profesionales), como de la UE así lo ha considerado oportuno y eficaz. En este sentido, debemos recordar que es gracias al reconocimiento de esta potestad que está basada en un reconocimiento a los Colegios profesionales de su función de control, por ello se genera por la sociedad una confianza en la propia Organización colegial que supone una expectativa que no puede ser defraudada en ningún momento, y que además precisa de la conveniente supervisión, control y capacidad para prevenir una situación inconveniente, o hacer rectificar a un determinado profesional, mucho antes que llegar a situaciones más complejas. El ejercicio de la potestad de control es primordial, a él nos hemos referido en párrafos anteriores y el Colegio jamás debe hacer abstracción de este ejercicio.

En segundo lugar, y por lo que se refiere al ámbito "ad intra", siempre es preferible que los problemas de carácter interno se resuelvan desde dentro de la profesión, evitando así que los conflictos se judicialicen e incluso perturben el propio orden de la profesión. De cualquier manera, el Colegio profesional tenderá a eliminar los potenciales elementos de conflicto, promoviendo, en la medida de sus posibilidades, el acuerdo y la integración de las partes[262]. Por el contrario, la anulación de la capacidad disciplinaria del Colegio profesional conduciría a un incremento de la litigiosidad en una profesión –con el consiguiente desprestigio social–, ya que las facultades ahora depositadas en las Corporaciones profesionales serían ejercitadas directamente por el Estado[263], con la consiguiente pérdida de eficacia y efectividad.

Para cumplir estas funciones el Colegio dispone de diversos medios, entre los que destaca el control deontológico y el ejercicio de la potestad disciplinaria[264].

---

[262] Aparisi A. *La educación para la ciudadanía: reflexiones desde el Derecho*. En: Naval C. Laspalas J (eds.) *La educación cívica hoy: una aproximación interdisciplinar*. Pamplona: Eunsa; 2000. p. 153 y ss.

[263] Valverde JL, Martín Castilla D. *Encuadramiento de las competencias deontológicas de los Colegios profesionales*. En: Valverde JL, Arrebola P. Estudios de Ética farmacéutica. Madrid: Doce Calles; 1999. p. 121.

[264] Sobre las competencias de los Colegios profesionales para aprobar códigos de Deontología vid. Valverde JL, Martín-Castilla D. *Facultades colegiales para definir normas deontológicas*. Offarm 1988; 7(10): 78 y ss.

En virtud de lo que comenta Herranz, de este pacto entre la sociedad y las corporaciones deriva, por un lado, el carácter público del Código Deontológico, así como de su potestad y su régimen disciplinario. Por otro, la obligación que tienen los profesionales de acatar estas directrices[265], recordemos que el Código Deontológico es un claro compendio normativo, de ahí su importancia en elaborarlo de manera concienzuda y lógica, y a la vez mantenerlo vivo y revisarlo con asiduidad. Los licenciados, al solicitar su ingreso en un determinado Colegio profesional, se comprometen a seguir las pautas de comportamiento que garantizan el cumplimiento de la función social que se atribuye a una concreta profesión, así como los valores éticos que ésta persigue. En este sentido, para Villar Palasí es característico de los Códigos Deontológicos su carácter normativo vinculante, lo que reafirma lo que indicamos en las líneas anteriores. Esta peculiaridad se enraíza en la doctrina de las relaciones especiales de sujeción. El profesional se encuentra obligado a cumplir los preceptos del Código Deontológico debido a su previa obediencia al Colegio al que pertenece, de forma muy similar a lo que sucede con la "lex contractus"[266], Principio del Derecho Civil que considera el contrato entre partes como norma jurídica válida, y eso es lo que el profesional acepta para adquirir su condición de colegiado.

Es evidente que la naturaleza misma de la actividad ejercida profesionalmente conlleva su sometimiento a reglas que van más allá de lo dispuesto por el Derecho Positivo en un sentido estricto, al estar originadas en los principios y usos de la profesión, en lo que se espera de un profesional. Cada corporación puede decidir, de manera absolutamente libre, cual es el conjunto de exigencias que, según las características propias de cada profesión, resultan de inevitable cumplimiento[267]. En realidad, siguiendo a Lega, *quien ha efectuado una elección profesional solicitando su inscripción en el registro de los abogados o de los procuradores y ejerce, efectivamente, la profesión, no puede –por lógica coherencia– ejercerla de otro modo que en armonía con la función social que a ella se atribuye, en relación con los fines*

Sobre el problema de la compatibilidad entre sanción penal y disciplinaria vid. Valverde JL, Martín-Castilla D. *Sanción penal y sanción disciplinaria.* Offarm 1989; 8 (2): 77 y ss.

[265] Herranz G. *Comentarios al Código de Ética y Deontología médica.* Pamplona: Eunsa 1992. p. 4.

[266] Villar Palasí JL. *Deontología en la sociedad actual.* En: VVAA., *Bioética y Justicia.* Madrid: Consejo General del Poder Judicial y Secretaría General Técnica del Ministerio de Sanidad y Consumo; 2000. p. 242.

[267] En palabras de Delgado de Miguel, "Su violación supondría el rechazo de la corporación en su conjunto contra alguien que no quiere respetar las reglas del juego que toda profesión exige para su ejercicio, y esa sanción moral, ideal, del cuerpo social, ya sea el notarial, el judicial, etc., quizás llegue a ser más grave que la misma sanción jurídica". Delgado de Miguel JF. *Fundamento Moral de los Principios Deontológicos.* En: Hernando Santiago J et al. *Ética de las profesiones jurídicas.* Murcia: UCAM-AEDOS; 2003. p. 118.

ético-solidarios[268]. Esto sucede en todas las disciplinas, pero se manifiesta de un modo más intenso en aquellas que tienen por objeto inmediato al hombre o a las relaciones humanas, dada su gran repercusión social. Este es el caso, por ejemplo, de las profesiones sanitarias.

Conviene señalar, sin embargo, que el Colegio profesional no posee una capacidad reguladora carente de límites. Al igual que ocurre con el legislador al construir normas, debe tener clara conciencia de los márgenes de su competencia. Para ello, el Colegio debe tener presente que, en el campo de la estricta moralidad personal, el ser humano debe ver reconocido un marco de libre actuación[269], donde demuestra su comprensión de la dependencia entre la moralidad de la persona y la comprensión de los valores morales, como decía Von Hildebrand[270]: *el ser moral funda la visión para los valores …. el ser orientado moralmente se halla en condiciones de entender el mundo de los valores objetivos. …. el conocimiento del tipo de conexión que hay entre moralidad y conocimiento de los valores, no sólo le hace a la persona un ser moral, Ético, sino que proyecta una nueva luz sobre todo el central problema ético de la mejora y del cambio moral en general;* gracias a la importancia de la formación Ética que debe tener y a su propia libertad. Este principio de libre actuación debe regir en toda su amplitud, especialmente en el plano de las intenciones. Pero en el momento en el que una acción humana sale del ámbito de la conciencia para afectar derechos y expectativas de otros individuos, ya posee una trascendencia social. Los Códigos Deontológicos, al igual que el Derecho, contemplan las acciones humanas atendiendo, no sólo, pero sí en gran medida, a su dimensión social. De ese modo, las actuaciones enjuiciadas no son, solamente, cuestiones de "conciencia profesional", sino fundamentalmente acciones relativas o no al bien social.

Encontramos así que en la norma deontológica concurre, en cierta medida, una de las notas que, tradicionalmente, ha servido para diferenciar el Derecho de la moral, la denominada "exterioridad" del Derecho frente a la "interioridad" de ésta. Ello significa que, al igual que ocurre con el Derecho, gran parte del centro de interés de la Deontología se sitúa en la trascendencia social de la conducta. En consecuencia, es claro que un Código Deontológico no podrá imponer coactivamente pautas de conducta que pertenezcan a la interioridad del sujeto, que no se

---

[268] Lega C. *Deontología de la profesión del abogado.* Madrid: Civitas; 1983. p. 65.
[269] El artículo 16 de nuestra Constitución reconoce el Principio General de Libertad Ideológica.
[270] Von Hildebrand D. *Moralidad y conocimiento ético de los valores.* Fuenlabrada: Ediciones Cristiandad; 2006. p 213-214.

apoyen en unas expectativas de derechos, que no tengan una dimensión social. En este sentido, por ejemplo, el deber de secreto profesional se impone en tanto que existe una expectativa de respeto al derecho a la intimidad de los pacientes. Las normas deontológicas establecen así obligaciones no exigibles en las relaciones ordinarias de la comunidad, pero sí a los profesionales que se han comprometido con la sociedad a desempeñar una determinada labor. Y en este aspecto es decisiva la supervisión del Colegio profesional. Este es el núcleo de esta cuestión: los Colegios sólo pueden imponer sanciones en los casos y con la extensión prevista por la normatividad vigente[271].

3.2.3. *La aplicación, desarrollo y puesta en práctica de los Códigos Deontológicos y la Bioética*

Con frecuencia en el lenguaje coloquial escuchamos expresiones como las siguientes: esta actitud no es Ética, esta persona no tiene una conducta Ética, o tal sentencia es injusta. Son frases que se utilizan por analogía pero que no siempre tienen el mismo significado. Es importante tener claros los conceptos para no generar confusión y para poder dialogar y deliberar de manera fructuosa sobre cuestiones de gran calado como la que nos ocupa.

Hay preguntas a las que nos enfrentamos siempre: ¿Cuál es la dimensión Ética de la persona humana? ¿Qué debo hacer? ¿Por qué este acto es justo y este otro injusto cuando no tienen repercusiones sociales? ¿Cuál es la causa de que se suscite en mí, de modo espontáneo, la condena de una acción íntima a mi ser y, por el contrario, por qué se levanta también automáticamente la aprobación incondicional de otra? ¿Por qué la conciencia personal se inquieta ante actos ocultos que no tienen eco social alguno?

De una u otra forma se plantea en todas las épocas, pues el hombre aspira de continuo a saber qué acciones son buenas y cuáles son malas, qué es lo que le hace justo o injusto, por qué y ante quién es responsable de sus actos, y se cuestiona qué significan valores éticos fundamentales, tales como la justicia, la amistad, la honradez, la fidelidad, la generosidad…

¿De dónde deriva ese sedimento moral que perdura en las diversas razas y culturas? ¿Los programas éticos son una simple memoria histórica de los pueblos?

---

[271] Sobre la naturaleza jurídica de los códigos deontológicos y las bases del poder disciplinario, se puede consultar: Terrier E. *Déontologie médicale et droit*. Bourdeaux. Les Études Hospitalières Editions, 2003. p. 1-527.

¿Es sólo la sociedad la que evalúa la conducta Ética de los ciudadanos? El hecho es que la conducta moral se constata en el ser humano como un dato íntimo e irrenunciable de su existencia, pues en ella adquiere pleno sentido la libertad, toma origen el sentimiento de culpa y de remordimiento, se garantiza la responsabilidad personal y, en definitiva, se alcanza la verdadera felicidad y se disfruta de ella. En la urdimbre del ser humano la racionalidad se reduce al binomio en el orden del conocer, –donde se encontraría el distinguir la verdad del error–, y en el orden práctico que le conduciría a saber dónde está el bien y el mal. Las dos cuestiones son categóricas para definir al ser humano. Sócrates en el diálogo con Critias, indicaba que *vivir dichoso no es vivir según la ciencia general, ni según todas las ciencias reunidas, sino según la que conoce el bien y el mal*[272]. En efecto, la cota de perfección a la que aspira la persona humana resulta siempre insuficiente para alcanzar la felicidad si no va acompañada de la perfección que ofrece el comportamiento ético. Nos podríamos preguntar ¿Para obrar «bien», es suficiente el conocimiento o se requiere el ejercicio de la virtud? Aristóteles explicó que el mero conocimiento no era suficiente para el recto quehacer moral, sino que la persona humana debería ejercitarse activamente en la práctica del bien: *Tratándose de la virtud, no basta saberla; además, hay que poseerla y practicarla.* Y añade el filósofo: *Para ser bueno no es suficiente querer. Tampoco basta saber. Si no se realizan muchos actos buenos, nadie tiene la menor probabilidad de llegar a ser bueno*[273]. No basta, pues, con "conocer" el bien y el mal y, en cada caso, desear evitarlo; ni siquiera es suficiente aceptar el sentido del "deber Moral", se requiere además que el sujeto sea capaz y se empeñe en llevarlo a término. Necesitamos de la Ética porque la inteligencia y la libertad son dos piezas que no siempre encajan perfectamente en el ser humano. No obstante, la vida Ética resulta difícil pues, además del conocimiento y del empeño moral los problemas y crisis no se superan sólo con los sistemas filosóficos ni por medio de programas políticos. Se requiere un refuerzo y el apoyo necesario que coadyuven y cooperen con las fuerzas del hombre. Esta certeza parece que no es advertida por quienes, ante la crisis de valores Éticos en la convivencia social, urgen la recuperación de la Moral pública sin reparar que la verdadera reforma Moral se inicia en cada individuo. En efecto, si bien es cierto que la Ética Pública no es la suma de la Ética Privada, sin embargo, no es posible alcanzar la Moral en la vida social sin la moralidad

---

[272] Platón. *Carmides* 174a-d.

[273] Aristóteles. *Eth Nik* JI, 4, 1105b; X, 9, 1179b. Aristóteles defiende en todo momento que las virtudes no son innatas, sino adquiridas. *Eth Nik* JI, 1, 1103b.

personal de los ciudadanos[274]. Según el pensamiento griego y kantiano, ser Ético es ser humano, y, en consecuencia, podemos decir que para ser humano hay que ser Ético. Se trata, pues, de que el hombre sea fiel a sí mismo. Y sólo será «sí mismo» cuando se dé perfecta coherencia entre su ser y su actuar, de lo contrario será un ser inconsistente, que fluctúa entre el «yo» personal y los demás seres, en el impersonal «se» que critica Heidegger[275]. De otro modo, los comportamientos estarán sometidos al relativismo o subjetivismo que no tienen en cuenta la realidad y la verdad de las cosas y, por tanto, de los valores. Solo el hombre es sujeto de valoración Ética porque solo él explica y fundamenta racionalmente lo que es bueno y lo que es malo y porqué, los animales no se plantean la bondad de las acciones. También la Ética se plantea la sociabilidad, pues las acciones del hombre tienen una repercusión en la vida social. Aristóteles lo expresa así: *El hombre virtuoso sabe siempre juzgar las cosas como es debido, y conoce la verdad respecto de cada una de ellas, porque según son las disposiciones morales del hombre, así las cosas, varían*[276].

Teniendo en cuenta lo anterior, nos podemos plantear distintos conceptos sobre la Ética que merece la pena diferenciar:

– **Ética como término moral de un juicio intuitivo o instintivo**: Sería el conocimiento espontáneo que toda persona que ha alcanzado el uso de razón tiene acerca de una conducta Ética, para la que no se requiere preparación Ética, pero sabría juzgar su moralidad. Todo el mundo juzgaría mal que un médico prescribiera una dosis letal de un medicamento y un farmacéutico la dispensara.

– **Ética como juicio moral sistemático y razonado**: Esto significaría hacer un análisis de los datos que tenemos y siguiendo un método ordenado llegar al juicio sobre la licitud de una conducta que tenemos que analizar. Aquí estaríamos en el campo de la Bioética.

– **Ética profesional, (en nuestro caso farmacéutica) como conjunto de valores y normas que definen la buena praxis.** En este nivel se englobaría la Ética y la Bioéica del profesional, y la Deontología que se desarrolla en los diferentes Códigos Deontológicos de las distintas profesiones como pilares básicos para un buen ejercicio profesional.

---

[274] Fernández A. *La dimensión ética de la persona humana*. Scripta Theologica. 1998: 30(1): 137-155.
[275] M. Heidegger. El *Ser y el tiempo*, México: Fondo de Cult. Econ.;1951. p. 136-151.
[276] Aristóteles., *Eth Nik* I1I, 2, 1113a; cfr. X, 8, 1179a.

- **El Derecho y las leyes:** Este concepto es muy importante tenerlo en cuenta a la hora de regular las acciones y comportamientos en una sociedad democrática como en la que nos encontramos, pues mientras la Ética y la Bioética valoran el juicio Moral de una conducta en sí misma, el Derecho se ocupa de regular mediante leyes dicho comportamiento teniendo en cuenta también la perspectiva social. Simplificando mucho podemos decir que en el ámbito de la Ética y de la Bioética cada individuo responde ante su propia conciencia, mientras que en el ámbito jurídico responde ante los tribunales de justicia. Es aquí donde puede haber muchas contradicciones entre lo que es Ético y lo que es Legal. Puede ser legal dispensar sin receta un determinado medicamento y no ser ético. Puede ser legal admitir un incentivo por prescribir un fármaco y estar en contra de la Ética por diferentes motivos.

Llegados a este punto nos podemos plantear dónde se ubica un Código Deontológico; si es necesario para el ejercicio de una profesión; si sirve cualquiera; si depende de los gobiernos del momento o si no es necesario que exista. Dado que en Bioética hay muchas corrientes, y no todas buscan el bien esencial de la persona, conviene que se desarrollen unos principios que sirvan de guía para cualquier profesional, para no caer por ejemplo en la corriente deontologista, –que pone el acento en los deberes–, o en la corriente utilitarista, para la cual el fin justifica los medios.

Etimológicamente Deontología significa, tratado de los deberes y en el contexto que estamos estudiando nos referimos a la moralidad interna[277] de una determinada profesión; de hecho, se habla de Deontología allí donde existen profesiones y no para los oficios.

Desde hace algunas décadas la mayoría de los países han tenido que revisar y legislar de acuerdo con los nuevos problemas y situaciones que se presentaban en el ejercicio profesional, desarrollando abundante legislación en relación con los derechos del paciente lo cual se corresponde con los deberes y obligaciones legales de los profesionales, por ejemplo, consentimiento informado, segunda opinión, el tratamiento al final de la vida, autonomía del paciente, secreto profesional…, razón por la que un marco legal adecuado es un gran avance y resulta imprescindible. Sin embargo, somos conscientes de que, si un profesional no tiene en su interior un cierto grado de compromiso y responsabilidad, la norma jurídica podría quedar en el baúl de los recuerdos o incluso por omisión profesional llegara a

---

[277] Gracia D. *Como arqueros al blanco*. Madrid: Triacastela; 2004. p. 279-299.

perjudicar al paciente. Pensemos en un consentimiento informado incomprensible para el enfermo y que por falta de Ética profesional no se explica y se tramita como un documento sin mayor importancia; en la administración de un fármaco con unos efectos secundarios que el paciente debe conocer, llegando a ser un "abandono técnico", aunque tenga todos los requerimientos legales.

A estas alturas vemos que los aspectos científicos y los legales resultan insuficientes para una buena praxis que requiere del comportamiento Ético del profesional para realizar un trabajo verdaderamente humano. En los ejemplos anteriores podemos afirmar que no podrían ser valorados o juzgados desde la perspectiva legal en la práctica diaria, aunque podría tener sanción posterior, pero el daño quedaría hecho y esto repercutiría en una pérdida de confianza y rectitud de la profesión.

Dando un paso más en nuestro estudio se nos pueden plantear interrogantes como: ¿queda a la libre interpretación de cada profesional el modo de actuar? ¿Todo lo que va más allá de la Ley pertenece a la conciencia personal? ¿Hay que regirse exclusivamente por la jurisprudencia? Si ejercemos en diferentes países y la normativa cambia, ¿Cuál aplicamos? ¿Actúo de manera diferente si soy subordinado o jefe?

En definitiva, ¿A la hora de ejercer una profesión se puede admitir la privatización absoluta de la Ética de un profesional?, o, por el contrario ¿se le podría exigir un conjunto de deberes precisamente por formar parte de ella, aunque no lo solicite el ordenamiento jurídico? La cuestión no es retórica ni erudita, pues de todos los profesionales se espera un nivel de exigencia moral por encima de lo que dictan las leyes. Todos queremos que nos atiendan y nos orienten los mejores profesionales donde depositamos nuestra confianza.

Pero al llegar aquí nos preguntamos: ¿Quién decide qué es un buen profesional? Ante una arbitrariedad profesional ¿los propios compañeros podrían denunciarlo, aunque la justicia no contemple el caso concreto? ¿Sería opinable todo lo que no está explicitado en la normativa jurídica?

Estas reflexiones, y otras muchas que nos pudieran surgir, son las que justifican la existencia de un Código Deontológico, que recoge deberes profesionales que no se contemplan en la legislación ordinaria. No porque no tengan importancia, sino porque el legislador tiende por prudencia a evitar el exceso de regulación en aspectos técnicos muy especializados que podría crear más problemas que soluciones, y, además porque la casuística puede ser muy variada y sería muy difícil hacer una legislación general.

Vemos que la trascendencia que tiene la regulación de una profesión en una sociedad obliga a reflexionar sobre lo que resulta más conveniente y excelente para el comportamiento de los profesionales que la ejercen. Desde el punto de vista de las diferentes corrientes bioéticas que existen podríamos pensar en al menos cuatro modelos para llevar a discusión y ver cuál es el que mejor se adecua a la buena praxis.

1. **Modelo de la libertad absoluta del profesional**: todo quedaría sometido a la libertad del profesional; así sus valores, criterios y decisiones serían los juicios morales. Este modelo estaría próximo al anarquismo y no sería fácilmente defendible, pero no es extraño encontrar en la actualidad profesionales que lo defienden en algunos aspectos puntuales, como la libertad de dispensación, de prescripción, competencia desleal, entre otros haciendo una interpretación del concepto de libertad sin responsabilidad alguna y que es más una arbitrariedad, por no decir un abuso.

2. **Modelo de la regulación absoluta por parte del Estado.** Todo lo que hiciera el profesional estaría bajo la Ley y, en consecuencia, el dictamen correría a cargo de los tribunales de justicia. Este modelo desafía a la libertad, a la filosofía del Derecho y al propio sentido común, pues sería imposible legislar y juzgar todos los actos profesionales. Además, iría en contra de la conciencia moral del profesional cuando se legislaran cuestiones injustas, o cuando un profesional tuviera un argumento de carácter ético o religioso para oponerse a disposiciones oficiales. En este modelo lo legal se podría convertir en ético, lo que provocaría una gran confusión entre los profesionales al transformarse en marionetas del ordenamiento jurídico.

3. **Modelo de mínimos legales universales según el Derecho Público y máximos particulares según el criterio del profesional.** En este caso, el profesional acataría los mínimos legales como compromiso, pero quedaría a su libre albedrío todo aquello que la norma no contemplara y elaboraría sus propios juicios éticos y toma de decisiones. Este modelo ético-jurídico podría parecer que resolvería las cuestiones, pero queda una puerta abierta a si todos los profesionales tienen una Ética suficiente que garantizan el bien común y el servicio a la sociedad. Sería un modelo algo más restringido que el primero, pero al final quedarían las decisiones al criterio de cada uno.

4. **Modelo de la profesionalidad o profesionalismo.** Mediante el cual los profesionales, en su mayoría, están sujetos a estrictos Códigos de conducta, rigurosa Ética profesional, y obligación Moral con la sociedad. Sus reque-

rimientos están por encima de la legislación, a modo de contrato social de la profesión y, de manera más específica, por una concesión de autorregulación profesional, mediante el Código Deontológico, sobre el cual tendría capacidad disciplinar el correspondiente Colegio profesional[278]. Este modelo profesional no supone un encorsetamiento para el desarrollo de la profesión sino asumir un nivel de exigencia reguladora superior del que se beneficiará la sociedad y todo el colectivo profesional. Hay actitudes y comportamientos que no pueden ser legislados, pues no basta cumplir la Ley para ser un buen profesional y también es compatible cumplir estrictamente la Ley y ser un mal profesional.

Esta es la razón y la necesidad de adherirse a un Código Deontológico, porque supone un compromiso mayor y más concreto del que exige la legislación que en ocasiones podría variar según los diferentes gobiernos de los países. Este modelo solo tiene una particularidad, y es que los Colegios profesionales sean capaces de cumplir su función social en cuanto a la vigilancia y cumplimiento de su Código Deontológico con rigor, profesionalidad, credibilidad y justicia. Entre la Ética personal y el Derecho hay que situar la Ética profesional y la Deontología, que, siguiendo la terminología de Kant[279], se vinculan respectivamente, a la autonomía y a la heteronomía[280] y en su conjunto constituye el modelo que hemos descrito. La siguiente cuestión sería indicar quién define su contenido. La reflexión filosófica nos lleva a pensar que la entidad de la Ética profesional puede ser definida por la propia comunidad profesional o por fuentes externas, ya sea el Gobierno u otras instancias no profesionales[281]. En España está vigente el requisito de la colegiación

---

[278] Fundación ABIM, et al. La profesión médica en el nuevo milenio: estatutos para la regulación de la práctica médica. Med Clínica (Barcelona). 2002;118(18):704-706.

[279] El ideal kantiano ha sido establecer un fundamento racional de la moralidad, al que se pueda acceder con independencia de las propias creencias religiosas o en ausencia de dichas creencias Según la tesis Kantiana la voluntad puede tener dos fundamentos: la razón o la inclinación. Cuando es la propia razón la que decreta el modo en que debe actuar la voluntad, ésta es autónoma porque se da a sí misma sus propias leyes particulares o discretas. La causa de esa «heteronomía» de la razón es precisamente la fundamentación que hace Kant de la autonomía de la voluntad. La cuestión de fondo es cómo la Ley Moral influye en el ánimo del hombre para que la razón sea realmente práctica. Tomás de Aquino tiene resuelto ese problema gracias a su antropología metafísica. Según Tomás, el principio de los actos humanos está en el agente, quien se mueve por un fin no sólo conocido, sino también apetecido, siendo dueño de sus actos con una «autonomía personal».

[280] Hepburn RW. *Autonomía y heteronomía* (voz). En: Honderich T (ed.). Enciclopedia Oxford de Filosofía. Madrid: Tecnos; 2001. p. 97.

[281] Veatch RM. *Medical Codes and Oaths*. En: Post SG (ed). Encyclopedia of Bioethics. 3ª ed. Nueva York: Thomson; 2004. p. 1448-1504.

para el ejercicio profesional como precepto de autorregulación y la legislación se apoya en la Constitución Española en su artículo 36º cuando indica, *La Ley regulará las peculiaridades propias del régimen jurídico de los Colegios profesionales y el ejercicio de las profesiones tituladas. La estructura interna y el funcionamiento de los Colegios deberán ser democráticos*, artículo al que ya hemos hecho referencia, estableciendo con claridad una distinción entre Asociaciones o Sindicatos que son de libre afiliación y se contemplan en otra sección diferente[282]. Percibimos que mediante esta normativa el legislador considera que la obligación de colegiación supone un beneficio para la sociedad y la misma profesión, cuando encarga a los Colegios profesionales la regulación y vigilancia deontológica. Cuando hablamos de heteronomía moral, en el contexto del Código Deontológico, nos referimos al conjunto de mandatos externos que supervisan y hacen cumplir los Colegios profesionales y tienen potestad disciplinar de acuerdo con los estatutos de cada Colegio. Esto protege y defiende a sus colegiados, pues ante una denuncia sobre la conducta no Ética respecto al Código Deontológico de un compañero, el órgano de gobierno del Colegio asesorado por la Comisión Deontológica decidirá si la acción requiere sanción o no.

La excelencia profesional entendida como el conjunto de valores, Principios Éticos y conductas con el compromiso de vocación de servicio tiene una estructura definida por los organismos profesionales pero su raíz y su fuerza está en el compromiso personal respecto de la autonomía moral más que en el cumplimiento y heteronomía de un código que en un cumplimiento obligatorio. El nivel de exigencia Ética responde a la conciencia de cada profesional y puede ir desde la atención a un paciente, hasta la formación mediante el estudio, o a una excesiva generosidad en su práctica profesional; en este sentido habrá profesionales con mayor o menor grado de auto exigencia. Pero el problema aparece cuando el nivel de exigencia es inferior al indicado por el Código Deontológico o de la normativa jurídica, aquí el Colegio profesional puede ayudar a la formación correcta de sus colegiados para ir conformando buenos profesionales con el paso de los años.

¿Qué relación existe entre la Deontología y la Bioética? La Bioética, como ya hemos comentado en otro apartado de este trabajo, surgió como respuesta a la necesidad de un concepto que integrara en una dimensión Ética más amplia e interdisciplinar los conceptos, ya históricos, de Ética o Deontología médicas, propor-

---

[282] Los Sindicatos y Asociaciones se encuentran recogidos en la Constitución Española en la sección titulada "de los Derechos Fundamentales y de las libertades Públicas" (arts. 22 y 28).

cionó un espacio para el debate en el que pudieran intervenir otros profesionales –además de los médicos– vinculados a las ciencias de la vida, como los farmacéuticos, los biólogos, los investigadores básicos, los juristas, los filósofos y los teólogos, entre otros. Aunque ya hemos tratado ampliamente en anteriores apartados la Deontología y la Bioética, creemos oportuno volver a introducir ciertos aspectos de ambas en este apartado sobre su aplicación, desarrollo y puesta en práctica.

Resulta curioso que algunos autores presenten controversia entre las dos disciplinas, como si la Bioética fuera "la voz de la conciencia" en oposición a la Deontología. En las líneas anteriores hemos explicado su interdisciplinariedad, y también, que los juicios Éticos que se resuelven están basados en el conocimiento científico, y, por tanto, en la realidad y verdad de lo que las cosas son. Si la Bioética estudia de manera sistemática la dimensión moral de las ciencias de la vida y del cuidado de la salud, tiene relación con la filosofía y la antropología en tanto que estudia de manera racional los actos libres del hombre para poder elaborar un juicio moral. Desde esta perspectiva podemos decir que la Bioética actúa en los tres niveles que hemos estudiado antes: Ético, Deontológico y Legal. Pasemos a explicarlo:

En el aspecto Ético, la Bioética contribuye a discernir la moralidad de las acciones desde la formación científica ayudando a buscar respuestas para el problema ético que se ha planteado y que por simple intuición no se puede resolver. Por ejemplo, si una persona no sabe que la vida comienza en el momento de la fecundación difícilmente podrá dilucidar si el aborto es una acción moral o inmoral. Siguiendo este ejemplo la Bioética contribuirá a crear un "corpus" de doctrina que constituirá el Código Deontológico y ayudará a su correcto desarrollo en el ámbito de las Corporaciones profesionales. En cuanto al Derecho, la Bioética contribuirá a poner los pilares éticos fundamentales para que las leyes sean justas aportando la terminología científica y poder facilitar el diálogo político.

En definitiva, la Bioética lejos de ser un enemigo para las profesiones es un gran aliado y buen compañero de viaje que de manera transversal ayuda a la excelencia profesional, y en consecuencia al bien de la sociedad. Esta es una faceta que los Colegios deben desarrollar de una manera mucho más activa.

Van Rensselaer Potter la definió como *una actividad interdisciplinaria que buscara hermanar al ser humano con el mundo y establecer un nexo ético que asegure exitosamente el futuro de ambos*[283].

---

[283] Van Rensselaer Potter. *Temas bioéticos para el siglo XXI*. Revista Latinoamericana de Bioética. 2002; 2: 150-158.

Como muy acertadamente indica Acosta, *la humanidad está urgentemente necesitada de un nuevo saber que proveerá el conocimiento de cómo usar "el conocimiento" para la supervivencia del hombre y para el mejoramiento de la calidad de vida. Este concepto de 'saber' constituye una guía de acción –el conocimiento de cómo usar el conocimiento para el bienestar social– podría ser llamado ciencia de la supervivencia, y es un prerrequisito para el mejoramiento de la calidad de vida. Me afilio a la posición de que la ciencia de la supervivencia debe ser construida sobre las ciencias biológicas y extenderse más allá de sus fronteras tradicionales e inducir los elementos más esenciales de las ciencias sociales y las humanidades con énfasis en la filosofía, que en sentido estricto significa 'amor por la sabiduría'. Una ciencia de la supervivencia debe ser más que una ciencia particular, y por lo tanto propongo el término de Bioética para recalcar sus dos más importantes ingredientes para alcanzar ese nuevo saber que se requiere con urgencia: conocimiento biológico y valores humanos*[284].

3.3. LA CONEXIÓN ENTRE LA FUNCION INTERNA Y LA EXTERNA

Los Colegios Oficiales de las profesiones sanitarias velan por el buen funcionamiento de sus respectivas profesiones, actividad con un marcado interés social, por tener encomendada aspectos tan importantes como son la salud y la vida de las personas. De ahí, que la clasificación establecida en los epígrafes anteriores, distinguiendo entre la función social o externa de un Colegio profesional, y la interna o referente a los propios colegiados, sea más teórica que práctica.

En realidad, cuando se reflexiona sobre el funcionamiento "ad extra" de una profesión sanitaria se comprueba que tal función tiene un importante reflejo en el ámbito interno y viceversa. Por ejemplo, no se puede mantener que evitar el intrusismo profesional sea algo que sólo afecte al interior o régimen interno de una profesión. Es fácil de entender que un médico o farmacéutico que, sin las debidas condiciones, ejerce la profesión, perjudica a los profesionales que comparten su mismo nicho laboral. Pero, al mismo tiempo, esa intromisión en un ámbito para la que no está cualificado supone un riesgo para la población. Los ciudadanos llegan a depositar la confianza en el cuidado de su salud en un impostor, en alguien que carece de las condiciones requeridas. Torres-Dulce hace alusión a la conexión de las dos funciones señaladas al indicar que los Colegios profesionales cumplen

---

[284] Acosta JR. *Los árboles y el bosque. Texto y contexto bioético cubano*. La Habana: Acuario; 2009. p. 224. (Nota: La traducción, del original en idioma inglés del libro de *Van Rensselaer Potter* titulado: Bioethics: Bridge to the Future es del autor del libro citado).

una función básica de mediación entre el Estado y la sociedad. Sus funciones se dirigen "ad intra" y "ad extra". La actuación "ad intra" conduce, necesariamente, al tema de la autorregulación[285]. Por su parte, la función "ad extra" se dirige, fundamentalmente, a asegurar los derechos de los ciudadanos. La conexión entre ambas funciones se comprueba cuando se advierte que las infracciones referentes a la Ética profesional no se consideran, sólo, una cuestión de mala "praxis", sino que suponen, asimismo, un problema de mal funcionamiento de la profesión en el propio entramado de la sociedad.

En resumen, aunque toda actuación repercute, de una manera más o menos intensa, en los demás, en la sociedad, el primer beneficiado o víctima de los propios actos es el propio profesional que los realiza y el colectivo que representa. Por lo tanto, el respeto y cuidado del paciente y del colectivo social, a través del trabajo profesional, deberá ir siempre acompañado de un respeto hacia el resto de los compañeros de la profesión y, en última instancia, hacia uno mismo. De esta forma quedan trenzadas, indisolublemente, la dimensión interna y externa del trabajo profesional que el Colegio profesional intenta regular, controlar, mejorar y promocionar.

3.4. LA EXCELENCIA EN LA PROFESIÓN

Decía Aristóteles que *En todo lo humano hay un fin que es el mejor, cuyo conocimiento es necesario y de él se ocupa la Ética*[286]. La Ética es la ciencia de las ciencias, así lo argumenta Sócrates en el diálogo con Critias, cuando indica *que la moral supera a las ciencias teóricas (matemáticas), y a las ciencias experimentales (medicina); sobre todo aventaja a las ciencias liberales (el arte, el juego, la guerra), y está muy por encima del haber técnico (oficios manuales)*[287]. La supremacía de esta ciencia sobre los demás saberes es lo que conduce al hombre a la felicidad, pues, como añade Sócrates, *vivir dichoso no es vivir según la ciencia general, ni según todas las ciencias reunidas, sino según la que conoce el bien y el mal*[288].

La noción de persona la podemos estudiar desde la perspectiva "ontológica o metafísica", considerándola desde su naturaleza, desde su mismo ser y desde el

---

[285] Torres-Dulce E. *Aspectos constitucionales y jurisprudenciales de la Deontología profesional*. En: Hernando Santiago J et al. *Ética de las profesiones jurídicas. Estudios sobre Deontología*. Murcia: UCAM-AEDOS, 2003; 195.

[286] Aristóteles. *Ética a Nicómaco*, II,1094 a 18-b 11, nn 9-15.

[287] Platón. *Carmides* 174a-d.

[288] Platón. *Criton. 21 a.C.*

análisis minucioso de su comportamiento, "la fenomenología". La ontología considera como rasgos constitutivos de la persona humana la naturaleza corpóreo-espiritual y la unidad sustancial de cuerpo y espíritu. La experiencia nos indica que la persona es capaz de reflexionar, de amar, de sentir, etc. acciones cuya naturaleza no se puede atribuir a un principio material, es decir, para explicarlas nos tenemos que mover en un plano intangible que no se puede cuantificar. Esto supone que su causa dependería de un principio espiritual mediante el cual la persona es capaz de trascender las realidades sensibles ya que puede realizar operaciones no materiales.

Ahora bien, si la persona es dueña de sus actos también lo será del desarrollo de su vida y de su finalidad, no entendida sólo de manera secuencial o cronológica, sino de manera biográfica. Todas las acciones del hombre proceden de esa unidad sustancial, de esa única identidad: no son del cuerpo o del espíritu, sino del sujeto que actúa, de la persona concreta. En palabras de Romano Guardini, *ninguna de estas realidades puede deducirse de la otra, ni tampoco reducirse a la otra. Pero ambas están referidas la una a la otra y forman una unidad, de modo que en cada momento y en cada conducta la una se hace valer en la otra. En el hombre nunca nos encontramos con un cuerpo puro ni con un espíritu puro, sino, siempre, con el hombre, con lo humano*[289]. Solo el hombre en virtud de su libertad es "capaz de dar y darse" a los demás que es como alcanza su plenitud porque extrae algo de su intimidad para entregárselo a otra persona como algo valioso que exige una correspondencia, una reciprocidad para que sea recibido y agradecido. Si no fuera así la persona quedaría frustrada porque no tendría a quien dar algo o darse a sí misma, una persona sola no tendría sentido en el mundo.

Tal y como decía Leonardo Polo: *el desarrollo de la humanidad de cada hombre parte de su actuar. Si los actos no influyeran en su modo de ser, si no dejaran una huella, si no modificaran o perfeccionaran lo humano en cada uno, el hombre no sería un ser abierto a su propio crecimiento esencial*[290].

A partir de ese punto nos podemos plantear algunas cuestiones ¿Por qué la persona siente en sí la aspiración a desarrollarse? ¿Qué hace que sus actos sean buenos o malos? ¿Por qué? Enseguida somos conscientes de que los juicios éticos, aunque responden a una aspiración personal no son puramente subjetivos, pues no obedecen a una arbitrariedad, sino que responden a valores reales y objetivos,

---

[289] Guardini R. *Ética* Madrid: BAC; 1999. p. 147.
[290] Polo, P. *Ética*. Madrid: Unión Editorial; 1997. p. 34.

ajenos al sujeto. Pero ¿de dónde deriva esa objetividad del bien y del mal morales? Ya los griegos constataron que las costumbres de "las polis" no coincidían con las normas morales de otros territorios que denominaban "bárbaros" (palabra onomatopéyica que literalmente significaba "los que no hablan griego", los demás "incivilizados"). Por eso buscaban un principio lógico no solo que diera razón a su conducta, sino que justificase el bien y el mal moral y pudiera ofrecer una línea común válida para todos los hombres y la sociedad. Los filósofos griegos hallaron la respuesta en la "physis", es decir, en la naturaleza propia de la persona humana. Así dedujeron que, por ejemplo, cuidar a los hijos es mejor que abandonarlos, tal como se practicaba en la vecina Esparta; o que conservar la integridad del cuerpo era mejor que la costumbre de las jóvenes escitas que se cortaban los pechos; o que llevar prisioneros a los soldados vencidos era mejor que la Ley de exterminio que aplicaban los pueblos bárbaros[291]. De ahí podemos concluir que el ser mismo del hombre es la medida del bien y del mal cuando juzga como bueno aquello que respeta la estructura del ser humano y le conduce a la vida feliz. Por el contrario, el mal Moral, de manera simultánea daña el ser de la persona y es fuente de infelicidad. Además, los pensadores griegos encontraron que esas valoraciones éticas eran "razonables" porque los actos humanos que respetaban el ser del hombre contribuían a que llevara una vida mejor y feliz de acuerdo con la razón. Como consecuencia, colegían que será bueno y Moral aquello que respeta la verdad sobre el hombre, es decir, lo que le ayuda a ser mejor como persona, pues el bien engendra la vida feliz, mientras que el mal equivale a una automutilación de la persona que le hace desgraciado. La actividad específica del hombre es la vida dirigida por la razón; la vida conforme a la razón será la vida más feliz para el hombre y, por tanto, será la que dé preferencia a la verdad de lo que las cosas son, su realidad y que existe una estrecha correspondencia entre realidad, conocimiento y Ética. Referido a la persona la relación es inseparable, pues conducirse éticamente es actuar conforme a la naturaleza humana tal como se conoce, descubre e interpreta por la razón. Reflexión que nos lleva a decir que todo hombre necesita de la Ética para ser humano, para proceder como tal y alcanzar una vida feliz. Joseph Pieper indica que:

> *…todo deber ser se funda en el ser. La realidad es el fundamento de la Ética. El bien es lo conforme con la realidad. Quien quiera conocer y hacer el bien debe dirigir su mirada al mundo objetivo del ser. No al propio 'sentimien-*

---

[291] Aristóteles enumera otros «hechos abominables»., *Ética a Nicómaco*, VII, 5, 1148b1149a.

to´, no a la 'conciencia', no a los 'valores', no a los 'ideales' y 'modelos' arbitrariamente propuestos. Debe prescindir de su propio acto y mirar a la realidad. Y añade, todas las leyes y normas morales pueden reducirse a una: la verdad[292].

Ahora bien, vivir de acuerdo con la naturaleza significa vivir con arreglo a la idea que subyace como fundamento de su naturaleza[293]. Observamos ya que ser Ético es ser humano, y si se quiere ser humano la persona debe ser Ética. Por tanto, se trata de que el hombre sea fiel a sí mismo, y solo será "sí mismo", cuando haya una perfecta coherencia entre su ser y su actuar[294], de lo contrario será un ser frágil que vacila entre el "yo" personal y los demás seres, en el impersonal "se" que critica Heidegger. Si la Ética estudia los actos humanos en cuanto buenos y debidos, la persona será libre cuando tenga esa necesidad práctica para realizar lo que debe, y adecue las acciones, los deseos, los sentimientos, los hábitos y el carácter con la realidad de manera intrínseca, incondicionada, inapelable, inexcusable. Aristóteles aun va más allá acerca de lo bueno cuando se cuestiona lo que es mejor para el hombre, de eso se trata pues, –en palabras de Julián Marías–, *es precisamente lo mejor, decisivo en la ordenación de la conducta y, todavía más, en la realización de esa operación que es vivir*[295]. Estamos en condiciones de afirmar que la persona Ética es la libre, y el hecho de que sea capaz de vivir éticamente es uno de los rasgos de su dignidad. En realidad, vivir como hombre significa elegir un blanco... y apuntar hacia él con toda la conducta, pues no ordenar la vida a un fin es señal de gran necedad[296].

La siguiente pregunta que nos podemos hacer sobre qué es la persona, se convierte, según lo expuesto anteriormente en: ¿eres capaz de llegar a ser aquello a lo que, desde el inicio de tu existir estás llamado?[297]. Pascal dirá que, *el hombre supera infinitamente al hombre*[298], y solo es él mismo cuando supera lo que todavía no es, pero está llamado a ser como proyecto de vida. En eso consiste su vocación, que

---

[292] Pieper J, *El descubrimiento de la realidad*. Madrid: Rialp; 1974. p. 15-18.

[293] Kant I. *Reflexiones sobre Filosofía Moral*. Salamanca: Ed. Sígueme: 2004. p. 129-133.

[294] A este respecto parece lógico pensar que ciertos relativismos tienen su origen en este concepto también relativo del ser humano en cuanto tal, pues el hecho de ser persona es reconocerse como *sí mismo*, que es lo más trascendente de su ser-persona.

[295] Marías J., *Tratado de lo mejor*. Madrid: Alianza; 1995. p. 11.

[296] Aristóteles. *Ética a Nicómaco* I, 8, 1099b.

[297] Ibíd. Spaemann, R*., Lo natural y lo racional*. p. 51.

[298] Monasterio Hernández C. Filosofía y Fe en Pascal [tesis doctoral]*. Pamplona: Dadun Depósito digital académico, UNAV; 2008. p. 416.

toda persona posee por naturaleza, pues existe en el mundo con un "para qué" y que es necesario plantearse de manera personal. Nos ayuda en ese planteamiento "biográfico" descubrir los propios "dones", reflexionar sobre nuestros "motivos" y convertirlos en "razones". De este modo podemos decir que la primera pregunta ética radical, anterior sobre cuándo y cómo son buenas o malas las acciones, es la biográfica y se puede formular así: ¿qué estoy haciendo con mi vida?

La profesión es, en general, la actividad principal de la vida adulta. Partimos de que todas las profesiones son igualmente dignas de respeto con tal de que se ajusten a los criterios de Ética cívica que marcan los límites de lo moralmente permisibles en la convivencia plural. Es lógico pensar que toda persona sensata que pretenda trazarse un proyecto de vida personal capaz de llenar de sentido la vida entera se tome tiempo de reflexión para elegir bien porque no toda dedicación es una profesión. Mafiosos, traficantes de drogas, proxenetas, charlatanes, etcétera, pueden ser «unos profesionales» del engaño, del comercio ilegal, pero lo suyo no es una profesión puesto que sus metas de tales dedicaciones carecen de legitimidad y no proporcionan beneficio alguno a la sociedad, sino al contrario.

Cuando elegimos una profesión es necesario disponer de cierto grado de vocación, o inclinación hacia las tareas propias de la profesión elegida.

En palabras de Augusto Hortal:

> cuando el trabajo se ve y se vive como vocación, la labor de una persona se convierte en algo inseparable de su vida, y cuando se dedica a su profesión con sentido vocacional, hace "profesión" de un modo de ser y de vivir, se dedica a prestar el servicio que esa profesión tiene como propio[299].

Esto significa que, para realizarse como persona, mantener el esfuerzo y la ilusión que conduce a la excelencia profesional, es necesario amar lo que se hace que permitirá superar las dificultades. Podemos realizarnos la siguiente pregunta: ¿Estoy eligiendo una profesión que me ilusiona lo suficiente como para dedicarme a ella sin reservas y tratar de alcanzar el grado de excelencia del que sea capaz, o por el contrario no me entusiasma y me conformaré con la mediocridad o ir tirando?

El correcto ejercicio de toda profesión implica ser competente en tres ámbitos: teórico, técnico y moral. Los dos primeros tienen relación con el saber y con las destrezas necesarias para adquirirlo y transmitirlo, pero lo moral guarda relación con la responsabilidad personal. Supone ante todo el deber de actuar de tal ma-

---

[299] Hortal A. *Ética general de las profesiones*. Bilbao: Desclée de Brouwer; 2002. p. 255-256.

nera que, por encima de cualquier otra meta, se busque aquello que beneficia a la sociedad, y se deje de lado todo aquello que le pueda perjudicar.

San Juan Pablo II indicaba que: *No basta especializar a los jóvenes para un oficio; no basta preparar técnicos, sino que, además, hay que formar personalidades. Se trata de formar hombres completos y de presentar el estudio y el trabajo profesional como medios para encontrarse a sí mismo y para realizar la vocación que corresponde a cada vida*[300]. Para Howard Gardner, profesor de la Universidad de Harvard, la vocación profesional o el trabajo se ha de englobar en el concepto de obra bien hecha[301], cuestión formulada con anterioridad por el profesor García Hoz[302] cuando apuntaba que para que el trabajo cumpla su función educativa ha de ser realizado con la mayor perfección posible siguiendo cinco etapas:

1. bien ideado;
2. bien preparado;
3. bien realizado;
4. bien acabado; y
5. bien estimado o evaluado.

En una sociedad impregnada de pragmatismo se suele valorar excesivamente la dimensión técnica del trabajo, en detrimento de su dimensión humana y de su significado ético. La formación profesional se limita así muchas veces a preparar para el trabajo como un recurso de supervivencia relacionado con el beneficio económico, olvidando que es un importante medio para el desarrollo personal. Necesitamos trabajar para algo más que ganar dinero. Cuando hacemos un trabajo que nos pide dar lo mejor de nosotros mismos, es cuando conseguimos la autorrealización y los momentos de felicidad. Para Carl Rogers, eminente psicólogo humanista, a las personas nos motivan dos grandes necesidades: ser parte de un equipo y el autodesarrollo personal; con el buen trabajo se consiguen ambos objetivos. En su obra "El buen trabajo"[303], E. F. Schumacher señala que *somos lo que hacemos, nuestro trabajo nos moldea; nos puede tornar en herramientas o seres*

---

[300] Castillo Ceballos G. *La tentación utilitaria*. Publicado en Diario de Navarra el 3 de junio de 2019. [Internet] [consultado el 24 de marzo de 2020] Disponible en: https://www.unav.edu/web/vida-universitaria/detalle-opinion2?articleId=21828126

[301] Gardner H, Csikszentmihalyi M y Damon W. *Buen trabajo. Cuando Ética y excelencia convergen*. Barcelona: Paidós Ibérica; 2002. p. 5-332.

[302] Pérez Guerrero J. y Ahedo Ahedo-Ruiz J. *La educación personalizada según García Hoz*. Rev. complu. educ. 2019; 31 (2): 153-161.

[303] Sumacher EF. *El buen trabajo*. Madrid: Ed. Debate; 1980. p. 76-77.

humanos; *el fin principal del trabajo humano es usar y perfeccionar nuestros talentos y habilidades naturales y servir a los demás, para así liberarnos de nuestro innato egocentrismo.* Si hacemos algo con creatividad e imaginación, un jardín, una cena pueden ser poesía. Además, el trabajo «es una fuente de placer y alegría», dice Satish Kumar, fundador del Schumacher College, refiriéndose al mensaje de El buen trabajo: *El problema que tenemos es de filosofía, no de economía. El materialismo, el consumismo, la separación, la desconexión. La idea de que los seres humanos están separados de la naturaleza y cada comunidad separada de las demás*[304]. El principio es que si hacemos un buen trabajo, que nos conecte con la gente y los lugares, nos daremos cuenta de que tenemos gran parte de la felicidad que buscamos. Y Schumacher adoraba esa idea: no quería que se maximizaran los recursos, sino que se maximizara la felicidad eficientemente usando los recursos con los que contamos. Una economía «como si la gente importara». La perfección a la que aspira toda persona humana resulta insuficiente para alcanzar la felicidad si no va acompañada de la perfección que ofrece el comportamiento ético, porque la felicidad es el fin de todos los hombres en virtud de una inclinación de su naturaleza[305]. Si las exigencias éticas no crecen a mismo ritmo que la profesión, la experiencia muestra que se engendran insatisfacciones tan profundas en la persona, que los logros profesionales en vez de proporcionar felicidad la dificultan, cumpliéndose lo que Albert Einstein decía: *sin cultura ética no hay salvación para el hombre*[306].

Cuando hablamos de valores éticos entendemos que todos ellos forman parte de una vocación única, pues se pueden aplicar de manera universal, puesto que todo ser humano tiene la posibilidad de ser libre, justo, veraz, caritativo, agradecido...; solo depende de que esta capacidad la haga posible, y desde la singularidad de cada profesión lo lleve a cabo a través de la práctica de la virtud que cristalizará en la excelencia profesional como praxis. Es la razón por la que la Ética es fundamentalmente la vocación de todo ser humano para ser excelente, porque la Ética es enemiga de la indiferencia, enseña a reparar en lo importante y a apreciar la belleza de lo trivial. Equivale a una escuela de vida pues despierta la sensibilidad y la conciencia como academia de saberes y humanidad. Comprender el sentido de la vocación como la "gran oportunidad" del hombre supone que la persona

---

[304] Kumar S. Sobre el mensaje de *El trabajo*. Schumacher E.F. [Internet] [consultado el 26 de abril de 2020] Disponible en: https://puntocritico.com/ausajpuntocritico/2021/08/01/lo-pequeno-es-hermoso-por-e-f-schumacher/

[305] Kant I. *Fundamentación para una metafísica de las costumbres* Madrid: Alianza Editorial; 2012. p. 195.

[306] Einstein A. *Mi imagen del mundo*. Barcelona: Orbis; 1985. p. 40.

se cuestione dónde quiere dirigir su obrar, porque en la vocación profesional el hombre nace y se hace a sí mismo. Es además una oportunidad para el despliegue de lo que Víktor Frankl llamaba "autotrascendencia"[307], pues el riesgo del utilitarismo en la vocación profesional solo se puede superar cuando se considera a la persona en su totalidad sin reduccionismos, razón por la que la vocación personal se integra con la profesional armónicamente como bien objetivo para la persona, pues, un valor no es lo mismo que un fin. Cuando se intenta prescindir del concepto de valor y se mira la profesión de un modo neutral y utilitarista, pierde su sentido. Por ejemplo, si admiramos una sinfonía por su grandiosidad, un paisaje florido por su belleza, o la generosidad de una persona, lo hacemos en virtud de unos valores, de una importancia en sí misma; pues bien, si miráramos de manera neutra, se haría imposible su descripción. Existe una unión esencial del ser y del valor, y los valores fundan los bienes objetivos de la persona; todo el mundo identifica el amor como bien, como algo bueno para el hombre. Cuando se rompe la unión entre el ser y el valor se produce una desarmonía que no expresa la rectitud y la verdad. La vocación personal y profesional han de estar integradas para tener unidad de vida que da una visión nueva de la vida como si se encendiera una luz dentro de cada uno que da sentido a su existencia. San Juan Pablo II en su encíclica "Fides et Ratio" apunta[308]: *deseo expresar firmemente la convicción de que el hombre es capaz de llegar a una visión unitaria y orgánica del saber. Este es uno de los cometidos que el pensamiento cristiano deberá afrontar a lo largo del próximo milenio de la era cristiana.*

Ser un buen profesional es saber que el ejercicio profesional es mucho más que ganarse la vida económicamente, o ser un buen técnico, aunque sea muy competente. Esta premisa es fundamental en todos los puntos neurálgicos de la sociedad, porque de ella depende la fuerza transformadora hacia lo mejor que tiene el buen ejercicio de una profesión ya que no todo es economía o técnica. Por ejemplo, una entidad financiera puede ser técnicamente muy competente, pero su profesionalidad dependerá del modo de aconsejar a sus clientes teniendo en cuenta los intereses de esos clientes, y no sólo el beneficio de la entidad. Esto es extrapolable a cualquier actividad profesional, porque en su hacer Ético radica

---

[307] Sellés JF. *La apertura humana a la trascendencia divina en la antropología de V.E. Frankl.* SCRIPTA THEOLOGICA. 2016; 48: 59-77.

[308] Juan Pablo II. *Encíclica Fides et Ratio.* [Internet] [consultado el 26 de marzo de 2020]. Disponible en: http://www.vatican.va/content/john-paul-ii/es/encyclicals/documents/hf_jp-ii_enc_14091998_fides-et-ratio.html

su profesionalidad. Cambiar la sociedad hacia lo mejor exige que cada profesional se sienta protagonista de su futuro y el lugar privilegiado es el mundo de las profesiones. Quien ingresa en una profesión se compromete a proporcionar el mejor bien a su sociedad y para ello es necesario prepararse técnicamente integrando fines y valores Éticos, y a la vez ingresa en una comunidad de profesionales que comparten la misma meta. Cada profesional tiene una misión en el mundo y debe ejercerla como servicio dejando al margen actitudes egoístas: de ahí que la vocación profesional sea tarea que le transciende.

Por eso, saber discernir cuáles son los fines mejores es decisivo. Un buen profesional sabe utilizar la técnica para ponerla al servicio de buenos fines, se hace responsable de los medios y de las consecuencias de sus acciones para alcanzar el mejor fin. Para exponer un problema reciente me remito a la crisis del sistema sanitario originada por la Covid-19 que ha dejado al descubierto algunos déficits humanitarios importantes sobre el modo de atender a los enfermos en sus últimos días de vida. La humanización del proceso de morir se ha visto afectada en aspectos esenciales, cada uno de los cuales constituye un deber médico y Ético indeclinable, que ha vulnerado la dignidad humana y violado algunos Derechos Fundamentales derivados de ella. Si la Ética y el servicio hubieran dado el carácter virtuoso a la profesión, el sufrimiento habría sido menor, pues en este contexto de la pandemia no solo se han planteado retos técnicos, sino innumerables retos Éticos ya que han estado en juego bienes fundamentales del ser humano como son la vida, las cosas materiales necesarias para vivir y todo aquello que ayuda a desarrollar a la persona en relación con la Ética de los cuidados. Siguiendo este ejemplo podríamos decir que el bien intrínseco de la sanidad es el bien del paciente que incluye la prevención, el cuidado, la curación, ayudar a morir en paz porque cualquier actividad humana cobra su sentido cuando persigue el bien que le es propio y necesita estar socialmente legitimada.

Lo mismo podemos indicar de todas las profesiones pues quien ingresa en una de ellas no puede proponerse una meta cualquiera; el bien de la docencia será transmitir conocimientos conforme a la verdad para formar personas críticas y autónomas; el bien de los medios de comunicación es prestar información justa, objetiva, opinión razonable y entretenimiento digno; el bien de los juristas debería ser trabajar por una sociedad justa y así seguiríamos con todas las profesiones. Para entender esto ya hemos indicado que toda profesión requiere una cierta vocación, aunque no siempre se perciba desde la infancia, sino que ha de contar con ciertas aptitudes (dones) para su desarrollo y un peculiar interés por la meta que esa actividad concreta persigue. Así sin sensibilidad por el enfermo, sin preocupación por transmitir el saber, o sin afán por la justicia, no parece que se pueda ser un buen farmacéutico, médico, enfermero, docente o jurista. Y lo mismo sucede con el resto de las profesiones. De ahí que, al elegir una profesión, el profesional se pregunte si se va a comprometer a llevar a cabo los fines de su actividad social. Naturalmente que los motivos pueden ser muy diversos, desde enriquecerse hasta tener prestigio social. Pero sea cual fuere su motivo personal, lo cierto es que, al ingresar en la profesión, debe asumir de manera inherente la meta que le da sentido, pues de no ser así será un mal profesional que no servirá a la sociedad. Razón por la cual los motivos se convierten en razones cuando concuerdan con las metas, pues los motivos individuales no son razones, si no se basan en las exigencias de la meta profesional. Cuando los motivos desplazan a las razones se corrompe una profesión y entonces pierde su sentido y su legitimidad social. Urge revitalizar las profesiones recordando cuáles son sus fines legítimos y qué hábitos es preciso desarrollar para alcanzarlos. A esos hábitos, que llamamos virtudes, ponían los griegos por nombre "aretai", excelencia. Excelente en el mundo griego era el que destacaba en el buen ejercicio de una actividad, el que compite consigo mismo para ofrecer un buen ejercicio profesional y no se conforma con la mediocridad. La escuela hipocrática lo definía como el "arte de curar", porque la profesión era intrínseca a la persona. Aspirar a la excelencia, supone ser un virtuoso de la profesión, es decir, que esa virtud sea fecunda para la comunidad a la que pertenece. De este modo personalmente conquistará una vida plena y feliz, construirá una sociedad justa, y contribuirá a que cada vez haya mejores ciudadanos. Ahora bien, excelencia no es competitividad sino saber cooperar con los demás, sacar cada día las mejores capacidades, preparase lo mejor posible para la actividad que se realiza, poner esfuerzo y lucha, que es un componente ineludible para cualquier proyecto vital. Hacerlo no solo en provecho propio, sino con aquellos que se trabaja y para los que se trabaja, en definitiva, poner las capacidades al servicio de los demás ya que una sociedad justa no se construye con ciudadanos mediocres. A todos nos gusta que nuestras necesidades sean atendidas por los mejores profesionales.

Llegados a este punto nos preguntamos: ¿qué es la virtud?, puesto que es necesaria para la excelencia a la que aspiramos. La idea de virtud está algo debilitada en nuestros días por englobar términos que no la definen. ¿Es un hábito? ¿Sirve para algo? ¿Cómo se adquiere?

La virtud es un "habitus" traducido como costumbre en el sentido de que hábito es repetición de actos. De tal definición podemos deducir que cualquier acto firme y estable independientemente de su moralidad sería virtud. Y, además, esta facilidad de obrar que se realiza sin esfuerzo dispensa de prestar atención a la acción sería cuestión de dejarse llevar con alegría. Este automatismo[309] produce cierta indiferencia por el mero hecho de la desaparición gradual del razonamiento y la introspección que requiere la valoración moral de las acciones. Si la virtud se define como la inclinación a realizar acciones conformes a la Ley Moral y evitar las que no lo son, podríamos pensar que seremos virtuosos cuando hayamos creado costumbres mediante la repetición de actos conforme a lo bueno y lo debido. Ahora bien, si el valor moral proviene de la voluntad de la persona iluminada por la razón, según indica Santo Tomás, ¿No le restaría al hombre moralidad y se convertiría en un hombre amoral? Podemos concluir que la virtud no puede ser una costumbre. Para salir de esta encrucijada revisamos la definición de virtud al margen de la noción de costumbre. Santo Tomás la define como: "habitus operativo bueno", es decir la característica esencial de la virtud es su bondad y en la definición aristotélica nos encontramos con el "máximun" que puede producir. Es decir, la virtud se presenta como la capacidad, para una acción o potencia, de llevar a cabo el máximo de lo que puede realizar una persona y el adjetivo bueno recibe su pleno significado cuando indica perfecto, excelente; la máxima realización de una acción. La virtud es una cualidad activa que dispone al hombre para producir el máximo de lo que puede en el plano moral, que da a su razón y su voluntad juntas el poder de realizar las acciones morales más perfectas y altas en valor humano[310]. Llegamos así a otra definición aristotélica de virtud, a menudo, invocada por santo Tomás, que hace bueno al que la posee y a su obra. La virtud permite al hombre hacer una obra moral perfecta y le hace perfecto a él mismo. Profundizando más en la idea, somos conscientes de que, aunque se repitan de manera habitual actos buenos, el hombre es más que un autómata y ha de poner en juego su parte intangible a través de su creatividad mostrando la virtud no como la pura observación rígida de normas morales y su cumplimiento sino como la capacidad de crear obras perfectas en el plano moral. Existen multitud de ejemplos en la historia que demuestran que la perfección interior de las personas que ha producido la virtud se ha visto reflejada en sus obras exteriores y en sus discípulos. Solo se puede conocer la actividad de la virtud por lo que exterioriza, o por una experiencia personal, razón por la que indicamos que la virtud se adquiere por la repetición de actos buenos interiores de dominio inteligente y exteriores.

---

[309] Lalande A. *Vocabulario técnico y crítico de la filosofía.* art. "Costumbre". Buenos aires: El Ateneo editorial; 1966. p. 120.

[310] Pinckaers S. *La virtud es todo menos una costumbre.* En: *La renovación de la Moral.* Estella: Verbo Divino; 1971. p. 221-246.

Por ejemplo, el secreto profesional nos inclina a discernir en el uso de la palabra, con quién y cuando debemos hablar. Exige que callemos con frecuencia, pero no sería suficiente para adquirir la virtud si no habláramos donde corresponda. Esta virtud de la discreción se adquiere por la repetición de actos interiores y exteriores que forman parte del proceso creativo de la actividad humana, que, a su vez, es un factor de espiritualización del hombre. En este caso la repetición de actos no engendra automatismo, sino la novedad y la alegría del descubrimiento.

Si decíamos que la virtud se adquiere por repetición de actos buenos hay que añadir que se forman por educación, definido por A. Lalande como un *proceso consistente en que una o varias funciones se desarrollan gradualmente mediante el ejercicio y se perfeccionan*[311]. Observa después que *la educación... puede resultar, bien sea de la acción de otro, bien sea de la acción del ser mismo que la adquiere.* Por ello, el mejor método será el que dirija la idea más elevada de la virtud el que tenga en cuenta más cuidadosamente las fuerzas y debilidades, las posibilidades del que se educa, el que establezca la relación más justa entre el ideal virtuoso y los datos concretos y particulares de la acción a lo largo del progreso de la virtud[312].

3.5. EL COLEGIO PROFESIONAL COMO LÍDER DE LA VOCACIÓN

En la sociedad actual se habla mucho de liderazgo, y se puede entender como vocación cuando consideramos que un líder es aquel que conduce a otros hacia algo que merece la pena, lo que significa que hay que saber hacerlo y ser competente. Se equivocaría si pensara que se puede poner en la personalidad de todos sus colegiados y le inculcara a la fuerza la virtud; si se aprovechara de personalidades débiles que engendraran automatismos exentos de libertad. En este caso el Colegio destruiría el edificio que pretende construir porque haría imposible la adquisición de la verdadera virtud, pues arranca el origen que la alimenta. Su tarea se limitará a la ayuda de la aparición de la virtud en la personalidad de sus colegiados para que adquieran la madurez suficiente y puedan tomar las riendas de la perfección de su vocación profesional. Si lo logra, no temerá a la autonomía moral, y sus relaciones se transformarán en relaciones de amistad, de compañerismo, de crecimiento, –característico de las personas adultas–, y en el futuro de las personas de la vida virtuosa. Por eso, se necesita de la ayuda de otros en la disciplina y en la educación de la virtud, para no caer en el exceso de personalismo.

---

[311] Ibíd. Lalande A. *Vocabulario técnico y crítico de la filosofía*. art. "Costumbre". p. 120.
[312] Ibíd. Lalande A. *Vocabulario técnico y crítico de la filosofía*. art. "Costumbre". p. 121.

Podría suceder que bajo el pretexto de respetar la personalidad de los demás, no se atreva nadie a intervenir, dejando al libre albedrío cuestiones de gran calado y que por "la costumbre", las nuevas generaciones lo tomen como norma de conducta por tener una visión estrecha que aún no alcanza a descubrir ni a apreciar su utilidad. En este sentido, el Colegio debe tomar el timón para enseñar a obrar bien mediante el ejercicio de su autoridad. En contra de lo que puede parecer, la autoridad con su poder disciplinario, no se le otorga al Colegio para que imponga sus ideas, sino que su objetivo es servir al desarrollo humano de aquellos que le son confiados: todos sus colegiados. Es una tarea difícil y compleja que exige, a la vez, el empleo de la autoridad, un respeto profundo hacia sus colegiados y mucha inteligencia, fina y firme voluntad para conducirles hacia la excelencia. Sabiendo que ha de mantenerse lejos del abuso de autoridad que atenta contra la personalidad, la ahoga y la subleva, así como de un liberalismo ingenuo que descuida la obligación de ayudar a todo el que necesita del Colegio. Equilibrio delicado e inteligente para el que también se necesita de la práctica virtuosa que proporcionará a sus gobernantes la capacidad de crear los mejores actos humanos y profesionales, cuyo resultado será profesionales éticos, virtuosos y, en consecuencia, libres.

Seguir al líder es una nueva forma de estar donde ya estás, una nueva forma que implica un plus de significado en la tarea que asumes y, con toda probabilidad, un plus de esfuerzo y de compromiso en su participación personal y tiene algo de emprendedor. Solo seguirán a aquellos que los colegiados vean como adecuados para la tarea que encabezan. Confiarán si ven a sus dirigentes como dignos de esa confianza de acuerdo con la imagen que se han formado de ellos. Para ser un buen líder es necesario tener una vocación de permanencia. Conducir a otros implica tener cualidades directivas, es conseguir que otros realicen bien aquello que se supone hay que hacer. "Hacer" es conseguir que otros sepan y quieran trabajar bien, esforzarse seriamente, requiere conocerlos bien en sus puntos fuertes y débiles, para fomentar aquellos y ayudarles a desarrollar estos. Y esta reflexión nos introduce necesariamente en el ámbito de los valores. No basta la atractividad y la eficacia para construir un liderazgo. Es preciso, por parte del líder y también de los seguidores, una reflexión crítica sobre la tarea que asumen y promueven pues, nuestra sociedad, con frecuencia, suprime la discusión sobre los valores deslumbrada por la eficacia. Y al final, la eficacia se convierte en el único valor, nunca críticamente puesto en solfa. Por eso, es imprescindible la reflexión sobre los valores, es decir, sobre la meta a la que quiere conducir a sus colaboradores [313]. Desde la perspectiva que abre Polo, el líder es quien ayuda a otros a asumir y desarrollar su libertad, al tiempo que asume y desarrolla la suya propia. La autenticidad del líder depende radicalmente de la autenticidad de su meta. Todo líder se tendrá que preguntar con frecuencia *¿hacia dónde llevo a mis colaboradores y trabajadores?*[314] Pregunta que de manera permanente se deberá hacer el gobierno colegial. La reflexión Ética resulta inexcusable si se quiere ser un buen líder porque como dice Aristóteles en "la Política": *el gobierno de los hombres es la actividad más noble que alguien puede realizar, pero es, sin duda, la de mayor responsabilidad: porque ayudas a otros a desarrollarse verdaderamente o les manipulas al hacerles correr tras una mentira*[315]. El ejemplo es, quizá, uno de los argumentos más sólidos para arrastrar a otros hacia una meta pues da solidez y autoridad a la imagen del líder, y, en consecuencia, confianza. Aristóteles, en el capítulo segundo del primer libro de la *Retórica*, lo dice así: *A los hombres buenos les creemos de modo más pleno y con menos vacilación; esto es por lo general cierto sea cual sea la cuestión, y absolutamente cierto allí donde la absoluta certeza es imposible y las opiniones están divididas. No es verdad que la bondad personal no contribuye en nada a su poder de persuasión; por el contrario, su carácter casi puede considerarse el medio de persuasión más efectivo que posee*[316]. El líder tendrá en cuenta que hay una jerarquía en los valores, del mismo modo que hay una articulación de los bienes. Es importante saber en qué tipo de valores estás apoyando el liderazgo para ser respetuoso con el orden de los bienes. Hablar sobre liderazgo nos lleva inexcusablemente a la reflexión sobre los valores que mueven la conducta colegial. La eficacia es necesaria pero la eficacia sola no se justifica autónomamente porque la legitimidad de los valores depende de su coherencia con otros superiores. La última reflexión sería ¿Cualquier persona es un buen líder para dirigir un Colegio profesional?, creemos que Termes lo aclara adecuadamente: ... *afortunadamente, en contra de las rechazables opiniones pesimistas sobre la naturaleza humana y sobre la sociedad en general, la búsqueda de la excelencia profesional no es algo reservado a exiguas minorías selectas, sino que son mayoría los que en el ámbito institucional abrigan este propósito, aunque hagan menos ruido —el bien rara vez lo hace— que los pocos que vulneran los principios que lo definen. De todo lo dicho, fácilmente se colige que es importante poseer esa*

---

[313] García Ruiz P. *El liderazgo como vocación.* Revista Empresa y Humanismo 2000; II (1/00): 211-217.
[314] Polo L. *Filosofía y economía.* Pamplona: Eunsa; 2011. p. 407.
[315] Aristóteles. *Política* V, 10-11, 1311-14.
[316] Aristóteles. *Retórica* I, 10-12.

característica esencial del líder que consiste en servir a los demás, motivándoles para que, con iniciativa propia, hagan lo que tienen que hacer[317].

El buen líder debe ejercer un liderazgo antropológico o transformacional. Un líder no nace, sino que llega a ser líder mediante su esfuerzo de aprendizaje, de saber moverse con y por los demás, eliminando su propio egoísmo, su propio lucimiento. El buen líder sabe mejorar la Organización, enseñando a todos a captar el valor real de sus acciones y a valorar las consecuencias de sus acciones para los demás. Impulsa el "Hacer, hacer". Pero sobre todo y como cuestión más importante, debe ser ejemplo para los demás y eso se consigue por actuar con motivación transcendente, con vocación transcendente, de esa manera consigue convencer a los demás para actuar también así[318].

---

[317] Termes R. *La excelencia profesional a la luz de la Ética*. Desde Ibaeta. Rev. De antiguos alumnos de TEC-NUM. 2004; 18: 8-9.

[318] Termes R. *El modelo antropológico de dirección de empresas*. [Internet] Jornada de estudios para empresarios organizado por la Universidad Internacional de Cataluña. 1998 [consultado el 15 de mayo de 2020] Disponible en: http://web.iese.edu/rtermes/acer/acer205.htm

CAPÍTULO 4

LAS CRÍTICAS A LOS COLEGIOS PROFESIONALES

Para la mayoría de los recién licenciados el Colegio profesional representa la única forma de acceso para poder ejercer su profesión, ya que para ello es obligatorio, en la mayoría de los casos, estar colegiado. Quizá de manera distinta a pertenecer a una Asociación o Sindicato, pues el recién llegado, espera que una persona de su misma profesión y con más experiencia, esté disponible para asesorar y formar. Algunos profesionales cuestionan la obligación de colegiación, sostienen que son instituciones caras y que la propia Universidad ya se encarga de certificar que el profesional está capacitado, mientras que es el Estado el que ejerce el control para que se cumplan los trámites legales pertinentes. La Administración dispone de esos datos (registros electrónicos) de identidad (Ministerio del Interior el DNI) y habilitación profesional (Ministerio de Educación, Universidades, Consejerías de las CCAA, etc., y títulos académicos y de formación). Por su parte, los Colegios profesionales responden diciendo que la pertenencia a un Colegio permite un control y seguimiento que de otra forma no podría darse, a lo que sus adversarios afirman que muchas de las profesiones carecen de colegiación obligatoria, siendo su labor supervisada por el Estado de forma mucho menos gravosa para estas. O incluso existen profesiones que no tienen Colegio profesional, como es el caso de las de la formación profesional superior que carecen de Colegios y ello no impide que estén sometidas a ciertas regulaciones como las que deben cumplir, por ejemplo, los electricistas a la hora de certificar la correcta instalación en una vivienda. Acaso las labores que realizan para la ciudadanía los farmacéuticos, abogados, arquitectos, médicos, etc., afectan a aquella de forma diferente a las labores que realizan, por ejemplo, electricistas, bomberos, profesores de historia, conductores de ambulancias, técnicos de electrodomésticos, agricultores, vendedores de vehículos, etc., hasta el punto incluso de ser obligatoria la colegiación sólo en determinadas profesiones para poder ejercerlas, otorgándoles como una especie de "regalo envenenado": el monopolio de la "representación institucional". Muchos profesionales proponen poner fin a estas, consideradas por ellos, "arcaicas" instituciones que les vendieron un "Ferrari" para poder empezar a ejercer su profesión, pero que consideran: inútiles, un negocio y un estatus institucional y social para sus representantes, a los que muchas veces acusan de aprovecharse del mismo. Cuestión que nosotros recogemos a efectos de proponer los cambios adaptativos que consideramos debería recoger la Organización farmacéutica Colegial para afrontar los retos de nuestro siglo.

Ahora bien, considerando que el Colegio persigue "la mejora de la profesión misma en cuanto tal", nos preguntamos: ¿En qué consiste esa mejora de la profesión? Es evidente que según sean sus presupuestos o planteamientos, así serán sus fines. Entendemos la mejora como la garantía de la Deontología profesional y la defensa para el conjunto de la sociedad de los valores guía determinantes que implica la profesión: la salud, la justicia, la buena praxis, la excelencia, la Ética profesional, etcétera[319].En este sentido consideramos que, en ocasiones, los Colegios profesionales defraudan las expectativas Deontológicas y las Éticas, no justifican la función social que desempeña la profesión al primar sobre la función de servicio otros intereses al margen de ello y que no conforman el "ser" profesional, o dicho de otro modo su esencia, su identidad, la razón de su existir. Olvidado este aspecto, la profesión se asimilaría a cualquier tipo de comercio (en el caso de las oficinas de Farmacia, ejercicio mayoritario de la profesión), cuestión que piensa una parte importante de la sociedad y en bastantes ocasiones, no exentos de razón; es una cuestión que nos aparta de otras profesiones sanitarias. Por otro lado, si a los Colegios se les confía la responsabilidad de velar por la dignidad profesional de modo que –con los cambios culturales, sociales o políticos– no se desvirtúe de su finalidad, no deberían defraudar a toda una profesión. Consideramos que, en ocasiones, sí se apartan sirviendo a lo políticamente correcto, al utilitarismo y al consenso para mimetizarse socialmente. Desde esta perspectiva observamos un cierto miedo a posicionarse de manera clara en cuestiones relacionadas con la Ética y la Bioética, pasando prácticamente desapercibidos en temáticas de gran calado, y, por el contrario, sí se posicionan cuando afecta a cuestiones de índole económico que, por supuesto tienen su importancia, pero no son las únicas. Esto ocurre, por ejemplo, cuando se proponen actividades de formación continuada "cómodas", poco científicas y promocionadas por ciertos laboratorios, no acredi-

---

[319] Ibíd. Sainz Moreno, F. *Articulo 36. Colegios profesionales.* p. 578.

tadas o incluidas en programas de DPC independientes, o cuando la institución colegial se pone de perfil ante actuaciones indebidas de sus colegiados. Creemos que el Colegio debería aplicar y desarrollar de manera adecuada su papel sancionador del que en muchas ocasiones se aparta y una de sus consecuencias es la pérdida de confianza de los profesionales y en bastantes ocasiones deja en manos del Estado, a través de la Administración de Justicia, este papel lo que cuestiona su existencia, su misión, su visión e incluso el propio concepto de la necesidad de colegiación obligatoria.

No se trata de perseguir, sancionar o vigilar con inquina, sino de formar a sus profesionales para transformar una profesión como la farmacéutica, que por su naturaleza pública y privada se presta a la interpretación subjetiva de cada cual, y como sabemos, éstos pueden estar deformados o tener una conciencia errónea. Se trata de advertir para formar, y conseguir a través del diálogo y la buena praxis que todos adquieran la excelencia y la virtud de la esencia, y eso sea lo que caracterice a dicha profesión al margen de los consensos sociales o políticos. En este punto suele haber un desconocimiento por parte de los representantes colegiales y a veces pocas ganas de poner manos a la obra, quizá por el miedo que antes hemos indicado. Desde nuestro punto de vista y experiencia en el ejercicio profesional, este miedo procede de haber puesto la "esencia" únicamente en el aspecto económico en base a las amenazas sufridas por los diferentes gobiernos. Siempre el miedo a que intervengan, por ejemplo, con la decisión de que más medicamentos salgan de la prescripción, de que se liberalicen las Oficinas de Farmacia, etc. Si, por el contrario, se hubiera puesto en valor la función del farmacéutico y el servicio que la Oficina de Farmacia presta a la sociedad y el que a futuro pueda desarrollar, no estaría tan desvalorizada y no sería cuestionada. Arrastramos décadas en la historia farmacéutica en la que los Colegios profesionales no se han preocupado de ello con el ahínco necesario, con una estrategia adecuada y por eso son responsables de mucho de lo que acontece. Hasta el punto de que, si la situación no cambia, la figura del farmacéutico puede estar condenada a extinguirse, al menos en su actividad en la Oficina de Farmacia, con la pérdida real que eso puede provocar en la sociedad.

Echamos en falta la labor dialógica entre compañeros en el Colegio. Nos referimos a cuando existen diferencias en cuestiones particulares que nos afectan a todos, como por ejemplo horarios, guardias, competencia desleal, etc. El Colegio debería actuar de árbitro, de mediador entre ellos acudiendo a los Estatutos, a la Deontología y la verdad para que no existan rencillas entre miembros de una profesión, cuya misión es aunar criterios para ejemplarizar a otros colegiados y no confundir a otros profesionales y a la sociedad en general.

La profesión farmacéutica no se restringe solo al ámbito de la oficina de farmacia y, en este sentido consideramos que no se implica de igual modo en el resto de las especialidades de las que también el Colegio es responsable. Quizá esto sucede porque sus mayores ingresos provienen del ejercicio en las oficinas de farmacia.

Ya que estamos hablando de responsabilidades, identidad, dignidad, Ética, Deontología, servicio etc. Nos preguntamos: ¿Estamos y hemos estado en buenas manos para conseguir los verdaderos fines de la profesión? Sinceramente creemos que muchas veces no siempre nuestros representantes son conscientes de su función de servicio y en la mayoría de los casos responden a una única candidatura que sale proclamada, en cuyo caso consideramos que debería impulsarse la aparición de más candidaturas pues puede que la que simplemente se proclame no sea la mejor. Por ello, debería ser condición "sine qua non" que se presentaran al menos dos, para no caer en aspectos monopolísticos que puedan defender intereses particulares de un grupo determinado. A este respecto, nos parece que la candidatura única puede responder a que los farmacéuticos no vean: un papel primordial del Colegio, una necesidad de sentirse representados y no quieran implicarse en esta labor colegial que consideran una pérdida de tiempo. Esta consideración daría pie a que el Colegio involucrara más a sus colegiados mediante la aplicación, con criterio, de las funciones que tiene reconocidas y se conduzca a tareas que favorezcan la integridad profesional y la excelencia, ello haría atractiva también la labor de servicio que requiere la vida colegial y provocaría que existiese una mayor colaboración en ella por parte de todos los colegiados.

4.1. ¿REPRESENTAN UNA MODALIDAD DE ADSCRIBIRSE A UNA ASOCIACIÓN O SINDICATO DE MANERA OBLIGATORIA?

El Colegio profesional tiene una configuración distinta a otro tipo de Asociaciones profesionales o de Sindicatos. Sus funciones, son por ello, muy diferentes. Así, García de Enterría y Fernández señalan que lo propio de estos Colegios es *defender los ámbitos competenciales de las respectivas profesiones, y aún procurar extenderlos, luchar contra el ejercicio indebido y las competencias desleales de las mismas, perfeccionar las condiciones del ejercicio profesional, promover la cooperación y ayuda entre sus miembros, la protección mutua y la asistencia social de los mismos y de sus familiares, desarrollar su formación y promoción, etcétera*[320].

---

[320] García de Enterría E y Fernández TR. *Curso de Derecho Administrativo (I)*. 14ª edición. Madrid: Thomson-Reuters Civitas; 2008. p. 568.

En este sentido, es importante tener en cuenta que en la STC 20/88, de 18 febrero[321], se indica, haciendo referencia al artículo 36 de la Constitución Española, que ese precepto tiene por objeto singularizar a los Colegios profesionales como entes distintos de las Asociaciones que se pueden crear al amparo del art. 22º de la Constitución Española. Por este motivo, la pertenencia a un Colegio profesional no afecta a los derechos del profesional a estar adscrito a un Sindicato o integrado en alguna Asociación de ámbito profesional.

Según Souviron Morenilla esta tipología es adecuada a la existencia de dos tipos de Corporaciones (Organizaciones de base asociativa): *De un lado, las creadas 'propter rem', es decir, para defender un fin objetivo, como es el caso de las Cámaras de Comercio, (…) De otro lado, las Corporaciones creadas por razones subjetivas, 'intuitu personae', que surgen en relación con las condiciones subjetivas de quienes las integran, como es el caso de los Colegios profesionales*[322]. No obstante, conviene añadir que los Sindicatos comparten con los Colegios profesionales el hecho de estar apoyados sobre una base subjetiva, por lo que será necesario establecer otro tipo de diferenciación.

Entre el Colegio, el Sindicato y las Asociaciones empresariales existe un elemento común: todas esas instituciones persiguen la defensa de los intereses de las personas en relación con la actividad profesional. Pero la diferencia sustancial se encuentra en el hecho de que mientras que el Sindicato pretende *la defensa de los intereses del trabajador asalariado o dependiente en orden a la mejora de las condiciones laborales, el Colegio persigue la mejora de la profesión misma en cuanto tal*[323].

No obstante, hay quien no comparte que estas diferencias sean tan nítidas. Por ello, augura que, si dejara de existir la colegiación obligatoria, sus funciones llegarían a coincidir con las de las otras instituciones, siempre y cuando se trate de Sindicatos corporativos[324].

---

[321] España. Tribunal Constitucional (Pleno). Sentencia núm. 20/1988, de 18 de febrero [Internet] [consultado el 22 de abril de 2020]. Disponible en: http://hj.tribunalconstitucional.es/es-ES/Resolucion/Show/961

[322] Souviron Morenilla JM. *Naturaleza y caracteres de los colegios profesionales: notas para una Ley*. Madrid: Instituto Nacional de Prospectiva; 1980. p. 57.

[323] Valverde JL, Martín Castilla D. *Funciones de los Colegios Profesionales*. En: Valverde JL, Arrebola P. *Estudios de Ética farmacéutica*. Madrid: Doce Calles, 1999. p. 116-7.

[324] Ruiz JL. *Colegiación y acción sindical*. Madrid: Derecho y Salud; 2003; 11 (extraordinario XI Congreso Derecho y Salud). p. 77-80.

Es evidente que, al menos en la actualidad, existen unas diferencias claras entre las funciones que llevan a cabo los Colegios Oficiales, los Sindicatos[325] y otras Asociaciones profesionales. Pero también es cierto que todas estas instituciones realizan una función importante y, en la mayoría de los casos, complementaria, en la configuración y promoción de las profesiones sanitarias.

En este sentido, hay que señalar la destacada contribución que están realizando distintas Asociaciones de ámbito sanitario. Estas se presentan como un factor de estímulo y progreso para el sector que se reúne en su seno y, por extensión, para la profesión en general y la sociedad[326]. Se pueden mencionar, entre otras, la Sociedad Española de Medicina de Familia y Comunitaria, la Sociedad Española de Medicina Interna, la Sociedad Española de Farmacia Comunitaria, la Sociedad Española de Farmacia Social, la Sociedad Española de Enfermería oncológica, etc. Lo que importa destacar es que la existencia de esas Sociedades y la importante actividad desarrollada por los Sindicatos no restan valor a la presencia de los Colegios profesionales y, mucho menos, pueden llegar a justificar su desaparición o asimilación a otro tipo de estructuras de carácter sectorial o parcial.

4.2. ¿SE TRATA DE UN GRUPO ("SIEMPRE LOS MISMOS") QUE PERSIGUE DEFENDER SUS INTERESES?

Los miembros de los órganos de gobierno de los Colegios profesionales están elegidos por sufragio universal, libre, directo y secreto. Este modo de elección, entre todos los colegiados, propicia un ámbito de pluralidad y transparencia que, además hace muy difícil que la Corporación profesional sea influida por grupos de presión social, económica o política, lo que les confiere un alto grado de independencia. No obstante, consideramos que se debe realizar una revisión estatutaria que evite, en la medida de lo posible, candidaturas únicas que en cierto modo y como ya hemos señalado en la introducción, en nada propician la participación de los colegiados en la vida y funciones de los Colegios.

Frente a ello, y volviendo a lo expuesto en el apartado anterior, es conocido que la mayoría de los Sindicatos poseen un sustento ideológico que tiene

---

[325] No obstante, hay que dejar constancia de que actualmente "por razones sociales y económicas, los profesionales colegiados ven cómo los caracteres de su actividad de prestación de servicios se van acercando a los de los trabajadores sindicados". Ibíd. Souviron JM. *Naturaleza y caracteres de los Colegios profesionales: notas para una Ley reguladora.* p. 54.
[326] Ibíd. Schwartz C. *Professional Organization.* En: Brown M. *The social responsibility of the scientist.* p. 19-34.

un cierto peso en el modo de enfocar su actividad; y que muchas Asociaciones, debido principalmente a sus escuetos ingresos, son presa fácil de intereses espurios de agentes externos, como pueden ser algunas empresas con ciertos intereses concretos u otros grupos de presión. Ello puede sesgar, o restar credibilidad, a sus acciones[327]. De ahí que aparezca con toda claridad la importancia de que la representación profesional esté libre de esas "coacciones". Ello se apoya, en gran medida, en la referida libertad en la elección de sus representantes, y en el hecho de que sus decisiones, proyectos y líneas de actuación no están subordinadas a intereses de grupo o de tipo económico.

No obstante, es cierto que es relativamente frecuente que las juntas directivas de los Colegios se repitan, o que en su composición entren a formar parte, casi exclusivamente, profesionales de alguna de las actividades que integra el abanico de salidas de la profesión. Este puede ser el caso, por ejemplo, de los Colegios Oficiales de farmacéuticos, que están representados por profesionales que proceden del ámbito de la Farmacia Comunitaria. Pero que se produzca esta situación, y que pueda aparecer una representación, en cierta medida, "sesgada", no significa que no se pueda dar una situación distinta en el supuesto de que profesionales de otros campos –docencia, investigación, farmacia hospitalaria, distribución, industria– quisieran acometer esta responsabilidad y presentaran su candidatura en las elecciones colegiales, probablemente pudiese enriquecer más la misión, visión y valores de la profesión. Sí que resulta algo importante a valorar como la necesidad de no perpetuarse en el mandato colegial, ya que se podrían dar desviaciones en los fines colegiales e incluso cierto cansancio por parte de los colegiados a que siempre sean los mismos.

4.3. ¿SU CAPACIDAD DISCIPLINARIA LOS CONVIERTE EN UN ELEMENTO DE COACCIÓN EN EL EJERCICIO DE LA ACTIVIDAD PROFESIONAL?

Determinados sectores han cuestionado la capacidad disciplinaria de los Colegios, al considerar que tal potestad implica la introducción de un elemento coactivo en el desarrollo de la actividad de los profesionales. Para avalar este argumento se apela al hecho de que, si el profesional realiza una infracción, la vía más adecuada es la judicial, de tal modo que no sería necesario ningún otro tipo de "fiscalización".

---

[327] Hazlet T, Sullivan S. *Professional Organizations and healthcare industry support: Ethical conflict?* Cambridge: Quarterly of Healthcare Ethics. 1994; (3): 236-56.

Sobre este tema cabe realizar dos precisiones: una referente a la competencia "ad extra" del Colegio, y otra relativa a su capacidad "ad intra". En primer lugar, hay que reconocer, en virtud de las atribuciones que le son conferidas por la sociedad y por la legislación vigente, la lógica de la capacidad disciplinaria del Colegio. En este sentido, debemos recordar que la sociedad deposita una confianza en el Colegio, expectativa que no puede ser defraudada, y que necesita de la conveniente supervisión, control y capacidad para prevenir una situación inconveniente, o hacer rectificar a un determinado profesional.

En segundo lugar, y por lo que se refiere al ámbito "ad intra", siempre es preferible que los problemas de carácter interno se resuelvan desde dentro de la profesión, evitando así que los conflictos se judicialicen; existen procesos de mediación en los que los Colegios pueden y deben ser activos para lograr resolver los conflictos. De cualquier manera, el Colegio profesional tenderá a eliminar los potenciales elementos de conflicto, promoviendo, en la medida de sus posibilidades, el acuerdo y la integración de las partes[328]. Por el contrario, la anulación de la capacidad disciplinaria del Colegio profesional conduciría a un incremento de la litigiosidad en una profesión –con el consiguiente desprestigio social–, ya que las facultades ahora depositadas en las Corporaciones profesionales serían ejercitadas directamente por el Estado[329] y ello provocaría una importante intromisión de los poderes públicos en la independencia colegial, restando a la propia esencia del Colegio. Cada vez es más frecuente, y más aún lo será en el futuro, que una determinada profesión (médico, farmacéutico, enfermero, veterinario, etc.) se rija por normas deontológicas, adecuadas y revisadas de manera continua, que trascienden el ámbito de los Estados pero que se especifican debido a las singularidades del particular ejercicio. Es preciso, por tanto, recuperar el relevante papel de los Estatutos Generales a este nivel[330].

Para cumplir estas funciones el Colegio dispone de diversos medios, entre los que destaca el control deontológico y el ejercicio de la potestad disciplinaria[331].

---

[328] Aparisi A. *La educación para la ciudadanía: reflexiones desde el Derecho*. En: Naval C. Laspalas J (eds.) *La educación cívica hoy: una aproximación interdisciplinar*. Pamplona: Eunsa; 2000. p. 153 y ss.

[329] Valverde JL, Martín Castilla D. *Encuadramiento de las competencias deontológicas de los Colegios profesionales*. En: Valverde JL, Arrebola P. *Estudios de Ética farmacéutica*. Madrid: Doce Calles, 1999; 121.

[330] Ibíd. Barrios LF. *Regulación de la Corporación farmacéutica*: 32-40.

[331] Sobre las competencias de los Colegios profesionales para aprobar Códigos de Deontología vid. Valverde JL, Martín-Castilla D. *Facultades colegiales para definir normas deontológicas*. Offarm 1988; 7(10): 78 y ss. Sobre el problema de la compatibilidad entre sanción penal y disciplinaria vid. Valverde JL, Martín-Castilla D. Sanción penal y sanción disciplinaria. Offarm 1989; 8 (2): 77 y ss.

Siguiendo a Herranz, de este pacto entre la sociedad y las Corporaciones deriva, por un lado, el carácter público del Código, así como de su sistema disciplinario. Por otro, la obligación de los profesionales de acatar estas directrices[332]. Los licenciados, al solicitar su ingreso en un determinado Cuerpo, se comprometen a seguir las pautas de comportamiento que garantizan el cumplimiento de la función social que se atribuye a una concreta profesión, así como los valores éticos que ésta persigue, aunque bien es cierto que también desean que exista ese acogimiento profesional al que hacíamos mención anteriormente e incluso unas expectativas de verdadera dedicación de su Colegio a la mejora continua de sus profesionales. En ese sentido, para Villar Palasí es característico de los Códigos Deontológicos su carácter normativo vinculante a la propia filosofía profesional que debe conducirse hacia la excelencia. Esta peculiaridad se enraíza en la doctrina de las relaciones especiales de sujeción. El profesional se encuentra obligado a cumplir los preceptos del Código Deontológico debido a su previa obediencia al Colegio al que pertenece, de forma muy similar a lo que sucede con la "lex contractus"[333].

Es evidente que la naturaleza misma de la actividad ejercida profesionalmente conlleva su sometimiento a reglas que van más allá de lo dispuesto por el Derecho Positivo en un sentido estricto, al estar originadas en los principios y usos de la profesión, en lo que se espera de un profesional. Cada Corporación profesional puede decidir cuál es el conjunto de exigencias que, según las características propias de cada profesión, resultan de inevitable cumplimiento[334]. En realidad, siguiendo a Lega, *quien ha efectuado una elección profesional solicitando su inscripción en el registro de los abogados o de los procuradores y ejerce, efectivamente, la profesión, no puede —por lógica coherencia— ejercerla de otro modo que en armonía con la función social que a ella se atribuye, en relación con los fines ético-solidarios*[335]. Esto sucede en todas las disciplinas, pero se manifiesta de un modo más intenso en aquellas que tienen por objeto inmediato a la persona o a las relaciones humanas, dada su gran repercusión social. Este es el caso, por ejemplo, de las profesiones sanitarias.

---

[332] Herranz G. *Comentarios al Código de Ética y Deontología médica*. Pamplona: Eunsa; 1992. p. 4.

[333] Villar Palasí JL. *Deontología en la sociedad actual*. En: *VVAA., Bioética y Justicia*. Madrid: Consejo General del Poder Judicial y Secretaría General Técnica del Ministerio de Sanidad y Consumo; 2000. p. 242.

[334] En palabras de Delgado de Miguel, "Su violación supondría el rechazo de la Corporación en su conjunto contra alguien que no quiere respetar las reglas del juego que toda profesión exige para su ejercicio, y esa sanción Moral, ideal, del cuerpo social, ya sea el notarial, el judicial, etc., quizás llegue a ser más grave que la misma sanción jurídica". Delgado de Miguel JF. *Fundamento Moral de los Principios Deontológicos*. En: Hernando Santiago J et al. *Ética de las profesiones jurídicas* Murcia: UCAM-AEDOS; 2003. p. 118.

[335] Lega C. *Deontología de la profesión del abogado*. Madrid: Civitas; 1983. p. 65.

Conviene señalar, sin embargo, que el Colegio profesional no posee una capacidad reguladora carente de límites. Al igual que ocurre con el legislador, debe tener clara conciencia de los márgenes de su competencia. Para ello, el Colegio debe tener presente que, en el campo de la estricta moralidad personal, el ser humano debe ver reconocido un marco de libre actuación[336]. Este principio debe regir en toda su amplitud, especialmente en el plano de las intenciones. Pero en el momento en el que una acción humana sale del ámbito de la conciencia para afectar derechos y expectativas de otros individuos, ya posee una trascendencia social. Los Códigos Deontológicos, al igual que el Derecho, contemplan las acciones humanas atendiendo, no sólo, pero sí en gran medida, a su dimensión social. De ese modo, las actuaciones enjuiciadas no son, solamente, cuestiones de "conciencia profesional", sino fundamentalmente acciones relativas o no al bien social. Así las normas deontológicas establecen obligaciones a los profesionales que no son exigibles en las relaciones humanas ordinarias, al profesional farmacéutico, por ejemplo, en base a su compromiso con la sociedad para realizar una determinada labor que afecta a derechos básicos e íntimos de la persona, sí le son exigidas obligaciones como el secreto profesional. Por tanto, los Códigos Deontológicos deben ser absolutamente respetuosos con la conciencia del profesional, constituyen un medio adecuado para preservar a la profesión de presiones externas, deben tener un fundamento ético claro, tienen que estar dotados de una gran flexibilidad, deben ofrecer una garantía para los pacientes y para la sociedad y deben tener un carácter positivo intentando disuadir de pautas de comportamiento dudosas o con inadecuados medios o malos fines[337]. El fundamento Ético de las normas Deontológicas constituye uno de los aspectos, a nuestro juicio, más importante. La Ética, y más en concreto la Ética profesional, se encuentra profundamente enraizada en la realidad personal del ser humano[338]. Quien ejerce una profesión es una persona y su trabajo siempre va destinado a otra u otras personas[339]. Por esta razón, cualquier labor humana debe servir a la persona y no, por el contrario, convertir a la persona en un mero instrumento, o medio, al servicio de otras cuestiones. Por eso toda actuación profesional debe tener como norte su "ethos", o lo que es lo mismo, los fines, o bienes intrínsecos, a los que responde socialmente dicha

---

[336] El artículo 16 de nuestra Constitución reconoce el principio general de libertad ideológica.
[337] Ibíd. López Guzmán J. *Deontología Farmacéutica Aplicada*. p. 19.
[338] Ibíd. Aparisi Miralles A. *Deontología Profesional del abogado*. p. 33.
[339] Ibíd. Aparisi Miralles A. *Ética y Deontología para juristas*. Ver capítulo 1.

profesión[340]. Por eso el profesional debe obrar siempre según ciencia, poniendo en juego todos sus conocimientos e intentando siempre estar al día en ellos mediante procesos formativos y el DPC que deben proporcionar los Colegios; y también debe obrar en conciencia, como punto de encuentro entre ciertos principios objetivos, el "ethos" de una determinada profesión, y la propia singularidad personal; según Lega se trata *de un parámetro objetivo que se configura en relación con un tipo ideal o abstracto de profesional que posee dotes morales y técnicas para el ejercicio de la profesión*[341]. Aquí radica una de las cuestiones que hemos venido diciendo a lo largo de nuestro trabajo, la necesidad de formación de los profesionales y de los futuros profesionales, en las materias humanísticas.

Encontramos así que en la norma Deontológica concurre, en cierta medida, una de las notas que, tradicionalmente, ha servido para diferenciar el Derecho de la Moral, la denominada "exterioridad" del Derecho frente a la "interioridad" de ésta. Ello significa que, al igual que ocurre con el Derecho, gran parte del centro de interés de la Deontología se sitúa en la trascendencia social de la conducta. En consecuencia, es claro que un Código Deontológico no podrá imponer coactivamente pautas de conducta que pertenezcan a la interioridad del sujeto, que no se apoyen en unas expectativas de derechos, que no tengan una dimensión social. En este sentido, por ejemplo, el deber de secreto profesional se impone en tanto que existe una expectativa de respeto al derecho a la intimidad de los pacientes. Las normas Deontológicas establecen así obligaciones no exigibles en las relaciones ordinarias de la comunidad, pero sí a los profesionales que se han comprometido con la sociedad a desempeñar una determinada labor. Y en este aspecto es decisiva la supervisión del Colegio profesional. Este es el núcleo de esta cuestión: los Colegios sólo pueden imponer sanciones en los casos y con la extensión prevista por la normatividad vigente[342].

---

[340] Ibíd. Aparisi Miralles A. *Deontología Profesional del abogado.* p. 40.

[341] Ibíd. Lega C. *Deontología de la Profesión de abogado.* p. 70.

[342] Sobre la naturaleza jurídica de los Códigos Deontológicos y las bases del poder disciplinario, se puede consultar: Terrier E. *Déontologie médicale et droit.* Bourdeaux: Les Études Hospitalières Editions; 2003.

CAPÍTULO 5

LOS COLEGIOS OFICIALES DE FARMACÉUTICOS EN ESPAÑA

5.1. ORGANIZACIÓN

En España ejercen la profesión farmacéutica alrededor de unos sesenta mil farmacéuticos, en diferentes modalidades profesionales de los que alrededor de unos cuarenta y cinco mil la ejercen en la modalidad de oficina de farmacia o farmacia comunitaria. Desde un punto de vista legal, como ya hemos comentado anteriormente, el ejercicio de la profesión de farmacéutico requiere de la colegiación obligatoria de los profesionales que la ejercen (ya hemos comentado en anteriores capítulos el hecho, amparado legalmente, de la exigencia de colegiación obligatoria para los profesionales sanitarios y este tema en ningún momento ha sido puesto en cuestión por la propia UE como bien comentó Xavier Prats Monné, ex director general de Salud de la UE[343]). Dichos profesionales deben realizar su alta de colegiación en el Colegio Oficial de farmacéuticos de la provincia donde ejerce su actividad profesional única o principal y basta disponer de la colegiación en un Colegio provincial, para ejercer en todo el territorio del Estado español, de forma que si por cualquier circunstancia el profesional cambiase su actividad a otra provincia, su alta de colegiación ya sería reconocida y lo único que debería hacerse es

---

[343] **¿Cómo valora el sistema de colegiación obligatoria y su posible supresión mediante medidas como el test de proporcionalidad?** Nosotros no vamos a emitir ningún juicio sobre esto. Hay distintos países y distintos modelos de organización. La colegiación obligatoria es perfectamente defendible. Nuestro criterio no es su eliminación. Esto tienen que decidirlo, en todo caso, los españoles. Entrevista realizada a Xavier Prats Monné por la revista profesional Redacción Médica el 9 de diciembre de 2017. Disponible en: https://www.redaccionmedica.com/secciones/privada/-prats-al-paciente-no-le-importa-la-titularidad-del-centro-al-que-asiste--7960

trasladar esa colegiación de una provincia a otra. Por tanto, a diferencia de otras profesiones colegiadas que no se organizan de manera provincial, los farmacéuticos están organizados territorialmente en base a la demarcación administrativa reconocida por la CE: la provincia, que es en la que se organiza de forma básica territorial el Estado español que se remonta al año 1833.

En nuestro país existen cincuenta provincias y dos ciudades autónomas, por lo que la estructura en la que se encuentran divididos los Colegios Oficiales de farmacéuticos es de cincuenta y dos.

Como comenta Venegas en su tesis doctoral[344]: … *los Colegios profesionales constituyen el límite entre los entes públicos y los privados haciendo de frontera entre unos y otros; una frontera poco definida porque las Corporaciones, sobre un substrato asociativo, aunque forzoso, de carácter privado, cumplen fines públicos de interés general. Esto es tanta cuanta más verdad en el ejercicio farmacéutico ya que sobre un sustrato de actividad privada las oficinas de farmacia y otros quehaceres farmacéuticos cumplen una determinante función pública en el aseguramiento de diversos Derechos Fundamentales.* Es evidente que la función de los profesionales farmacéuticos, en cualquiera de sus áreas de trabajo, constituye una función público-privada que se encuentra absolutamente impregnada de un contexto social muy grande, pues afecta de manera directa a los Derechos Fundamentales de los ciudadanos, principalmente al derecho a la salud y al bienestar. Los Colegios como comenta López González[345], entre los que se encuentran los Colegios de farmacéuticos, *constituyen un grupo humano en función de una comunidad de interés o por el ejercicio de una determinada actividad.* Pero que se quedaría corta, desde nuestro punto de vista y tal y como pretendemos proponer en este trabajo, si no ampliase sus miras hacia una evolución más humanística, sin perder el carácter técnico.

La organización territorial, como hemos indicado, determina que cada Colegio Oficial adquiere la denominación en base a la provincia en la que está ubicado. La historia de la constitución oficial de cada uno de los Colegios de farmacéuticos ha sido objeto de innumerables trabajos de investigación y no es objeto del nuestro ocuparnos de ella, indicaremos la lista de todos ellos y las funciones que tienen reconocidas.

---

[344] Venegas C. *Boticas y boticarios en Badajoz y provincia. El Colegio de farmacéuticos.* [tesis doctoral]*. Sevilla; 2017. p. 10. [Internet]. [Consultado el 10 de abril de 2020]. Disponible en: https://idus.us.es/bitstream/handle/11441/64014/4/licencia%20venegas.pdf?sequence=1

[345] López González JL. *Lo público y lo privado en las Colegios Profesionales.* Boletín del Ministerio de Justicia. 2001; 1896. p. 2228.

Colegios Oficiales de farmacéuticos en España:

COF Araba/Álaba	COF Burgos	COF Guadalajara
COF Albacete	COF Cáceres	COF Guipuzcoa/Gipuzkoa
COF Alicante	COF Cádiz	COF Huelva
COF Almería	COF Cantabria	COF Huesca
COF Asturias	COF Castellón	COF Jaén
COF Ávila	COF Ceuta	COF León
COF Badajoz	COF Ciudad Real	COF Lérida/Lleida
COF Baleares.	COF La Coruña/A Coruña	COF La Rioja
COF Barcelona	COF Cuenca	COF Las Palmas
COF Bizkaia/Vizcaya	COF Gerona/Girona	COF Lugo
COF Madrid	COF Pontevedra	COF Toledo
COF Málaga	COF Salamanca	COF Valencia
COF Melilla	COF Segovia	COF Valladolid
COF Murcia	COF Sevilla	COF Zamora
COF Navarra	COF Soria	COF Zaragoza
COF Orense/Ourense	COF Tarragona	
COF Palencia	COF Teruel	

Las normas que configuran la regulación legal de cada uno de los cincuenta y dos Colegios se encuentran contenidas en cada uno de los Estatutos colegiales y conforman el último escalón normativo de la profusa legislación profesional farmacéutica. La mayor parte de los Colegios Oficiales de farmacéuticos de las distintas provincias, han ido a lo largo de los últimos años, adaptando sus estatutos a las diferentes modificaciones legales en materia de Colegios profesionales que se han ido publicando en el Boletín Oficial del Estado y en los Boletines Oficiales de sus respectivas CCAA e incluso incluyendo algunas cuestiones que aunque no sean consideradas de ordenamiento jurídico, sí son necesarias desde un punto de vista operativo para lograr mejoras en la eficiencia en el funcionamiento de cada institución. La normativa autonómica, por asunción de las competencias transferidas, ha condicionado en gran parte muchas de las modificaciones estatutarias de cada uno de los Colegios de su jurisdicción y desde un concepto jurídico el control legal de los Colegios se ejerce desde las propias CCAA. Desde un punto de vista operativo, nada hay en la ley que impida un elevado grado de autonomía provincial y autonómica, pero entendemos con Barrios[346] que sería bueno recuperar en la práctica la diferenciación entre Estatuto General de la profesión y Estatutos particulares. El Estatuto General de la Profesión Farmacéutica (aunque data de 1934 y el Reglamento del Consejo General de Colegios es de 1957, a fecha actual todavía no ha sido aprobado un nuevo Estatuto, a pesar de diferentes intentos que resultaron fallidos al final por diferentes causas), es una de las prioridades que se deberían haber tenido una vez que la propia CE y las diferentes sentencias sobre la LCP y sus posteriores modificaciones, marcaron el ordenamiento legal de los Colegios profesionales, con el fin de que la profesión farmacéutica pueda ser ejercida en todo el territorio del Estado en condiciones de igualdad (art. 139º CE, principios generales de la Organización territorial del Estado). El Consejo General de Colegios Oficiales de farmacéuticos se ha encontrado desplazado e incluso sustituido por la Autoridad Autonómica y eso provoca dos inconvenientes notables: la dispersión de autoridades o direcciones colegiales (tantas como CCAA) y una proliferación inmensa de exclusivos controles externos a la profesión. Como bien propone Barrios[347], podría ser efectivo un doble mecanismo de control: por un lado, el control de legalidad que sería ejercido por la Autoridad Autonómica y por otro lado el control de adecuación de los Estatutos particulares de cada Colegio y Consejo Autonómico a los Estatutos Generales de la profesión. Entendemos que es adecuada esta armonización entre el control político de la Autoridad Autonómica con el control corporativo y profesional del Consejo General de Colegios. Resulta pues evidente y necesaria la redacción actualizada y correspondiente aprobación de los Estatutos Generales del Consejo General de Farmacéuticos.

El despliegue normativo producido por los diferentes Estatutos de Autonomía ha generado una profusión de Estatutos colegiales que aunque no es ilógico, puesto que cada Colegio Oficial debe disponer de los propios, en una revisión más profunda de los mismos es bastante probable la aparición de ciertas especificidades que hayan sido impuestas por las diferentes sensibilidades autonómicas y que en muchos casos, aun no existiendo unos Estatutos Generales de la Profesión actualizados, podrían chocar con las percepciones de la corporación y muy probablemente con un excesivo control externo de la profesión que afectaría también al principio de igualdad territorial previsto por la CE, al que antes aludíamos. Por otra parte, la enorme profusión normativa, desde nuestro criterio vulnera el prin-

---

[346] Barrios LF. *Regulación de la corporación farmacéutica.* Farmacia profesional. 2003; 17 (9): 32-40.
[347] Ibíd. Barrios LF. *Regulación de la corporación farmacéutica.* p. 40.

cipio de eficiencia legislativa[348] y el principio de necesidad y proporcionalidad[349]. Al cabo de ya unos años de experiencia en esta organización territorial y toda la normativa que conlleva se hace cada vez más necesario compatibilizar la tradición corporativa, en la que el Consejo General de Colegios de farmacéuticos juegue un papel importante, especialmente en la revitalización de los Estatutos Generales de la profesión teniendo en cuenta la configuración autonómica del Estado y las especiales características de una profesión como la farmacéutica en la que el carácter de ejercicio privado pero con un especial interés público en una gran parte de sus profesionales, precisa de una estructura normativa menos profusa, dispersa territorialmente e incluso con diferencias territoriales que impiden en muchas ocasiones un ejercicio más equilibrado desde la igualdad de acción en todo el territorio del Estado. Existe desde hace bastante tiempo, una reivindicación constante por parte de los Colegios profesionales, de determinar aquellos aspectos necesarios que no se encuentran regulados o están deficientemente regulados por la actual LCP, aunque ésta haya sido adecuada en determinadas cuestiones tanto a la normativa emanada por la UE como por recomendaciones de organismos del Estado. Dichos aspectos son los que han sido regulados con una insuficiente cohesión con otros ordenamientos de ámbito estatal o autonómico, determinado cuales son los necesarios y convenientes para lograr una regulación más coherente y cohesiva en el marco de afección presente y futura de la Organización colegial. En este sentido, UP, recomienda[350] obtener una actualizada y compendiada regulación que traiga un sistema de funcionamiento de estas instituciones que esté acorde con las normas que son de aplicación, sin necesidad de reproducirlas en el texto resultante ya que forman parte del ordenamiento jurídico, aunque ello no sea una tarea fácil. Ello lograría que en el caso de los Estatutos y de los Reglamentos de Régimen Interior, se consiguiese una armonización deseable y deseada.

5.2. FUNCIONES RECONOCIDAS

La mayoría de los Estatutos particulares de los Colegios Oficiales de farmacéuticos recogen en los mismos una serie de fines y funciones que son reconocidos

---

[348] Sanz Baos P. *El principio de eficiencia en la elaboración de normas jurídicas: instrumentos para su aplicación.* Revista Jurídica de la Comunidad de Madrid. 2017; 2017: 1-40.

[349] Carlón Ruiz M. *El principio de proporcionalidad.* En: Juan Alfonso Santamaría Pastor, dir. *Los principios jurídicos del Derecho Administrativo.* Madrid: La Ley, Wolters Kluwer; 2010: 203-230.

[350] Ibíd. Múzquiz Vicente-Arche G y Martín Villalba D. *El ejercicio de las profesiones tituladas en el marco de los Derechos Fundamentales. Ponencia de Estudio.* p. 360.

por la legislación vigente y de los que en capítulos anteriores ya hemos tratado de forma más profusa, así como otros que han aportado los propios Colegios con un objetivo de mejora profesional y mayor garantía de control de los profesionales y de las actividades desarrolladas por el propio Colegio. Henos realizado una revisión de los Estatutos particulares publicados oficialmente por los Colegios de farmacéuticos de España y a modo de recopilación orientativa recogen los siguientes fines y funciones esenciales:

Fines esenciales reconocidos:

– La ordenación, en el ámbito de sus competencias, del ejercicio de la profesión farmacéutica.

– La representación institucional exclusiva de la profesión farmacéutica en su ámbito territorial.

– La defensa de los derechos e intereses profesionales de los colegiados.

– La satisfacción de los intereses generales relacionados con el ejercicio de la profesión.

– La protección de los intereses de los consumidores y usuarios de los servicios de sus colegiados.

– La cooperación con los poderes públicos en la defensa y promoción de la salud.

Todo ello sin perjuicio de la competencia de las Administraciones Públicas por razón de la relación funcionarial que pueda existir.

Funciones y facultades reconocidas:

Corresponden al Colegio de farmacéuticos, en su demarcación territorial, las siguientes funciones:

– Ejercer las acciones necesarias que redunden en beneficio de la protección de los intereses de los consumidores y usuarios por parte de los servicios prestados por sus colegiados.

– Ejercer las acciones que les sean encomendadas las Administraciones Públicas y colaborar con ellas y con los demás Organismos Públicos mediante la realización de estudios, emisión de informes, elaboración de estadísticas, participación en programas y otras actividades relacionadas con sus fines que le sean solicitadas o sean formuladas por propia iniciativa.

- Ostentar la representación que establezca la legislación vigente para el cumplimiento de sus fines.

- Participar en los Consejos y aquellos Organismos consultivos de la Administración con competencia en materia farmacéutica y áreas afines.

- Estar representado en los Consejos Sociales y en los Patronatos Universitarios.

- Participar en la elaboración de los planes de estudio de las Facultades de Farmacia e informar sus normas de organización y estructura y las de los demás Centros docentes que puedan impartir las materias propias de la titulación, manteniendo una relación de colaboración permanente con todos ellos.

- Informar, en el ámbito de sus competencias, los proyectos de modificación de la legislación vigente relacionada con la profesión farmacéutica.

- Ostentar la representación y defensa de la profesión ante la Administración, Instituciones, Tribunales, Entidades y particulares, con legitimación para ser parte en los litigios que afecten a los intereses profesionales, y ejercitar el derecho de petición de acuerdo con la Ley.

- -Ordenar en el ámbito de su competencia la actividad profesional de los colegiados, velando por la Ética y dignidad profesional y por el respeto debido a los derechos de los particulares.

- Ejercer la potestad disciplinaria de los colegiados en el orden profesional y colegial.

- Adoptar las medidas conducentes a evitar el intrusismo profesional.

- Velar por el cumplimiento del principio de igualdad de trato y no discriminación en el acceso a la profesión y a su ejercicio.

- Procurar la armonía y colaboración entre todos los colegiados, impidiendo el falseamiento de la competencia y la competencia desleal.

- Cumplir y hacer cumplir a todos los colegiados las Leyes y Reglamentos vigentes, los Estatutos Profesionales y el Reglamento de Régimen Interior y demás normas dictadas por el Colegio, así como las acciones y decisiones adoptadas por los órganos colegiales en materias de su propia competencia.

- Velar porque la conducta de los colegiados respete la independencia e integridad de la profesión, el secreto profesional, la legalidad vigente, la Ética y la ponderación en sus comunicaciones comerciales.

- Fomentar la mejora de los niveles profesional, científico, cultural y económico de los colegiados.

— Organizar los servicios de previsión y protección social de los farmacéuticos colegiados, así como cualquier otra clase de servicios o actividades en beneficio de estos o del propio Colegio, a cuyo efecto podrá constituir las entidades o sociedades mercantiles que estime convenientes para ello, respetando la legalidad vigente en materia de Colegios profesionales y en la de constitución societaria. Con respeto al buen nombre de la institución.

— Informar sobre el acceso a la vida profesional de los posgraduados, desarrollar actividades para su formación e informar sobre los puestos de trabajo apropiados para los farmacéuticos, organizando los servicios necesarios para ello.

— Colaborar con instituciones o con entidades, tanto públicas como privadas, y con particulares, entre cuyos fines se encuentre el desarrollo de la investigación farmacéutica y en todas las materias referidas a los fines del Colegio.

— En general, encauzar y defender las aspiraciones de la profesión y elevar al Consejo General cuantas sugerencias estime oportunas en relación con la regulación de los servicios farmacéuticos.

— Cooperar con los Tribunales, conforme a las Leyes, en la designación de farmacéuticos colegiados que puedan ser requeridos para intervenir como peritos judiciales, a cuyo efecto el Colegio facilitará periódicamente listas de colegiados con ese fin.

— Comparecer y ser parte en los litigios que afecten a los intereses profesionales del Colegio y de los colegiados, y, en especial, ejercer las acciones que procedan contra quienes ejerzan la profesión farmacéutica, o actos propios de ella, sin poseer el título académico correspondiente y sin pertenecer a un Colegio Oficial de farmacéuticos.

— Elaborar criterios a los exclusivos efectos de orientar en la tasación de las costas judiciales que se devenguen por actuaciones propias de los farmacéuticos e informar en los procedimientos judiciales o administrativos en los que se discutan honorarios profesionales. El Colegio no podrá establecer baremos orientativos, ni cualquier otra orientación, recomendación, directriz, norma o regla sobre honorarios profesionales en base a lo dispuesto por la legislación vigente.

— Encargarse del cobro de las remuneraciones u honorarios profesionales cuando el colegiado lo solicite libre y expresamente, y establecer los servicios adecuados para ello.

— Impulsar y desarrollar la mediación, intervenir, o aplicar la vía de conciliación o arbitraje, a petición expresa de los interesados, en las cuestiones profesionales que se susciten entre los colegiados, y resolver por laudo, a instancia de los interesados, las discrepancias que puedan surgir entre ellos sobre el cumplimiento de los trabajos profesionales realizados.

— Promover, impulsar y organizar actividades y servicios comunes de interés para los colegiados, de carácter profesional, formativo, cultural, de asesoramiento, estudio y otros análogos, a cuyo fin podrá constituir las sociedades mercantiles necesarias para la prestación de esos servicios.

— Atender las solicitudes de información sobre los colegiados y sanciones firmes a ellos impuestas, así como las peticiones motivadas de inspección o investigación que le formule cualquier autoridad competente de un Estado miembro de la UE.

— Incorporar las tecnologías precisas y crear y mantener las plataformas tecnológicas que garanticen su acceso de forma electrónica y a distancia, tanto a los colegiados como a los consumidores y usuarios. Implantar y favorecer el uso de la ventanilla única.

— Velar por la protección de los consumidores y usuarios que contraten los servicios profesionales de sus colegiados o se relacionen con ellos, incluyendo dentro de esta protección, a las Asociaciones y Organizaciones de consumidores y usuarios cuando actúen en representación o en defensa de los intereses de estos. El Colegio dispondrá a este efecto de un Servicio de Atención a los Consumidores y Usuarios, a fin de que estos y sus Asociaciones y Organizaciones puedan presentar en el Servicio, directamente o por vía electrónica y a distancia, sus quejas o reclamaciones derivadas de los servicios profesionales que reciban de los colegiados. El Colegio tramitará a través de este Servicio las quejas o reclamaciones que se presenten y las resolverá, bien informando sobre el sistema extrajudicial de resolución de conflictos, bien remitiendo el expediente incoado a la Junta de Gobierno para que instruya los oportunos expedientes informativos o disciplinarios, bien archivando la reclamación o queja, o bien adoptando cualquier otra decisión que sea conforme a Derecho.

— El Colegio, a través del sistema de ventanilla única que se encuentra regulado en los Estatutos, permitirá de forma clara, inequívoca y gratuita, el acceso al Registro de Colegiados y de Sociedades profesionales de Farmacéuticos de la Comunidad Autónoma correspondiente e informará a los consumidores y usuarios sobre las vías de reclamación y los recursos que podrán interponerse en caso de conflicto y sobre el contenido del Código Deontológico del Colegio.

La mayoría de los fines y funciones recogidos por los Estatutos particulares de los Colegios Oficiales de farmacéuticos recogen, como se puede comprobar, todos los aspectos funcionales determinados por la legislación vigente, pero desde nuestro punto de vista, de entre aquellas cuestiones que en base a la autonomía reconocida a estas instituciones se han incluido en ellos, observamos una cierta actitud pacata a la hora de recoger estatutariamente aspectos que tienen que ver con la Ética de las Organizaciones y su desarrollo e implantación y la previsión del desarrollo y de la formación de los profesionales en la Ética profesional y en la Bioética. Parece que se quiere pasar como "de puntillas" por ello y no abordar una cuestión tan importante de forma clara y contundente, precisamente en base a esa autonomía reconocida y a la necesidad de elevar a toda la profesión a unos estándares más altos, si cabe. Como comentaba Marías[351] *se llevan siglos de desper-sonalización. Se va pasando de ver al hombre como persona a entenderlo como «cosa»: un organismo, dentro del mismo ámbito de realidad que los demás, con una distinción únicamente de grado, tal vez cuantitativa. Pero, hay que preguntarse ¿cómo en los campos ajenos a la persona se conjugan los principios de libertad y responsabilidad?* En definitiva, los actos humanos, prácticamente vienen a ser lo mismo que actos libres y en último término actos morales. Por tanto, la vida humana es intrínseca-mente Moral y ahí radica la importancia a dedicar mucha más atención a la Ética y a la Bioética en una profesión sanitaria como la farmacéutica[352].

---

[351] Marías J. *Tratado de lo mejor. La moral y las formas de vida*. Madrid: Alianza Editorial; 1995. p. 137.

[352] Valverde JL y Arrebola P. *Estudios de Ética farmacéutica*. Aranjuez: Ed. Doce Calles; 1999. p. 20.

CAPÍTULO 6

EL CONSEJO GENERAL DE COLEGIOS OFICIALES DE FARMACÉUTICOS Y LOS CONSEJOS AUTONÓMICOS DE COLEGIOS

6.1. ORGANIZACIÓN

6.1.1. El Consejo General de Colegios

La Disposición Adicional Tercera de la LCP que fue modificada por la llamada *Ley Ómnibus*, establece qué es una Corporación colegial, siendo así como se define de forma general al Consejo de Colegios de farmacéuticos, los Consejos Autonómicos de Colegios y los Colegios profesionales. En cambio, se define a una Organización colegial como el conjunto de Corporaciones colegiales de una misma profesión. En el art. 9º de la mencionada LCP, se determinan las funciones atribuidas a los Consejos Generales de Colegios y en la Disposición Adicional Primera se establece que los Consejos Generales de Colegios podrán admitir el derecho para el desempeño de determinados cargos por personas procedentes de procesos electivos. En cuanto a las Disposiciones Transitorias Primera y Segunda, determinan que las disposiciones reguladoras de los Colegios Profesionales y de sus Consejos Superiores y los Estatutos de estos continuarán vigentes en todo aquello que no se oponga a las leyes vigentes y los cargos continuarán hasta la nueva elección que se haga con las prerrogativas de la nueva legislación. De esta referencia de la ley en su Disposición Transitoria Primera podemos ver que los Estatutos Generales de la Profesión Farmacéutica que fueron aprobados en el año 1934, con las salvedades determinadas por la legislación actual, se encuentran todavía vigentes en virtud de la Disposición Transitoria anteriormente aludida. Pero los Estatutos publicados por la Orden de 28 de septiembre de 1934 (Gaceta de 4 de octubre de 1934) y que fueron redactados por la llamada entonces Unión Farmacéutica Nacional que se creó en el año 1913[353], aglutinadora de la hasta entonces Asamblea de los Colegios de farmacéuticos que fue creada entre el 18 al 22 de octubre de 1899[354], en realidad fueron el primer y único, hasta la fecha, Estatuto General de la Profesión. En el año 1957 en virtud de la publicación de la Orden de 16 de mayo de 1957 (BOE núm. 147 de 4 de junio de 1957)[355] se produce la promulgación del Reglamento del Consejo General de Colegios Oficiales de farmacéuticos, en el que se determina que éste el único organismo oficial representativo y directivo de la profesión farmacéutica y en el deben estar incorporados de manera obligatoria todos los Colegios de farmacéuticos de España. Hasta la fecha es el Reglamento vigente de la profesión farmacéutica y a él se deben referenciar todos los Estatutos de los Colegios provinciales; para ello en sesiones celebradas por el Consejo General en el mes de octubre del mismo año, se aprobó un Reglamento tipo para que los Colegios provinciales pudiesen referenciar sus Estatutos propios al mismo, en virtud del art. 3º apdo. a) de dicho Reglamento de 1957, aunque este Reglamento tipo recogía un contenido bastante similar a los Estatutos de la profesión Farmacéutica de 1934. Este Reglamento de 1957 sufrió una pequeña modificación, no exenta de importancia por el hecho de la regulación de la representación de los diferentes Colegios en el Consejo General y que fue publicada por Orden del Ministerio de la Gobernación (al que correspondía revisar y aprobar dichas normas) en el BOE núm. 5 de 6 de enero de 1969[356]. La estructura estatutaria de la profesión farmacéutica, por tanto, estaba creada y disponía de 4 niveles normativos:

1. Estatutos Generales de la Profesión Farmacéutica, de 1934.

2. Estatutos o Reglamento del Consejo General de Colegios Oficiales de farmacéuticos, de 1957.

---

[353] Puerto Sarmiento J. *La profesión farmacéutica. Del gremialismo al corporativismo.* En: JL Peset, editor. *La ciencia moderna y el nuevo mundo.* Madrid: CSIC; 1986. p. 395-421.

[354] Venegas Fito C y Recio Jaraba C. *Ocho días de octubre. La fundación de la Organización farmacéutica Colegial.* Madrid: CGCOF; 2020. p. 39.

[355] España. Orden de 16 de mayo de 1957, de aprobación del Reglamento del Consejo General de Colegios Oficiales de farmacéuticos. [Internet] Boletín Oficial del estado de 5 de junio de 1957, núm. 147. [consultado el 16 de abril de 2020]. Disponible en: https://www.boe.es/buscar/doc.php?id=BOE-A-1957-7337

[356] España. Orden de 27 de diciembre de 1968, por la que se modifica el artículo cuarto del Reglamento del Consejo General de Colegios Oficiales de farmacéuticos, aprobado por Orden de 16 de mayo de 1957, y se regula la convocatoria de elecciones de los cargos del Consejo. [Internet] Boletín Oficial del estado de 6 de enero de 1969, núm. 5. [consultado el 16 de abril de 2020]. Disponible en: https://www.boe.es/buscar/doc.php?id=BOE-A-1969-16

3. Estatutos o Reglamentos de los Consejos de Colegios de farmacéuticos Autonómicos constituidos.

4. Estatutos de cada Colegio Provincial.

5. Reglamentos internos de cada Colegio Provincial.

Pero lo que resulta evidente es que de la misma forma que los diferentes Colegios provinciales, en base a las diferentes modificaciones habidas por la transferencia de competencias en materia de Colegios profesionales a las diferentes CCAA, han ido adecuando sus Estatutos a la misma, con las peculiaridades propias de cada legislación autonómica, hasta la fecha no se dispone de ningún Estatuto General de la Profesión Farmacéutica adecuado a estas circunstancias territoriales habidas por mor de la Constitución, es decir dispone la profesión farmacéutica del Estatuto General de la Profesión de 1934 y el Reglamento de 1957, a todas luces obsoletos en muchas circunstancias y eso entendemos que es una de las asignaturas pendientes del Consejo General de Colegios ya que éste ostenta la representación en el plano nacional de toda la profesión farmacéutica, de ahí la necesidad de realizar un revisión y adecuación de dichos Estatutos Generales a la situación actual, revitalizando, actualizando e incluyendo aspectos de las bases estatutarias que requieren adecuación, como las bases disciplinarias y Deontológicas, así como la inclusión de bases que potencien los aspectos Éticos, Bioéticos y, de camino, a la excelencia e integridad profesional, acorde con los nuevos tiempos profesionales y sociales. Y como hemos indicado ya en el capítulo anterior, abogamos por el que entendemos doble y compatible mecanismo de control en el que la potestad legislativa de las diferentes CCAA realiza el control legal en virtud de las competencias recibidas por el Estado y materializadas en su propia legislación, y el control de adecuación estatutario y corporativo que debe ejercer la profesión a través del Consejo General de Colegios y al que deben referenciarse, con el consiguiente respeto a la legislación vigente, los diferentes Estatutos de los Colegios provinciales. A lo largo del tiempo de la realización de este trabajo de investigación, hemos podido conocer la intención manifestada por el Consejo General de Colegios de comenzar a redactar los nuevos Estatutos, lo cual entendemos que es un importante reto, no exento de dificultades, pero que puede venir a solventar un vacío notable en la profesión farmacéutica[357]. El Estatuto General de la Profesión Farmacéutica, debe ser la norma

---

[357] Consejo General de COF. *Constituida la comisión para la elaboración de los nuevos Estatutos del Consejo General de COF.* [Internet]. Madrid: CGCOF. 10 de junio de 2021. [consultado el 12 de junio de 2021]. Disponible en: https://www.portalfarma.com/Profesionales/consejoinforma/Paginas/2021-constituida-comision-elaboracion-nuevos-estatutos-cgcof.aspx

de cabecera de la profesión y uno de sus objetivos primordiales es el de materializar la integración de la profesión y toda su estructura administrativa en la sociedad, de ahí la necesidad de una adecuación de los actuales Estatutos Generales a la actual visión de la sociedad. Deben disciplinar también las formas de ejercicio profesional, las relaciones entre los profesionales y las de éstos con otras profesiones, la integración activa de los profesionales en su Colegio correspondiente con determinación de sus derechos y deberes colegiales, las relaciones con los consumidores, usuarios y pacientes receptores de los servicios profesionales, el régimen disciplinario y cualesquiera previsiones que resulten útiles o convenientes para mejorar el ejercicio profesional y conducirlo a la excelencia con criterios de integridad profesional y todas aquellas que estén dirigidas a reconocer y fomentar los derechos de los ciudadanos que se relacionan con ellos. Los Estatutos constituyen una norma esencial dentro de la profesión y además es una norma que tiene un carácter propio, producto de la propia Administración Corporativa, aunque formalmente deban ser aprobados por el Gobierno de la nación y publicados mediante Real Decreto y esto les confiere una característica que les dota de una legitimidad directa frente al propio colectivo profesional[358], de esta manera el Gobierno de la nación debe limitarse a efectuar un control de estricta legalidad de los Estatutos que le sean presentados, pero nunca de oportunidad en base a la reconocida autonomía que tienen los Colegios y Consejos de Colegios.

Por otra parte, y de acuerdo con González Cueto[359], los Estatutos llamados particulares (los de los Colegios provinciales), en base a lo dispuesto por la LCP, es necesario que estén sujetos al Estatuto General de la Profesión ya que por ello se asegura un mejor orden profesional, una mayor coordinación profesional y una mayor centralidad y superioridad normativa en el ordenamiento corporativo, basado en ese doble mecanismo de control al que aludíamos en párrafos anteriores. De hecho, los Estatutos particulares vendrían a concretar las previsiones generales del Estatuto General para el ámbito territorial de cada Colegio, dedicándose más extensamente a la regulación de la organización y estructura colegial, a los procedimientos internos y a la fijación del estatuto personal del colegiado, principalmente en lo que se corresponde con los derechos y deberes colegiales.

---

[358] González Cueto T. *Las competencias de los Colegios en relación con la ordenación y el ejercicio de la profesión.* En: Santiago Muñoz Machado (dir.). *Historia de la abogacía española.* Pamplona: Aranzadi Thomson Reuters Vol. 2;2015. p. 1673-1703.

[359] Ibíd. González Cueto T. *Las competencias de los Colegios en relación con la ordenación y el ejercicio de la profesión.*

Durante gran parte de este trabajo hemos venido utilizando el término Administraciones Corporativas para nombrar a las Organizaciones profesionales que son los Colegios y Consejos de Colegios profesionales, creemos que es necesario realizar un breve análisis de qué es realmente una Administración Corporativa que permita determinar claramente qué es lo que se entiende con este término y que condicionantes tiene. Cepeda Morras[360] define a una Administración Corporativa como *aquellas Corporaciones de base privada a las que se encomienda determinadas funciones de carácter público y en esta medida tienen la consideración de Administración.* Fanlo Loras[361] construye una definición más completa, en ella *se engloba a aquellas entidades públicas representativas de intereses profesionales o económicos calificadas por el Derecho positivo como Corporaciones de Derecho Público. Tienen esta consideración aquellas agrupaciones forzosas de particulares, dotadas de personalidad jurídica pública que, junto a la defensa de intereses estrictamente privados, propios de los miembros integrantes, ejercen determinadas funciones públicas.* A veces el término se usa para entidades (algunas) que no merecen tal denominación por no tratarse de entidades que sean verdaderamente de carácter privado con personificación pública. La Corporación farmacéutica sí encaja jurídicamente con esta figura del Derecho positivo y además el hecho de disponer de una base privada garantiza la capacidad de independencia de los poderes públicos, pero bajo su supervisión. Realmente existen en el mundo económico y en el mundo profesional multitud de Corporaciones, siendo que este término realmente engloba a personas jurídicas que están sujetas ante la Ley y que son creadas por una o más personas físicas para un determinado fin. Pero como hemos señalado, no todas las Corporaciones tienen la consideración de Administración Corporativa. Las características más destacadas para ser consideradas como Administración Corporativa y que en cierto modo, les proporciona el "sello de calidad" para ser así consideradas son:

- Creación[362]. *Son creadas por acto de poder, que determina su estructura. sus funciones y sus fines, lo que las distingue de las asociaciones privadas, pero sin que tal forma de creación implique perder el contacto con su origen privado.* Y por supuesto, su independencia.

---

[360] Cepeda Morras J. *La Administración Corporativa: Régimen jurídico y tipología.* En: Rafael Plaza de Diego y Enrique Álvarez Conde (coord.). *Derecho Público y Administración de la Comunidad de Madrid.* Madrid: Instituto madrileño de Administración Pública: Tirant lo Blanc; 2008. p. 943-946.

[361] Fanlo Loras A. *El debate sobre Colegios Profesionales y Cámaras oficiales. La Administración corporativa en la jurisprudencia constitucional.* Zaragoza: Civitas; 1992. p. 10.

[362] García de Enterría E y Fernández TR. *Curso de Derecho Administrativo (I).* 14ª edición. Madrid: Thomson-Reuters Civitas; 2008.

- Obligación de pertenencia[363]. *El hecho del desempeño de funciones públicas hace que aquellos sujetos que estén dentro de su ámbito objetivo necesariamente deban estar integrados en las mismas si quieren, por ejemplo, ejercer una profesión.*

- Control por parte del Estado. Es en realidad un control legal pero no una sumisión. Es un control a efectos de que se cumpla la legalidad vigente.

- Obligatoriedad de adscripción. Según García de Enterría[364] *los intereses sectoriales, no tienen por qué ser intereses generales, pero que, si ciertamente se encuentran relacionados, estos deben ser protegidos mediante las potestades que la propia Administración atribuye a las Administraciones Corporativas.*

- Carácter monopolístico en el desarrollo de las competencias asignadas. De manera que la propia Administración exige que solo exista una única Organización corporativa en el ámbito concreto del que se trate, al tratarse de una Administración Corporativa que ejerce un control sobre, por ejemplo, una profesión[365].

- Condición dual. Tienen una naturaleza mixta en la que existe un entrecruzamiento entre lo privado y lo público, y a pesar del control externo por parte de la Administración, no dejan de perder su carácter de independencia[366].

- Disposición de una base sectorial privada. Es una característica de la defensa y representación de intereses profesionales y económicos, de naturaleza jurídico-pública, en donde son ejercidas actuaciones administrativas, en virtud de la jurisprudencia señalada por la STC 20/1988 de 18 de febrero, en referencia a las Administraciones Corporativas como lo son los Colegios profesionales, indica[367]:

  Como ha declarado este Tribunal en anteriores ocasiones (STC 76/1983, de 5 de agosto; STC 23/1984, de 20 de febrero, y STC 123/1987, de 15 de julio), los Colegios profesionales son Corporaciones sectoriales que se constituyen para defender primordialmente los intereses privados de sus miembros, pero que tam-

---

[363] Ibíd. Cepeda Morras J. *La Administración Corporativa: Régimen jurídico y tipología.* p. 946.

[364] Ibíd. García de Enterría E y Fernández TR. *Curso de Derecho Administrativo (I).* 14ª edición. Madrid: Thomson-Reuters Civitas; 2008.

[365] Ibíd. García de Enterría E y Fernández TR. *Curso de Derecho Administrativo (I).* 14ª edición. Madrid: Thomson-Reuters Civitas; 2008.

[366] Ibíd. Cepeda Morras J. *La Administración Corporativa: Régimen jurídico y tipología.* p. 943.

[367] España. Tribunal Constitucional (Pleno). STC núm. 20/1988 de 18 de febrero.

bién atienden a finalidades de interés público, en razón de las cuales se configuran legalmente como personas jurídico-públicas o Corporaciones de Derecho Público cuyo origen, organización y funciones no dependen sólo de la voluntad de los asociados, sino también, y en primer término, de las determinaciones obligatorias del propio legislador, el cual, por lo general, les atribuye asimismo el ejercicio de funciones propias de las Administraciones territoriales o permite a estas últimas recabar la colaboración de aquéllas mediante delegaciones expresas de competencias administrativas, lo que sitúa a tales Corporaciones bajo la dependencia o tutela de las citadas Administraciones territoriales titulares de las funciones o competencias ejercidas por aquéllas. Se trata de una legítima opción legislativa que no sólo no contradice el mandato del art. 36º de la Constitución, sino que guarda una estrecha conexión instrumental con el régimen de ejercicio de las profesiones tituladas a que este mismo precepto constitucional se refiere.

Es evidente, por lo indicado en los párrafos anteriores, que tanto los Colegios Oficiales de farmacéuticos provinciales, como los Consejos Autonómicos de Colegios de farmacéuticos, así como el Consejo General de Colegios, en el ámbito de su actuación legal reconocida, se engloban en la categoría de verdaderas Administraciones Corporativas.

En virtud de la actual normativa reguladora del Consejo General, esta Administración Corporativa está constituida por:

– La Asamblea General de Colegios Oficiales de farmacéuticos.
– El Pleno del Consejo General.
– El Comité Directivo del Consejo General.

La Asamblea está constituida por los presidentes de cada uno de los 52 Colegios de farmacéuticos de cada provincia, o persona que estatutariamente sea delegada y un representante por cada Colegio designado por su Junta de Gobierno y también son miembros de la Asamblea los del Comité Directivo del Consejo y los diferentes vocales de sección creados por el Consejo General. La Asamblea General es el máximo órgano soberano del Consejo General de Colegios de farmacéuticos.

El Pleno del Consejo General está constituido por los miembros del Comité Directivo del Consejo General, los 19 representantes autonómicos designados por cada Consejo Autonómico de Colegios u organismo equivalente (en caso de no haber sido creado el citado Consejo Autonómico) y los diferentes vocales de las secciones profesionales. Los representantes autonómicos son los que corresponden a las diecisiete CCAA y a las dos Ciudades Autónomas, Ceuta y Melilla.

El Comité Directivo del Consejo General es el órgano ejecutivo que se encarga de gobernar, dirigir, coordinar y administrar el Consejo General y ostentar la representación nacional de la profesión farmacéutica en todas las instancias. Lleva a cabo la ejecución de todos los acuerdos que emanan tanto de la Asamblea General como del Pleno del Consejo, a la vez que debe diseñar las estrategias en las diferentes materias de política profesional y tomar las oportunas decisiones en asuntos que puedan resultar claves para la profesión, siempre en el ámbito de sus competencias delegadas estatutariamente. Está constituido en la actualidad por el presidente del Consejo General, tres vicepresidentes, un tesorero y un contador.

6.1.2. *Los Consejos Autonómicos de Colegios de farmacéuticos*

En virtud de la Ley 12/1983, de 14 de octubre, del proceso autonómico y por los procesos de cesión de determinadas competencias a las CCAA por el Estado e incluidas en los diferentes Estatutos de Autonomía, la competencia sobre Colegios profesionales y ejercicio de las profesiones tituladas pasó a depender de las CCAA. Esta circunstancia generó la aparición de los diferentes Consejos Autonómicos de Colegios de farmacéuticos. Todos los Estatutos de Autonomía de las diferentes CCAA, han recabado para sí las competencias que el Estado cedió en su día, pero lo han hecho bajo diferentes fórmulas, así la competencia exclusiva sobre Colegios profesionales y ejercicio de las profesionales tituladas, sin perjuicio de lo dispuesto en los art. 36º y 139º de la CE la recabaron algunas CCAA, en cambio otras se refieren solo al término "desarrollo legislativo y ejecución" de esta materia, de la que el Estado se reserva y por tanto ostenta, la potestad de legislación básica. De esta forma el desarrollo legislativo que se produjo como consecuencia de la Ley del proceso autonómico y de las diferentes leyes Orgánicas que se originaron como consecuencia de la cesión de diversas cesiones de competencias por el Estado a las CCAA, condujo a un panorama legislativo enorme por Comunidad Autónoma, según datos del Consejo General de Colegios Oficiales de farmacéuticos[368]:

Realmente el panorama normativo es francamente inmenso y ya hicimos mención con anterioridad a la gran dificultad de coordinación de una profesión de alto interés social como lo es la farmacéutica. Todo este inmenso bagaje legislativo

---

[368] Consejo General de C.O.F. [Internet] Recopilación legislativa sobre Colegios Oficiales de farmacéuticos. [consultado el 3 de febrero de 2021]. Disponible en: https://www.portalfarma.com/Profesionales/legislacion/recopilacion/Paginas/colegios.aspx

mostrado no facilita mucho este aspecto, amén de la pérdida de la economía jurídica que sería deseable para hacer más sencilla, eficaz y eficiente, cualquier profesión que está sometida a un control legal, pero que tiene un carácter de independencia y autorregulación que las Administraciones Públicas no deben olvidar. Ahora bien, coincidiendo con Barrios[369], aunque la regulación legal autonómica no sea homogénea en su literalidad, sustancialmente hoy parece indiscutido que, correspondiendo la legislación básica al Estado, las CCAA tienen potestades de desarrollo legislativo y de ejecución de la legislación estatal. Y aún, es más: plena competencia sobre los aspectos no públicos de los Colegios profesionales. La distinta terminología empleada en los textos legales (unas veces se habla de competencia exclusiva, otras, de desarrollo legislativo y ejecución) en realidad se difumina ante el proceso de homogeneización llevado a cabo por vía interpretativa por el Tribunal Constitucional, pero todo ello no creemos que solvente la cantidad de problemas de índole coordinativo que se presentan por tal compendio de legislación; bien es cierto que el caso de la profesión farmacéutica, como ocurre con el de otras profesiones sanitarias, al estar tan cerca de los ciudadanos y ocuparse de cuestiones fundamentales como la salud, pueden existir algunas diferencias que coinciden con la territorialidad y con ciertas peculiaridades dimanantes de ella, pero sinceramente no creemos que sea esto cuestión justificativa suficiente para tal marasmo legislativo. En resumidas cuentas y desde un plano más realista, desde aquí abogamos por una nueva Ley de Colegios profesionales o una revisión completa de la vigente y también por unos Estatutos Generales de la profesión farmacéutica acordes con los tiempos actuales y que se marquen como objetivo un futuro más coordinado, eficaz y eficiente en la profesión.

6.2. FUNCIONES RECONOCIDAS

El art. 9º de la vigente LCP[370], con las modificaciones de las que ésta ha sido objeto en virtud de su adaptación a leyes del Estado y a las Directivas de la UE, a las que ya hemos hecho referencia en capítulos anteriores, contempla como reconocidas una serie de funciones clasificadas en cuatro puntos, para los Consejos Generales como Administraciones Corporativas que agrupan a los Colegios provinciales y a los Consejos de Colegios autonómicos; estos últimos se encuentran regulados por las correspondientes legislaciones autonómicas que tienen un

---

[369] Ibíd. Barrios LF. *Regulación de la corporación farmacéutica.*
[370] Ibíd. Ley 2/1974, de 13 de febrero, sobre Colegios profesionales.

encaje legal específico en la propia estructura colegial de la nación que, aunque no fue contemplado por la LCP, sí es recogido por la llamada Ley Ómnibus ya que en dicha Ley se caracteriza también a los Consejos Autonómicos de Colegios profesionales como verdaderas Administraciones Corporativas en su marco territorial. Los Consejos Generales y los Consejos Autonómicos (en su marco territorial), tienen reconocidas las siguientes funciones:

1. Son considerados a todos los efectos como Administraciones Corporativas (Corporaciones de Derecho Público), de forma que el Consejo General de farmacéuticos que agrupa a todas las estructuras de la profesión se constituye como Organización Colegial y los Consejos Autonómicos como Organización territorial Colegial. En base a esta calificación:

   a) Tendrán atribuidas las funciones reconocidas a los Colegios provinciales por la LCP en su art. 5, en tanto en cuanto tengan ámbito o repercusión nacional.

   b) Deben elaborar los Estatutos Generales de la Profesión, en los que deberán basarse los Estatutos de los Colegios, así como elaborar los Estatutos del propio Consejo General y su Reglamento de Régimen Interior.

   c) Aprobar los Estatutos y visar los Reglamentos de régimen interior de los Colegios.

   d) Dirimir los conflictos entre Colegios.

   e) Adoptar las medidas necesarias para el cumplimiento de las resoluciones del propio Consejo General en el marco de su competencia.

   f) Ejercer las funciones disciplinarias con respecto a los miembros de las Juntas de Gobierno tanto de los Colegios como del propio Consejo General.

   h) Aprobar sus presupuestos y regular las aportaciones de los Colegios al Consejo General.

   i) Informar preceptivamente de todo proyecto de modificación de la legislación de Colegios Profesionales o de cualquier otro que afecte al ejercicio en el territorio del Estado.

   j) Informar los proyectos legislativos de disposiciones generales de carácter fiscal que afecten a la profesión.

   k) Asumir la representación de todos los profesionales españoles de la profesión concreta, ante las instancias nacionales e internacionales

l) Organizar con carácter nacional instituciones y servicios de asistencia y previsión y colaborar con la Administración para la aplicación a los profesionales colegiados del sistema de seguridad social más adecuado.

m) Tratar de conseguir el mayor nivel de empleo de los colegiados, colaborando con la Administración en la medida que resulte necesario para la sociedad.

n) Adoptar las medidas que estime convenientes para completar provisionalmente con los colegiados más antiguos las Juntas de Gobierno de los Colegios cuando se produzcan las vacantes de más de la mitad de los cargos de aquellas. La Junta provisional, así constituida, ejercerá sus funciones hasta que tomen posesión los designados en virtud de elección, que se celebrará conforme a las disposiciones estatutarias.

ñ) Velar por que se cumplan las condiciones exigidas por las Leyes y los Estatutos para la presentación y proclamación de candidatos para los cargos de las Juntas de Gobierno de los Colegios.

2. El Consejo General tendrá los órganos y composición que determinen sus Estatutos Generales. Sus miembros deberán ser electivos o tener origen representativo.

El presidente será elegido por todos los presidentes de los Colegios Oficiales de España o, en su defecto, por quienes estatutariamente les sustituyan.

3. Serán de aplicación a los órganos del Consejo General la obligatoriedad del ejercicio profesional y las incompatibilidades a que se refieren los apartados 1 y 2 del art. 7 de la LCP

4. Lo previsto en los apartados 3 y 4 del art. 7 de la LCP citada, se entenderá referido a los cargos del Consejo General en cuanto les sean de aplicación, en lo que se refieren a representación legal de cada Colegio y el proceso electivo del Consejo General.

Lo que sí hemos podido observar, en virtud de las competencias básicas del Estado en materia de Colegios profesionales, es cierta incongruencia o "choque" legislativo con las diferentes legislaciones de las diferentes CCAA en esta materia, así aparecen algunos preceptos recogidos por las CCAA en sus legislaciones respectivas que alteran, difieren o resultan no aplicables, con los previstos por la Ley básica, lo que produce conflictos competenciales que alteran la actuación coordinada de una profesión y judicializan notablemente cualquier proceso de toma de decisiones.

UP[371] ha sido capaz de elaborar un prontuario de competencias básicas que se pueden atribuir a los Consejos de Colegios que resulta muy interesante y del mismo se pueden extraer directrices que permiten afrontar la revisión de los Estatutos Generales de la profesión farmacéutica, sin perjuicio de las competencias atribuidas como propias a los Consejos de Colegios autonómicos y a los Colegios provinciales. Las líneas competenciales indicadas en este prontuario y son:

– En lo que se refiere a competencias generales:

a) La coordinación interautonómica de la política general de la Organización colegial.

b) La representación y la defensa profesional de la profesión en el ámbito nacional e internacional, ante la Administración General del Estado, Instituciones, Tribunales, entidades y particulares, con legitimación para ser parte en cuantos litigios afecten a los intereses profesionales.

c) La promoción de la profesión y el perfeccionamiento y la ordenación del ejercicio profesional en el ámbito estatal, en los términos que establezcan las Leyes.

d) La elaboración, el desarrollo y la actualización del Código de Ética y Deontología Nacional de la profesión, que no podrá ir en contra de lo establecido en sus Estatutos, y que deberá estar en armonía con los Códigos Deontológicos de los colegios profesionales autonómicos. Lo que requiere un alineamiento entre ellos.

e) La promoción del derecho a la salud de la población en profesiones como la farmacéutica que está vinculada con este valor.

f) La promoción social, cultural y laboral de la profesión en el ámbito estatal.

g) Cuantas otras le sean atribuidas por la Ley de Colegios Profesionales o le fueran pertinentes por virtud de disposiciones generales o especiales o bien sean consideradas como amejoramiento profesional de cara a la excelencia.

---

[371] Ibíd. Múzquiz Vicente-Arche G, y Martín Villalba D. *El ejercicio de las profesiones tituladas en el marco de los Derechos Fundamentales. Ponencia de Estudio.* p. 389.

— En lo referente a representación y defensa de los intereses de la profesión:

    a) Promover la mejora y perfeccionamiento de la legislación sobre colegios profesionales e informar los proyectos de disposiciones de ámbito estatal que afecten a las condiciones del ejercicio profesional.

    b) Ordenar y armonizar, en el ámbito de sus competencias y de acuerdo con lo previsto en las leyes, la actuación de la profesión hacia las exigencias del bien común y velar por su alto prestigio y nivel. Especialmente en materias que afecten a la Ética, la Bioética y la integridad profesional.

    c) Estudiar los problemas de la profesión; adoptar soluciones generales precisas y proponer las reformas pertinentes; y ejercer los derechos de petición y de exposición en materia de sus competencias.

    d) Adoptar las medidas conducentes a evitar el intrusismo profesional.

    e) Resolver los recursos de alzada que se interpongan contra los actos de los Colegios profesionales y de los Consejos Autonómicos, cuando dichos actos estén sometidos al Derecho Administrativo y así se prevea en los correspondientes Estatutos Generales, y siempre que a ello no se opongan las Leyes de la correspondiente Comunidad Autónoma. Procurando armonizar en la medida de lo posible.

    f) Ejercer las funciones disciplinarias que los estatutos le atribuyen.

    g) Fomentar cooperaciones asociativas, especialmente con las restantes Corporaciones colegiales, en la defensa y reivindicación de problemas comunes.

    h) Fomentar la creación de colegios profesionales en aquellos territorios que carezcan de los mismos.

— En lo que respecta a materias de promoción científica y ordenación del ejercicio profesional:

    a) Programar y promover, en coordinación con los respectivos colegios profesionales u oficiales y demás instituciones, actividades de formación continuada que garanticen la posibilidad de permanente acceso a la actualización en los avances de la profesión.

    b) Editar en cualquier soporte información científica y técnica sobre los progresos de la profesión, así como las revisiones y metaanálisis sobre temas controvertidos o resultados comparativos de protocolos preventivos y terapéuticos.

c) Promover la creación de fundaciones, institutos o aulas permanentes de formación continuada, donde se puedan impartir cursos prácticos y teórico-prácticos en la forma que resulte más eficaz y eficiente para todos sus colegiados.

d) Establecer procedimientos de control del seguimiento de la educación continuada (DPC) y emitir certificaciones acreditativas del mismo.

e) Elaborar, desarrollar y actualizar los protocolos y pautas recomendables como "lex artis" ante las distintas situaciones de salud y patología, individuales y colectivas.

f) Promover becas y premios de investigación.

g) Fomentar la divulgación de los distintos aspectos y avances de la profesión.

— En la materia referente a Ética y Deontología Profesional:

a) Aprobar el Código Deontológico y mantener una actualización permanente del mismo, así como con las normas correspondientes ordenadoras del ejercicio de la profesión de ámbito estatal que no resulten incompatibles con la buena praxis y la propia Ética Profesional.

b) Crear una Comisión Central de Ética y Deontología.

— En la materia referente a la promoción del derecho a la salud:

a) Defender y tutelar los intereses generales de la colectividad en relación con la salud.

b) Coordinar las políticas colegiales en materia de intrusismo o ilegalidad, e informar de cuantas actuaciones pudieran ser engañosas para la población.

c) Cooperar con los poderes públicos en la formulación de la política sanitaria y en la elaboración de cuantas disposiciones afecten o se relacionen con la promoción de la salud, la educación para la salud y la asistencia sanitaria en el ámbito profesional farmacéutico.

— En la materia de promoción social, laboral y cultural de la profesión:

a) Estimular la solidaridad, previsión social y progreso profesional entre los colegiados.

b) Organizar con carácter nacional instituciones y servicios de asistencia y previsión, de adhesión voluntaria.

c) Promocionar, colaborar y participar en la protección social de los colegiados jubilados o inválidos y de los cónyuges viudos y de los huérfanos en cuantas modalidades de actividad le sean posibles.

d) Colaborar en pro del mayor nivel de empleo de los colegiados.

La delicada línea competencial que se produce en virtud de la conformación territorial del Estado ha venido a generar un gran bagaje jurisprudencial que ha pretendido clarificar, en la medida de lo posible, determinadas cuestiones entre las estructuras organizativas de las profesiones; así el criterio para determinar qué intereses profesionales son los que pueden referirse a las funciones de los Consejos Generales, frente a las que deben realizar los Consejos Autonómicos y los Colegios provinciales, es el de su repercusión o interés estatal. El carácter ligado al ámbito o repercusión nacional parece que puede ser proyectado sobre aquellos aspectos en los que concurren especiales exigencias de igualdad entre todos los profesionales que ejerzan en España una determinada profesión, por lo que debe dirigirse en primer término la mirada sobre aspectos generales de organización, regulación y Deontología Profesional en los que pueda apreciarse tal exigencia, por revelarse como indispensable una ordenación general, tanto en el aspecto pasivo o de igualdad de trato de los profesionales, como en el aspecto activo o de igualdad de prestación del ejercicio profesional frente a los ciudadanos a los que se refiera. Pero también parece que la existencia de una necesidad de igualdad de trato o de actuación (rasgo que justifica la unidad de la ordenación y permite calificar determinados aspectos concretos relacionados con los conceptos anteriores como de ámbito o repercusión nacional) no puede ser proclamada con carácter general o abstracto, sino que debe ser ponderada en función del entorno y necesidades propias y de las características y circunstancias particulares en las que se desenvuelve cada profesión, para cuya ponderación puede ser muy útil el examen de sus Estatutos Generales, así como, en función de las exigencias de unidad de actuación que la sociedad puede reclamar de los profesionales en determinados aspectos de especial importancia y sensibilidad, el estudio de la normativa estatal propia del sector de actividades en que tal función eventualmente puede desenvolverse[372]. Subsisten, por tanto, las facultades que vienen atribuidas a los Conse-

---

[372] Tribunal Supremo (Sala de lo contencioso). Sentencia núm. 616/2004 de 4 de febrero de 2004. [Internet] [consultado el 18 de abril de 2020] Disponible en: https://www.poderjudicial.es/search/doAction?action=-contentpdf&databasematch=TS&reference=2610434&links=competencia%20de%20consejos%20 profesionales%20%22JUAN%20ANTONIO%20XIOL%20RIOS%22&optimize=20040319&publicinterface=true

jos Generales por el art. 9º de la LCP, como hemos señalado anteriormente, para la elaboración de los Estatutos Generales de la profesión, en tanto que ello no suponga intromisión en las nuevas facultades atribuidas a los Colegios y Consejos de rango territorial inferior que hubiesen pasado a depender de las CCAA respectivas, no obstante esto no impide que pueda y deba existir una adecuada coordinación entre ellos para garantizar la igualdad de trato de los profesionales y de sus servicios a lo largo de todo el territorio nacional. La Ley del Proceso Autonómico no ha abolido el régimen aplicable a los Consejos Generales, privándoles de toda competencia[373]. Los preceptos de los Estatutos Generales que afecten a competencias autonómicas y no pueden enmarcarse en el ámbito correspondiente a la normativa básica estatal, por no referirse a intereses profesiones de repercusión o interés estatal, pueden tener un valor supletorio respecto de aquellas CCAA que no hayan asumido o desarrollado las competencias en la materia, en estas circunstancias la existencia de una cláusula de reserva que deje a salvo las competencias autonómicas es preciso integrarla en los Estatutos Generales[374].

---

[373] Ibíd. Sentencia del TS núm. 616/2004.
[374] Ibíd. Sentencia del TS núm. 616/2004.

CAPÍTULO 7

LA ORGANIZACIÓN DESEABLE DE LA CORPORACIÓN FARMACÉUTICA

Según se desprende del art. 36º de la CE, la forma de gobierno de los Colegios profesionales ha de ser participativa; es decir, tanto la estructura interna como el funcionamiento del Colegio han de ser "democráticos" y según la Real Academia de la Lengua, se entiende por tal *a la doctrina política favorable a la intervención del pueblo en el gobierno.* Los miembros del Colegio han de participar, por tanto, en el gobierno de éste y deben tener diligencia en prestarse a ello. En resumen, los Colegios profesionales han de ajustarse a los principios democráticos pues su base es social, sus órganos son expresión de organización social y sus intereses son siempre y en último término sociales. El legislador, al considerarles Corporaciones de Derecho Público (Administraciones Corporativas), provoca que los Estatutos y las normas de régimen interior de los Colegios hayan de ser aprobados por sus órganos democráticamente elegidos, mediante procesos electorales libres e igualitarios y que permitan el acceso tanto activo como pasivo a todos los colegiados en igualdad de condiciones (STC 89/1989 y STC 115/1994). Según el esquema más habitual de organización de un Colegio profesional como el de farmacéuticos, deben contar con las tres figuras básicas:

- Presidente: es uno de los miembros necesarios de la Junta de Gobierno y es sobre el que recae la representación legal de la Organización colegial.

- Junta de Gobierno: es el órgano de gobierno ejecutivo por excelencia.

- Junta o Asamblea General de colegiados. Constituye el órgano soberano del Colegio profesional en la medida de que a ella deben estar reservadas las decisiones más transcendentales de la vida y gestión colegial. Juega un papel importantísimo y primordial en la toma de decisiones y al ser órgano decisor por sus competencias, es el elemento clave para la toma de éstas.

Este esquema organizativo tanto de los Colegios como de los Consejos de Colegios farmacéuticos (donde la Asamblea la constituyen los Presidentes de cada uno de los Colegios Oficiales de farmacéuticos de las diferentes provincias de España; en el caso del Consejo General y en el caso de los Consejos Autonómicos, diferentes miembros de cada Colegio provincial de la correspondiente Comunidad Autónoma, entre los que debe encontrarse el Presidente de cada Colegio) es el que de forma legal está establecido, pero ello no garantiza que la corporación se comporte con criterios de buen Gobierno Corporativo, por más que se indique de forma insistente, como no podría ser de otra manera, que deben ajustarse a principios democráticos. Como indica Paz-Ares[375]: *la ausencia de ánimo de lucro, aunque genere una razonable confianza inicial (…), no es bastante para asegurar por sí sola la honestidad y buena gestión de la organización.* Establecer sistemas de Buen Gobierno Corporativo, permite trazar las grandes líneas del marco institucional que permitan fortalecer la confianza de los que contribuyen en que sus recursos serán gestionados con la máxima eficiencia y, a la vez, con la máxima fidelidad a la misión, visión y valores de la Institución. Por tanto, ya no sólo se trata de gobernar simplemente, sino de gestionar bien la organización y de contar con un buen gobierno corporativo. Bajo estas premisas creemos firmemente que aspectos como la transparencia y el liderazgo ético constituyen temas que los Colegios profesionales de farmacéuticos y los Consejos de Colegios deben desarrollar e instaurar de manera eficaz y eficiente. Y a la vez consideramos que la implantación del Buen Gobierno Colegiado es la fórmula deseable para desarrollar una buena gobernanza en estas instituciones.

7.1. LA TRANSPARENCIA

La transparencia se ha convertido en unos de los pilares sobre los que se asienta la gestión del Buen Gobierno de las organizaciones, lo que implica la posibilidad de acceder a aquella información o datos que son considerados de interés general, siendo facilitado su acceso público.

Quizá uno de los hechos que más llama la atención cuando se aborda la cuestión de la transparencia de las Corporaciones profesionales, la democracia interna y la rendición de cuentas a colegiados y ciudadanos es comprobar la escasa aten-

---

[375] Paz-Ares C. *El buen gobierno de las organizaciones no lucrativas (reflexiones preliminares).* En: Victor Pérez Díaz ed. *La filantropía: tendencias y perspectivas. Homenaje a Rodrigo Uría Meruéndano.* Madrid: Fundación de Estudios Financieros; 2008. p. 147-158.

ción que se han dedicado a estos temas, probablemente debido al poco interés que hasta ahora han despertado. Es difícil encontrar estudios específicos más allá de los límites de los circuitos colegiales, escritos normalmente con ocasión de conflictos internos o corporativos. El contrapunto es la numerosísima doctrina dedicada a analizar la naturaleza jurídica de las Corporaciones Profesionales que abordamos en el capítulo 3 de este trabajo de forma somera, y la que ha tenido por objeto su análisis desde el punto de vista del Derecho de la Competencia (colegiación obligatoria, honorarios, visados, etcétera).

En cuanto a la naturaleza jurídica de las Corporaciones Profesionales, algunos autores prefieren destacar el componente de autorregulación de la profesión que presentan estas entidades, mientras que otros ponen el acento en su evolución hacia la defensa de la profesión y hacia la interlocución institucional. En todo caso, parece razonable concluir con la jurisprudencia, que los Colegios profesionales son básicamente organizaciones representativas de los intereses de sus miembros que son quienes, al mismo tiempo, atienden finalidades de Interés Público. Esto quiere decir que su buen funcionamiento interesa tanto a los colegiados como a los usuarios de sus servicios y en último término a la ciudadanía en general. No puede haber auténtica transparencia y rendición de cuentas de estas entidades sin democracia interna, sin procedimientos claros y previsibles de adopción de acuerdos, sin adecuados contrapesos internos, sin unas bases y un liderazgo ético, sin un Buen Gobierno Colegiado y por supuesto sin transparencia, es decir, sin información precisa a los colegiados, usuarios y ciudadanos sobre su funcionamiento. En definitiva, es preciso avanzar hacia una cultura de la transparencia también en las Corporaciones profesionales. Debemos insistir en que la opacidad es siempre una mala señal, en la medida que arroja sospechas sobre el funcionamiento de una institución generando desconfianza por parte de colegiados y ciudadanos. En estas cuestiones referidas a la transparencia de las Instituciones colegiales no se puede olvidar nunca la teoría del Principal-Agente propuesta por Klitgaard, Mac Lean-Abaroa y Parris[376], referidas a cuestiones de corrupción en las instituciones: *corrupción es el abuso de posición para beneficio personal. La posición se refiere a un puesto desempeñado, para el que se otorga una autoridad sustentada en la confianza de un principal, en el que el actor que lo desempeña (agente) debe actuar en beneficio*

---

[376] Klitgaard R, MacLean-Abaroa R & Parris H L. A Practical Approach To Dealing With Municipal Malfeasance (Workshop Paper No. 7). [Internet]. Marraketch: The Second Mediterranean Development Forum, World Bank; 1998. [consultado el 16 de diciembre de 2020]. Disponible en: http://wiki.bezkorupce.cz/_media/wiki/klitgaard-parris-strategie-pro-mesta.pdf

de tal principal (sea la ciudadanía, los accionistas, los colegiados o los miembros de la Asociación) y no en beneficio propio. Si existen errores en el diseño institucional, monopolio en la toma de decisiones, excesiva discrecionalidad del agente y faltan los correspondientes contrapesos que promuevan la imparcialidad y la rendición de cuentas en todos los aspectos, el agente tenderá a actuar en beneficio propio, aunque invoque siempre el interés del principal. Es esencial que el principal disponga de la información y del conocimiento sobre cómo se toman las decisiones que le afectan y de los cauces de participación que puede utilizar y por supuesto, de la posibilidad real de exigir una rendición de cuentas. Toda esta cuestión, en el Derecho Positivo, se traduce básicamente en la regulación de las obligaciones de transparencia y acceso a la información pública y en la regulación de los procesos de toma de decisiones y de rendición de cuentas en estas instituciones.

En España, disponemos desde el año 2013 de una Ley Estatal de Transparencia, concretamente la Ley 19/2013, de 9 de diciembre, de Transparencia, derecho de acceso a la información pública y Buen Gobierno (LTBG)[377] e incluso la propia LCP que dicta también una serie de obligaciones de trasparencia activa para los Colegios profesionales. Dicha Ley ha optado por incluir dentro de su ámbito subjetivo de aplicación no únicamente a entidades públicas, como se preveía en los borradores iniciales de la Ley, sino también a entidades de base privada cuyo buen funcionamiento es relevante para la sociedad en general y no solo para sus afiliados o colegiados, dado que éstos desempeñan funciones públicas o tienen un importante papel institucional y social. En el artículo 2º aptdo. 1º e) de la LTBG es donde se incluyen las obligaciones que esta Ley indica para las Corporaciones de Derecho Público, bien es cierto que solamente en lo relativo a aquellas actividades que desarrollan y se encuentran sujetas al Derecho Administrativo. Entre estas actividades se encontrarían, tratándose de Corporaciones Profesionales, aquellas en las que se realizan actividades para asegurar la verificación de los requisitos de acceso a la profesión y todas las que hacen referencia al régimen de la colegiación obligatoria, al régimen disciplinario de los colegiados, a las actuaciones relativas a la Deontología profesional y a la Ética profesional, a las que se ocupan de la elaboración de instrucciones jurídicas y, en general, todo lo relativo a todos los acuerdos que se tomen tanto en los Colegios como en los Consejos Autonómicos y en el Consejo General y que supongan una sujeción al Derecho

---

[377] Ley 19/2013, de 9 de diciembre, de transparencia, acceso a la información pública y Buen Gobierno. [Internet] Boletín Oficial del Estado, de 10 de diciembre de 2013, núm. 295. [consultado el 16 de diciembre 2020]. Disponible en: https://www.boe.es/buscar/doc.php?id=BOE-A-2013-12887

Administrativo. Ahora bien, en el caso del establecimiento y recaudación de las cuotas colegiales, estas cuestiones no se consideran realmente una actividad pública, existiendo un amplio margen para la autorregulación. Deben ser los Estatutos Generales los que regulan el régimen económico y financiero, la fijación de cuotas y otras percepciones y la forma de control de los gastos e inversiones para asegurar el cumplimiento de los fines colegiales, la misión. Con respecto a las obligaciones que se imponen en la LTBG hay que distinguir entre las obligaciones de publicidad activa (art. 5º) que se concretan en información institucional y organizativa (art. 6º), información con relevancia jurídica (art. 7º) e información económica, presupuestaria y estadística (art. 8º). A la publicidad pasiva (derecho de acceso a la información pública) se refieren los artículos 12º y siguientes de la Ley con los límites generales de los artículos 14º y 15º (protección de datos). En todo caso no se trata de límites absolutos porque antes de aplicarlos hay que realizar el llamado "test del daño", es decir, hay que ponderar los intereses en juego tanto los que fundamentan el derecho de acceso como los que fundamentan la aplicación de los límites. Como era esperable es el cumplimiento de las obligaciones de tipo económico, presupuestario o estadístico el que genera mayores resistencias[378].

Además, la LCP señala en su artículo 11º que: *Las organizaciones colegiales estarán sujetas a los principios de transparencia en su gestión*, introduciendo por tanto el término "transparencia" con antelación a la promulgación de la propia LGBT. Para hacer efectivo este principio, han de elaborar una memoria anual (publicada en el primer semestre del año siguiente) que contenga la siguiente información[379]:

a. Informe anual de gestión económica, incluyendo los gastos de personal suficientemente desglosados y especificando las retribuciones de los miembros de la Junta de Gobierno debido a su cargo.

b. Importe de las cuotas aplicables desglosadas por concepto y por el tipo de servicios prestados, así como las normas para su cálculo y aplicación.

c. Información agregada y estadística relativa a los procedimientos informativos y sancionadores en fase de instrucción o que hayan alcanzado firmeza con indicación de la infracción a la que se refieren, de su tramitación y de

---

[378] De la Nuez E. *Transparencia, corporaciones profesionales y rendición de cuentas.* [Internet] Conferencia en el Colegio Notarial de Madrid; 2016 [consultado el 16 de diciembre de 2020]. Disponible en: https://www.elnotario.es/hemeroteca/revista-68/6787-transparencia-corporaciones-profesionales-y-rendicion-de-cuentas

[379] Ibíd. De la Nuez E. *Transparencia, corporaciones profesionales y rendición de cuentas.*

la sanción impuesta en su caso (de acuerdo, en todo caso, con legislación de protección de datos).

d. Información agregada y estadística relativa a quejas y reclamaciones de consumidores o usuarios o sus organizaciones representativas y tramitación.

e. Cambios en el contenido de Códigos Deontológicos.

f. Normas sobre incompatibilidades y situaciones de conflicto de intereses en que se encuentren los miembros de la Junta de Gobierno.

g. Información sobre visados u otras cuestiones referidas a honorarios profesionales tales como tablas de costes en la preparación de fórmulas magistrales, en el caso de Colegios de farmacéuticos.

Resulta importante señalar que en algunos supuestos estas obligaciones van incluso más allá de las que figuran establecidas con carácter general en el propio artículo 8º de la propia Ley. La memoria anual de transparencia será elaborada por el Consejo General de Colegios, de manera anual y publicada en su web, con la información que le den traslado tanto sus Consejos Autonómicos como sus Colegios provinciales (en el caso de la Organización farmacéutica colegial).

Por último, hemos de señalar que no hay que confundir la publicidad de los acuerdos que marca la propia LTBG y que tienen como objetivo la transparencia en la información, con la de los procesos de deliberación o de toma de decisiones, puesto que la necesaria confidencialidad de los segundos constituye precisamente uno de los límites del derecho de acceso a la información pública reconocidos en el artículo 14º apdo. 1º k) de la LTBG, que se refiere a la garantía de la confidencialidad o el secreto requerido en procesos de toma de decisiones. No se trata de un límite absoluto porque la propia institución deberá ponderar el interés general protegido por el derecho de acceso a la información pública frente al interés en mantener la confidencialidad en determinados casos concretos, que no vulnerarían los previstos de transparencia previstos por la propia Ley.

Lo que resulta evidente es que el papel que juega la transparencia en los Colegios profesionales es de suma importancia y al ser éstos los que tienen el contacto más directo con los profesionales colegiados, que se encuentra sujetos a la ordenación y el control del ejercicio profesional, han de ser extraordinariamente exquisitos no sólo en el cumplimiento de la LTBG sino incluso ir más allá, siempre que se respete la confidencialidad debida y desarrollar una cultura alrededor de la transparencia que impregne a toda la profesión, ello redundará en una mayor confianza a los clientes, pacientes o usuarios de los servicios que los profesionales prestan. Es un plus de exigencia que los Colegios deben desarrollar y exigir a sus profesionales, así se tutelaría y se facilitaría el ejercicio de los derechos de los ciudadanos en los Códigos Deontológicos y en la cultura Ética de la profesión.

En realidad, todo empieza con la aplicación de la cultura de la transparencia en la Organización. Aquellos que la toman como principio, ven como mejora la imagen de los representantes de sus Organizaciones y por supuesto de la propia Organización ya que lamentablemente durante mucho tiempo ha existido, y aún existe, una especie de concepto oscurantista en la sociedad sobre los Colegios profesionales, sus funciones, su aporte a la sociedad y sus compromisos sociales. Pero es que también ayuda a elaborar estudios e investigaciones que, más tarde, pueden revertir en los intereses de aquellos que liberan sus datos y, lo que es más importante, en la confianza de la ciudadanía. Primero transparencia y después políticas de Gobierno abierto[380]. La clave está en liberar el contenido, hacerlo más accesible y transparente.

En la economía de la reputación y en los Códigos de Buen Gobierno Corporativo que se aplican en la actualidad en el mundo empresarial, se recoge la necesidad no solo de la transparencia como factor clave, sino también. la búsqueda del incremento de las expectativas sociales a las empresas y hacia las Corporaciones profesionales que también se deben nutrir de las prácticas del Buen Gobierno. Gestionar los intangibles gana siempre mucho peso en el Buen Gobierno de una Corporación, así la reputación corporativa, la transparencia, la marca, la comunicación o los asuntos públicos resultan activos clave también para los Colegios profesionales y los profesionales de la Corporación profesional que son responsables de estos intangibles tienen la obligación de fortalecer sus habilidades y su perfil de liderazgo y formarse en conocimientos de cara a fortalecer la transparencia de su organización y afrontar con éxito la gestión de la reputación. En los Colegios profesionales, una buena reputación se traduce en la atracción de nuevos colegiados, el fortalecimiento del orgullo de pertenencia de los ya colegiados y, en general, en comportamientos favorables por parte de todos sus públicos basados en la confianza. De ahí que estas Organizaciones deban tener cada vez más en cuenta la satisfacción de las expectativas de sus públicos como máxima a conjugar con el fin último perseguido como entidades de Derecho Público, como es la protección del interés general.

---

[380] De La Cueva J. *Un breve comentario sobre Gobierno en abierto (Open Government)*. Revista Profesiones. 2010; 124: 35.

No quisiéramos cerrar este apartado sin incluir una noticia que recientemente ha aparecido en los medios de comunicación profesional y en la que se refuerza más el carácter de transparencia de los Colegios profesionales sanitarios (Farmacia, Medicina y Enfermería) en función del reconocimiento de la naturaleza que tienen como corporaciones de Derecho Público representando intereses profesionales y comprometidos con una función social. Por esa razón el Ministerio de Función Pública ha recibido la propuesta de excluir a los Colegios citados de ser considerados en la categoría de lobbies en el anteproyecto de Ley de Transparencia e Integridad en los Grupos de Interés[381].

7.2. EL LIDERAZGO ÉTICO

El filósofo chino Lao Tse en uno de sus pensamientos alrededor del líder, decía: *El mejor líder es aquel que apenas se hace notar, no aquel al que la gente obedece y aclama, ni al que todos desprecian. El buen líder habla poco, y cuando ha concluido su trabajo y alcanzado su propósito, la gente dirá: lo hicimos nosotros*[382].

Un liderazgo en una Organización ya sea empresarial o en una Corporación profesional debe estar sustentado fuertemente por la Ética. Un líder es una persona que da buen ejemplo y este es un perfecto resorte para conducir a las personas según la libertad, es decir, en el respeto a la dignidad. Una perspectiva de la Ética es el liderazgo, el aprender a vivir de modo que la existencia de la persona alcance la plenitud a la que está destinada en su totalidad y eso depende de la propia persona, del modo fundamental de ser, de los bienes que la identifican, de qué aspiraciones tiene, del camino que debe seguir para alcanzar una vida lograda[383], todo ello conduce al buen ejemplo que se espera de los líderes. La misión real de la Ética y el liderazgo no es la de conseguir resolver enigmas o ser adivinos, ni decir todo lo que se debe hacer, sino la de proporcionar herramientas adecuadas para que cada persona busque desde su experiencia, el camino adecuado hacia esa plenitud de la vida que es todo, no solo el trabajo, aunque constituya una parte importante de ella. Por ello, una primera cuestión es que el líder sepa gestionar su vida viviéndola desde la propia libertad y desde su humanidad y todo ello supone

---

[381] El Gobierno estudia no considerar lobbies a los Colegios profesionales. [Internet] Redacción Médica 2021 [consultado el 25 de junio de 2021]. Disponible en: https://www.redaccionmedica.com/secciones/sanidad-hoy/-el-gobierno-estudia-no-considerar-lobbies-a-los-colegios-profesionales-9437?utm_source=redaccionmedica&utm_medium=email-2021-06-25&utm_campaign=boletin

[382] Melé Carné D. *Raíces éticas del liderazgo*. Pamplona: EUNSA; 2000. p. 7.

[383] Llano A. *La vida lograda*. Barcelona: Ariel; 2017. p. 195.

comunicarse con todos y tomar decisiones. Como todo lo que es específicamente humano, la acción de liderar, de conducir a otros, de dirigir, lleva consigo la dificultad inherente e inevitable de encontrar el punto justo y adecuado, según el cual se despliega esa capacidad y actúa con propiedad en toda su dimensión. Un buen líder consigue más capacidad de innovar, proporciona más seguridad y genera más unidad en cualquier grupo humano, a la vez que consigue sacar lo mejor de todos, todo eso es libertad. En los Colegios profesionales, como es el caso de los de farmacéuticos, es evidente que el liderazgo lo ejerce el Presidente, pero desde nuestro punto de vista debe ser un liderazgo colegiado y por supuesto un liderazgo ético, en el que el resto del equipo que gobierna el Colegio participe de ese liderazgo colegiado, porque ejercer el liderazgo es poner en juego valores primordiales: la libertad y el amor, el respeto a los demás, servirles, ayudarles, no instrumentalizarles, sino procurar que hagan bien su trabajo y que mejoren todo lo necesario, así se ejerce ese liderazgo colegiado por el Presidente y esa actitud no sólo se traslada a la propia Junta de Gobierno, sino que amplía su acción a toda la estructura colegial. Bien es cierto que hoy en día existe una creciente preocupación por el "Bussines Ethics"[384], y puede darse el caso de que se quede en una mera moda, como ya hemos hecho referencia en el capítulo en el que abordamos los Códigos de conducta, y que se convierta en una mera acción de evitación de responsabilidades o de cubrir un expediente más en el aspecto "marquetiniano" que en su verdadera opción que es la de generar un concepto ético en la organización. Precisamente ahí es donde el liderazgo Ético debe ser consecuente y evitar toda desviación, pilotando ese liderazgo desde su responsabilidad y comunicando los valores éticos a toda la organización.

Moreno Pérez[385] expone dos cuestiones respecto al tema que nos ocupa, la dirección centrada en la integridad y el liderazgo Ético fundamentado en virtudes. Primero podemos hablar sobre la dirección de la organización por valores en el que consideramos que todavía queda un camino por recorrer por parte de los Colegios profesionales de farmacéuticos. Una dirección Ética centrada en valores es un aspecto por incluir y desarrollar en los mismos. Solomon afirma[386]: *Toda*

---

[384] Fontondra J & Argandoña A. *Ethics and decision making in firms.* Universia Bussines Review. 2011; 30(30): 12-21.

[385] Moreno Pérez CM. *El liderazgo ético fundamentado en virtudes.* [Internet] Papeles de Ética, economía y dirección. EBEN España. 2001; 6: 1-8. [consultado el 12 de diciembre de 2020]. Disponible en: http://www.eben-spain.org/docs/Papeles/IX/Moreno0.pdf

[386] Solomon RC. *Nuevas reflexiones acerca de las organizaciones de negocios. El éxito basado en la integridad de las personas.* Méjico: Oxford Press; 2000. p. 48

cultura posee Ética. En realidad, es posible afirmar que la cultura es la Ética, la cual incluye las reglas elementales que aglutinan a la organización y la protegen incluso de sí misma. En último análisis, son los valores y mejor las virtudes, no la gente o los productos, los que definen una corporación y su cultura. Pero los valores siempre han de ser Éticos, no vale cualquier valor que cambie con las modas o ciertos cambios sociales, por eso afirmamos junto a Pérez-López[387] que: *Los valores Éticos son aquellas realidades cuya posesión perfecciona al ser humano en lo más profundo de su ser: perfecciona su capacidad de autogobierno, es decir, nada más ni nada menos que el uso de su libertad.* Y estos valores Éticos deben progresar hacia las virtudes que responden a razones antropológicas en consonancia con la raíz fundamental de la persona y entre éstas se encuentra la integridad del líder o de la dirección, aunque en realidad se le podría considerar una virtud a medio camino entre los valores y las virtudes fundamentales, pero no por ello deja de ser una virtud deseable que encamina hacia un liderazgo ético y a una dirección Ética centrada en virtudes. La integridad del directivo implica tres elementos: confianza, credibilidad y ejemplaridad[388]. Un directivo de una organización centrado en la integridad siempre va a generar confianza y va a construir credibilidad, aparte de que con ello ejemplifica a todos en la organización y lo debe hacer de forma laboriosa e intentar siempre mantener esos valores, pues pueden perderse muy rápidamente y resulta difícil volverlos a ganar.

Respecto al segundo elemento que analiza Moreno-Pérez, el liderazgo Ético centrado en virtudes, se orienta para lograr una buena dirección concentrada en las virtudes bajo un liderazgo Ético, he aquí donde se conjuga el líder colegial con su equipo de gobierno. Hay líderes que no son Éticos y llevan a empresas al éxito y los hay que siendo Éticos las llevan al fracaso, y de la misma manera se puede producir en una Organización colegial. Como afirma Moreno-Pérez[389] *un liderazgo sin Ética es menos liderazgo (…) porque se inculcan las virtudes propias de la persona, de toda persona, incluida el líder. Si el líder que es persona, no se fundamenta en virtudes, va en contra de la condición humana, por tanto, de su propia condición, de sí mismo. Si va en contra de sí mismo, ¿a quién liderará? Y, sobre todo, ¿cómo ejercerá su liderazgo?* Este liderazgo Ético se ejerce desde la persona a personas y evidentemente no es fácil encontrar o construir modelos de liderazgo,

---

[387] [11] Pérez-López JA. *Liderazgo y Ética en la dirección de empresas. La nueva empresa del siglo XXI.* Bilbao: Deusto; 1998. p. 26.

[388] Ibíd. Moreno Pérez CM. *El liderazgo ético fundamentado en virtudes.* p. 1-8.

[389] Ibíd. Moreno Pérez CM. *El liderazgo ético fundamentado en virtudes.* p. 1-8.

pero sí referencias de cómo otros líderes gestionan ese liderazgo Ético y por supuesto se pueden alcanzar cualidades comunes a los líderes, enfocadas hacia ese liderazgo Ético. Así Bennis[390] las relaciona en: cualidades, ingredientes comunes y retrato del líder.

- Cualidades:
  - Integridad.
  - Dedicación.
  - Magnanimidad.
  - Humildad.
  - Apertura mental.
  - Creatividad.
- Ingredientes comunes:
  - Visión.
  - Pasión.
  - Integridad.
  - Confianza.
  - Curiosidad y atrevimiento.
- Y por tanto el retrato que conforman es:
  - tienen un gran interés por conocerse a sí mismos.
  - tienen un sentido de propósito fuertemente definido.
  - poseen la capacidad para generar y mantener la confianza.
  - tienen una fuerte inclinación a la acción.

Llegados a este punto podríamos preguntarnos sobre qué virtudes deben poseer los directivos de las Organizaciones para alcanzar un liderazgo Ético. Según Savater[391] la función de este liderazgo Ético se puede llevar a cabo siguiendo las virtudes que le son propias: la audacia, la capacidad de identificar el bien común, la prudencia, la responsabilidad, la eficacia, la capacidad de identificar la utilidad social de la organización, la justicia, la prudente asunción de riesgos, la confianza y la integridad profesional. El buen líder Ético, basado en virtudes,

---

[390] Bennis W. *Dirigir personas es como adiestrar gatos. Sobre el liderazgo.* Madrid: Editorial Centro de Estudios Ramón Areces; 2000. p. 51, p. 89-90, p. 137-138.
[391] Savater F. *Ética para la empresa.* Barcelona: Conecta Ed.; 2014. p. 3-4.

debe ejercer un comportamiento que se sustente en: el respeto a las personas; en la capacidad de inspirar a su equipo y que se traduzca en una inspiración a toda la Organización; en saber formular las propuestas y las expectativas de forma clara y apoyadas en las virtudes; en saber compartir el poder y toda su capacidad; en estar en disposición activa a formarse para tener una visión coherente, realista y clara; en preocuparse por las personas y mantener las relaciones humanas a ser posible cara a cara; en mostrar interés por el desarrollo de las personas y en favorecer un ambiente profesional Ético basado en virtudes en todas las vertientes profesionales.

Bajo estas premisas el enfoque que se debe dar a la Organización farmacéutica colegial podría pensarse que está fuera de lugar o es inalcanzable, pero nada más lejos de ello. Numerosos estudiosos de la dirección Ética centrada en valores y yendo más allá, en virtudes y en el desarrollo y puesta en práctica del liderazgo Ético, y del "management" Ético, han desarrollado líneas de pensamiento y prácticas aplicables a las Organizaciones. Entendemos que la Organización farmacéutica colegial debe enfocar el ejercicio de sus órganos de dirección y a sus líderes hacia este camino, implicando a sus responsables en el conocimiento de estos aspectos y desarrollándolos de forma activa en la Organización, incluso con la aportación de asesores externos cualificados que encaminen las tareas de los directivos colegiales hacia esta excelencia en sus obligaciones como líderes colegiales centrados en virtudes. Como comenta Melé[392], *las competencias morales, incluidas el carácter y las virtudes, tienen una importancia especial en el liderazgo. El carácter influye en la visión, objetivos, estrategias, percepción y otras dimensiones clave del líder.* La cualidad más importante de un buen líder es su disposición a servir a los demás, para lo cual se necesita un interés genuino en las personas y ayudarles a alcanzar objetivos encomiables. Otras cualidades morales esenciales para el liderazgo, como ya hemos indicado más arriba, son: responsabilidad, honradez, lealtad, compasión, gratitud, solidaridad, valor, paciencia, constancia e integridad. Es importante contemplar en el horizonte el liderazgo Ético fundamentado en virtudes porque, lo que cuenta, realmente, son las personas. Y si no hay virtud, ¿dónde queda la persona? Si la dirección centrada en valores y el liderazgo fundamentado en virtudes no se llevan a la práctica, ¿de qué nos sirven?

---

[392] Melé Carné D. *Management EthicsPlacing Ethics at the Core of Good Management.* Londres: Palgrave Macmillan; 2012. p. 32.

7.3. UNA PROPUESTA DE FUTURO: LA DIRECCION COLEGIADA DE LA CORPORACIÓN FARMACÉUTICA

En nuestra profesión farmacéutica disponemos de estructuras de rango superior: los Colegios profesionales, objeto de este trabajo, y que son las que agrupan a los profesionales que la ejercen. Hemos venido desgranando en este trabajo una serie de cuestiones, más o menos críticas sobre cómo se adaptan los Colegios a la evolución de la sociedad, si realmente evolucionan con ella y si se enfrentan a los muy diversos dilemas, especialmente Éticos que la sociedad, los clientes-pacientes o usuarios plantean en este nuevo milenio. Nosotros creemos que deben cambiar algunas cuestiones para que sean más eficaces, más profesionales, más indispensables, menos cuestionados en sus actividades, más participativos, más atractivos para todos sus miembros incitándoles a ser más colaborativos con la Institución siendo, más valorados por las Administraciones Públicas, pero sobre todo más Éticos. No sabemos si realmente estamos alineados en nuestras profesiones con los Colegios, aunque pueda resultar duro admitir esta reflexión. Es una cuestión importante y seria. No deseamos ser radicales falsos profetas, pero creemos firmemente que hay que cambiar y gran parte del cambio se encuentra en la dirección de estas instituciones, en escoger el mejor modelo de Buen Gobierno. Los avances que se han producido en el estudio y aplicación del Buen Gobierno Corporativo y en la dirección estratégica en las empresas, en las escuelas de negocio, son perfectamente adaptables a estas instituciones. Así lo creemos, como también creemos que es preciso despertarse del cierto letargo que nos consume. Entendemos que puede resultar un tema árido, porque es un tema de gobierno, pero es muy necesario reflexionar sobre él para implantarlo.

7.3.1. El modelo de Gobierno colegiado

De la democracia se suele decir que es el "menos malo" de los sistemas de gobierno. Y, sin embargo, a nadie se le ocurriría dirigir una empresa o una institución preguntando todo a todos y optando simplemente por lo que decide una mayoría. Tampoco la autocracia parece la forma más adecuada de gobernar una empresa o una institución, ni siquiera cuando el líder es justo y competente. No hace falta viajar a los periodos más oscuros de la historia para concluir que los personalismos tienden a degenerar en patologías como la opresión y la tiranía o, en el mejor de los casos, en una dirección con estrechez de miras importante.

Como bien comentan Calleja y Rovira[393]: *a medio camino entre dos formas de gobierno, extremas y radicalmente opuestas, como son la democrática y la autocrática, la dirección colegiada combina las ventajas de los sistemas democráticos y colectivos (participación, pluralidad, búsqueda del bien común...) con la operatividad y capacidad ejecutiva de un liderazgo más personalista (poder de decisión, rapidez, eficacia...). Además, promueve la representación y la concurrencia de distintos puntos de vista, incluidos los minoritarios. Es el "areté" de los atenienses, una aristocracia del talento.*

La colegialidad está incluida por definición en muchos gobiernos de Organizaciones como por ejemplo el Consejo de ministros o los Colegios profesionales, el problema es que muchas veces queda simplemente como una especie de aditamento, porque en realidad la verdadera colegialidad implica una gran unidad de propósito y de criterio sobre cómo alcanzarla entre sus miembros. Para que un gobierno de una institución o de un Consejo de Administración sea realmente colegiado no solo se necesita una decisión unitaria final, sino un proceso interno que contemple todos los puntos de vista, que se transmita el espíritu de la institución de forma clara y se escuche a todos respetando el ámbito propio de libertad y autonomía, creando un ambiente de comunidad. En realidad, los resultados de las votaciones son la expresión cuantitativa de cuestiones cualitativas.

En el Buen Gobierno o Dirección colegiados, el término colegiado, no significa exclusivamente democrático. Como indica Argandoña: *Lo que convierte a un gobierno en 'colegial' es la forma de decidir internamente del grupo, el modo de hacer participar y el grado de unidad de fines y de experiencias*[394] . La forma de actuar de un Gobierno Colegiado es la de alejarse siempre del personalismo, de ese fatídico dicho de que "el jefe es el que lo sabe todo y lo decide todo", y de la fórmula de gobierno democrático exclusivo, del que se diferencia porque exige más concurso y mucha más ponderación, visión y equilibrio por parte de todos. Y la clave se encuentra en que, *tras una votación, la fracción perdedora no solo no se sienta irremediablemente excluida, sino que su concurso sea útil*[395]. Eso se puede consigue cuando los miembros del colegio que deben tomar la decisión tienen unidad de propósito y, muy importante, también de criterio operativo para alcanzar los objetivos. En el caso de un gobierno de tipo personalista, éste se encuentra más enfocado y de

---

[393] Calleja LM y Rovira M. *Gobierno institucional. La dirección colegiada.* Pamplona: EUNSA; 2015. p. 39.

[394] Argandoña A. *El buen gobierno colegiado.* [Internet] Blog de Economía y Ética. 2016. [consultado el 15 de junio de 2019]. Disponible en: https://blog.iese.edu/antonioargandona/2016/09/19/el-buen-gobierno-colegiado/

[395] Ibid. Argandoña A. *El buen gobierno colegiado.*

forma casi exclusiva para situaciones de urgencia, o en casos muy especializados, en los que sea el criterio técnico del experto es el decisivo. En el caso de un gobierno democrático, su utilidad se encuentra más enfocada hacia temas básicos de justicia, pero tal y como hoy está pensada la democracia, se constituye en un sistema de pura exterioridad ya que se desarrolla bajo la idea de libertad absoluta y omnímoda sin otras ataduras que las indispensables, por eso ha conducido a regímenes de gobierno volcados hacia una vigilancia total, al control total, por la desconfianza que ha ido generando. En cambio, el Gobierno Colegiado es el adecuado para todos los asuntos de criterio, sin entrar en detalles ejecutivos, que se delegarán en los que tengan que poner en práctica lo que se haya decidido de manera colegiada. Esta fórmula de gobierno institucional puesto que exige más concurso de todos provoca que todos los miembros de la institución se involucren más y no se conviertan en meros "pasotas" o "comparsas", cuestión que se suele producir de manera reiterada en las Instituciones colegiales profesionales.

Ya hemos comentado antes que la colegialidad evita el autoritarismo y la tiranía, aunque exige que haya unidad y acuerdo leal de fondo y forma y que todos participen y no se sientan eliminados. Como afirma Alvira[396], *consigue que la organización sea eficiente, eficaz y a la vez con un profundo arraigo humano en todos los aspectos* (visión antropológica). *Pero para ello es preciso introducir dos factores primordiales: INTERIORIDAD (algunos la llaman ahora el factor Ético, aunque no sólo es Ético) y PRIMACIA DEL SABER con el objeto de lograr una legitimación de nombramientos para el Buen Gobierno de la institución.* Los objetivos exclusivamente personales y las llamadas agendas ocultas cuadran mal con esa forma de gobernar, por la falta de integración, participación y colaboración de quienes se aferran a ellas.

Sintetizando podríamos decir que el Gobierno Colegiado sería el arquetipo del trabajo en equipo, participativo, respetuoso con las minorías, procurando la continuidad y sostenibilidad, con el consenso lógico de sus miembros y teniendo muy claros los fines y los medios para conseguirlos, la misión y los valores. El Gobierno Colegiado evita absolutizar de forma vertical un único principio, excluyendo a los otros, muy al contrario, es horizontal (transversal) pretende unir, integrar a todos, une sin necesidad de hacer cuentas, sin rendirse a los votos. Este sistema de dirección, para un trabajo en equipo, por ejemplo, se alimentaría de la

---

[396] Alvira R. *No hay buen gobernante sin formación humanista. La propuesta clásica ante el futuro fracaso del futurismo económico.* Cultura Económica. 2017; 35 (93): 119-137.

convivencia profesional que es fruto y condición de un buen hacer colectivo que busca la excelencia. Aunque sí resulta muy importante buscar el modo específico para cada institución y circunstancia, esta suele ser una cuestión que resulta crítica para lograr el éxito y es precisa también una capacidad de adaptación.

Un Colegio profesional, como es el farmacéutico, puede ser un buen arquetipo para formar un gobierno de los que saben, no simplemente de los que han sido elegidos por convencer con discursos más o menos demagógicos y que muchas veces desconocen cómo desarrollar un Buen Gobierno. Es una institución que puede desarrollar un gobierno integral que incluya todos los aspectos y, por tanto, de forma absolutamente central los personales y sociales, pues la antropología es un factor determinante. Todos en la Organización han de sentirse servidores, comprometidos y participativos. Colegio y colegiado no solo casan semánticamente.

7.3.2. El Gobierno colegiado

Resulta bastante difícil tomar decisiones, pero es mucho más difícil tomar decisiones por unanimidad y además esto resulta muy poco conveniente, pues rompe la libertad y probablemente las buenas relaciones humanas. Comenta Alvira[397] que *la libertad es una unidad tridimensional, implica: apertura, actividad y posesión, dándose las tres dimensiones tanto en la esfera interna como en la externa, ello implica que sea preciso también renunciar a la imposición que convierte al otro en un mero instrumento*. Ya señaló Sócrates que conocer a fondo a los seres implica respetarlos, dejar que sea transparente su verdad, sin forzarla. De alguna manera, la colegialidad busca cuál es la mejor acción, siempre el bien lo bueno, busca la excelencia y la fórmula más conveniente y posible para un determinado fin. Así un Gobierno Colegiado es un instrumento muy adecuado para integrar toda acción con un sentido de futuro, algo que no sólo resulta básico para la empresa, sino que también resulta muy adecuado para una Corporación profesional.

Creemos que en los Colegios profesionales de farmacéuticos se debe implantar, de una manera real, la fórmula del Gobierno Colegiado, en toda su extensión no solo de nombre, puesto que son Organizaciones de rango superior que reúnen a los profesionales de unas determinas actividades y permite que el Colegio introduzca sus propios requisitos. Los miembros del órgano colegiado deben gozar de la máxima calificación profesional en las materias propias y al presidente se

---

[397] Alvira R. *Sobre el origen del ser humano*. Naturaleza y libertad. 2020; 13: 23-34.

le suele considerar una especie de "primus inter pares", es decir: se otorga a las jefaturas una primicia honorífica, sin superioridad efectiva sobre los demás en el ejercicio, pero sí con una capacidad decisora. Insistimos que debe ser una dirección de gobierno colegiada pues como dijimos al principio, muchos órganos de gobierno que se definen como colegiados no son tales, sino que bien actúan simplemente democráticamente (en una especie de "democrativismo" exclusivo) o como meros asesores del presidente (con lo que se enfocan a un personalismo). Una gran importancia tiene el estilo del presidente en la consecución del estilo colegiado de gobierno. Deseable es que quien presida la institución disponga de la claridad intelectual suficiente para que pueda darse tratamiento distinto a cosas distintas, así como ciertas capacidades diplomáticas; ejerce el liderazgo sí, pero con esta fórmula lidera sirviendo al conjunto del gobierno colegiado, realmente es un servidor. El presidente precisa de al menos un mínimo marco de colegialidad en la definición del propósito del colegio, determinación clara de la misión y los valores, reglas básicas para la toma de decisiones y tratamiento de las disidencias o posiciones minoritarias[398]. Cierto es que bajo condiciones de Gobierno Colegiado pueden aparecer peligros si éste no es ejecutado correctamente, como que prevalezca el personalismo o la tiranía al forzarse el peso del presidente o riesgos de lentitud en la defensa de principios, o que impere en la decisión el tono de voz o un desequilibrio en el órgano que pasa a convertirse en un mero séquito del líder. Pero si ese Gobierno Colegiado se dirige a tratar lo más importante como es la alta gestión, las políticas profesionales y la política interna, la coordinación, el debate, la deliberación, el contraste de pareceres, patrocinar, orientar o impulsar, elaborar la estrategia, entonces el gobierno colegiado funcionará. Queda liberado de las decisiones de la gestión corriente, de lo que no requiere debate, opinión o parecer, de lo que es meramente operativo. Tengamos en cuenta que la adaptación no es fácil, la consecución del objetivo debe orientar a los responsables a establecer los procedimientos necesarios y que tengan en cuenta que el Gobierno Colegiado en una institución colegial profesional, se enfoca notablemente a los aspectos antropológicos, pues se dirige a profesionales, a personas.

No hace mucho tiempo que se estudian estos temas de desarrollo de fórmulas de gobierno más participativas, menos democrativistas a ultranza o hacia posiciones autocráticas, pero por desgracia muchas veces se hacen bajo un enfoque excesivamente normativista, bajo la única creencia de que la clave está exclusi-

---

[398] Ibíd. Calleja LM y Rovira M. *Gobierno institucional. La dirección colegiada.* p. 46.

vamente en las reglas y nada más lejos de la realidad. Las reglas obviamente son importantes, pero no deben ser ni exclusivas ni excluyentes, por ese camino jamás se conseguirá un Gobierno Colegiado. Por otra parte, en ocasiones, muchas de estas reglas se construyen bajo un prisma totalitarista u opresivo en la dirección que es un "invento" de nuestro tiempo para justificar el fracaso de la exclusividad democrática. Esto lo ataja de forma frontal el gobierno colegiado porque evita que para la dirección todo sea políticamente relevante y merezca igual atención. El Gobierno Colegiado siempre trata de racionalizar, debatir, priorizar, separar, no entrar en cuestiones secundarias, manejar las disensiones, integrar, aprender a conocer la prudencia de gobierno para obtener lo máximo posible en cada circunstancia y ocasión, y tratar de modo diverso a las cosas que son distintas. La ciencia real del Buen Gobierno está en la ciencia de lo importante[399].

7.3.3. *Condiciones para implantar un Gobierno colegiado*

Uno de los grandes estudiosos del gobierno colegiado, el profesor del IESE Luis Manuel Calleja (fallecido en 2020) lo compara con la consecución de la salud[400]. *La curación de cualquier dolencia no se logra con cualquier fármaco ni la salud integral es la abundancia de medicamentos. Por el carácter prudencial los métodos de gobierno no son, por tanto, aplicables en cualquier caso y circunstancia; además ningún modelo de gobierno o herramienta usada suplanta la falta de habilidad u oficio de la persona de vértice. Es útil considerar los procedimientos de implantación del gobierno colegiado como si fuesen fármacos y observar: su composición, posología, indicaciones, contraindicaciones, efectos secundarios.*

La labor de adaptación de este modelo en un Colegio profesional no es una tarea sencilla, pero como en las matemáticas, el concepto de límite con tendencia de la variable al infinito significa que hay que procurar dirigirse a ello, fijar el rumbo en esa derrota, ser ambicioso y a la vez saber abandonar la batuta para no molestar a la orquesta cuando no escogimos bien el camino, los fines y los medios y rectificar e intentar concretar hacia lograr resultados. Como decíamos antes, los procedimientos, el modelo conceptual de la institución profesional, la misión y los valores y su aplicación concreta, la estrategia, son claves y además en esta fórmula de gobierno los supuestos antropológicos (referidos a las personas) son de primera importancia, si no se tienen en cuenta la fórmula escogida fracasará.

---

[399] Ibíd. Calleja LM y Rovira M. *Gobierno institucional. La dirección colegiada.* p. 34.
[400] Ibíd. Calleja LM y Rovira M. *Gobierno institucional. La dirección colegiada.* p. 44.

Tal y como señalan Valero y Taracena[401], es necesario evaluar una serie de condiciones para analizar la oportunidad de constitución de un Gobierno Colegiado: eficacia frente a objetivos o problemas, profesionales en el caso de los colegios profesionales; eficacia respecto a la proporcionalidad entre efectos y recursos necesarios; adecuación a las capacidades personales del cuerpo directivo; y adaptación a las circunstancias.

1- Eficacia frente a objetivos o problemas, profesionales en el caso de los Colegios profesionales farmacéuticos

En esta condición, Organizaciones o Instituciones que tengan finalidades o compromisos complejos, desarrollables en plazos largos, con historia, derechos e intereses institucionales afectados, con repercusiones colaterales profundas y de gran impacto social en el público de interés y en los grupos de interés (*stakeholders*), con suficiente densidad cultural y con una unidad de principios, serían las instituciones que mejor se adaptarían a un Gobierno Colegiado. En el caso de los Colegios de farmacéuticos y del Consejo de Colegios, se cumple prácticamente en su totalidad esta premisa que proponen Valero y Taracena.

En las tres familias en las que se pueden clasificar los modos de gobierno[402]: personalista o decisionista (según la indicación de Carl Schmitt[403], en la que se producen consecuencias que yacen en el intento de crear un domino de decisiones morales absolutas autoritarias e indisputables en la vida política) o autocrático, democrático o colectivo y colegiado o aristocrático; en el primero es un gran jefe el que decide, aunque pueda incorporar cierto grado de democracia formal y de colegialidad, pero ésta no es completa. En uno democrático se usan criterios de igualdad y juego de mayorías, lo que puede conducir a simplicidad en las decisiones o a consensos poco resolutivos. Por el contrario, en uno colegiado, se atienden a las opiniones de cada uno de los miembros de gobierno, tratando de racionalizar los debates y argumentos según el asunto de que se trate, de esta forma las decisiones finales, aunque las tome una persona, ésta las toma teniendo en cuenta las opiniones y el consejo debido dentro del Gobierno Colegiado y se incorporarán las ideas particulares conceptualmente y no como un ecléctico pun-

---

[401] Valero A y Taracena E. *Una escuela de pensamiento político para la alta dirección.* Pamplona: EUNSA; 2000.

[402] Ibíd. Calleja LM y Rovira M. *Gobierno institucional. La dirección colegiada.* p. 38.

[403] Schmitt C. *El concepto de lo político.* Madrid: Alianza Ensayo; 2014. p. 128.

to medio. Es Spaeman quien apunta que[404] *nadie confiaría algo serio personal a un comité, sino en quien lo encabece ayudado por tal comité.* Colegialidad en suma ya que un tratamiento colegiado de un asunto tiene cierto componente democrático e incluso en parte es revisionista (personalista) en tanto en cuanto se vote y haya una personalización última de la decisión.

2- Eficacia respecto a la proporcionalidad entre efectos y recursos necesarios

En esta segunda condición que nos proponen Valero y Taracena, es necesario evaluar los efectos, es decir, el avance en profundidad según los fines propios de la Institución o la mejora en la justicia y la eficacia en posibilitar una consideración más cabal y profunda de los antecedentes y de las repercusiones de las decisiones que se tomen y de las posteriores acciones que se deriven de ellas. Como el tiempo es un aspecto determinante en algunas decisiones habrá que tomar la decisión de escoger el modo adecuado de gobierno, puntualmente, para aquellos asuntos que lo requieran, ya que el modo colegial es algo más lento, pero no impide que para asuntos técnicos de decisión urgente se pueda escoger un modo personalista o uno democrático con el objetivo de tomar con cierta rapidez la decisión.

Hay que valorar el coste oportunidad, es decir, qué se dejaría de hacer por implantar la colegialidad, por eso esto es algo que permite a la Organización escoger el modo colegial para los asuntos de fondo, que sean serios con metas y criterios generales que afectan a la misión, visión y valores de la organización, al Buen Gobierno Corporativo y de futuro, a la propia estrategia corporativa, en resumidas cuentas. La eficacia se valoraría pues en lo que podamos ganar en continuidad a cambio de la lentitud decisora. Normalmente es más alta la eficacia si se consiguen los fines en unas condiciones de adhesión y con planes de desarrollo que sean políticamente necesarios para el buen desempeño en la institución y en las personas (carácter antropológico). Esta condición nos permite saber a qué nivel jerárquico lo queremos implantar en la organización[405].

3- Adecuación a las capacidades personales del cuerpo directivo

Esta resulta ser la condición más decisiva para lograr el Gobierno Colegiado. Suele ser un proceso algo lento la transformación hacia un gobierno colegiado y

---

[404] Spaemann R. *Confianza*. Empresa y Humanismo. 2005; IX (2): 131-148.
[405] Ibíd. Calleja LM y Rovira M. *Gobierno institucional. La dirección colegiada.* p. 43.

todo dependerá de cómo sea el cuerpo directivo en una junta de gobierno de un Colegio Oficial de farmacéuticos o un Consejo General y cómo arraigue esta fórmula en la cultura de la dirección. La fórmula radica en saber elegir a las personas, pues en éstas se deben apreciar tanto sus capacidades directivas como sus aptitudes para trabajar en un comité colegiado y no siempre ambas se presentan juntas. Por tanto, se requiere formación. Hay que intentar lograr la adecuación entre los objetivos propuestos para el Gobierno Colegiado y las capacidades de los hombres y mujeres que lo deben componer, intentando lograr un equipo equilibrado, formado por personas de capacidades diferentes pero complementarias, formándose *"on the job"* (una formación en el puesto)[406], no olvidando aspectos como la dimensión de la organización, el papel de determinadas personas en ella, las relaciones amistosas o las fricciones entre la diferentes personas del equipo, la capacidad y la proactividad de poder realizar un trabajo en equipo, la valoración de las disensiones, etcétera. En realidad, es preciso todo el conjunto de requisitos, no sólo un mero trabajar en equipo porque no conseguiría implementar un buen Gobierno Colegiado. Aquí el líder (el presidente) es el que juega un papel importante, el líder debe saber diferenciar entre lo que es disensión y lo que es deslealtad de algún miembro de su junta de gobierno y de ello debe dar ejemplo porque esta distinción no se puede normativizar, es algo de sentido común y que exige criterio y además refleja la verdadera confianza en los miembros que manifiestan su punto de vista sobre las cuestiones a debatir[407]. Pero es que además las opiniones disidentes (que no son las desleales) pueden cumplir una función positiva en la organización; como afirma Rick Warren[408]: *si eres líder, no te debes preocupar por los que no quieren involucrarse. Trabaja con aquellos que se quieren involucrar. Estos son los que realmente funcionan.*

4- Adaptación a las circunstancias

La riqueza de circunstancias que pueden presentarse suele ser grande y en muchas ocasiones imprevisible, por eso se requiere el don de la oportunidad, tanto

---

[406] Ibíd. Calleja LM y Rovira M. *Gobierno institucional. La dirección colegiada.* p. 45.

[407] Spaemann R. En su excelente artículo *Confianza,* fruto de la conferencia que impartió en Madrid el 19 de mayo de 2005, habla del sentido y del concepto de la confianza e indica la famosa frase de Lenin: "La confianza es buena, el control es mejor" para hacer ver que esa virtud en el líder, pero también en los miembros del equipo, no se cumple bajo esa premisa leninista, más que en casos muy excepcionales en los que el vocablo "mejor", no se entiende en el plano moral, sino exclusivamente en el de "más" eficiente, desasido de toda condición moral. "Porque el control sin confianza, como comenta Spaemann, realmente no es eficiente. La confianza es por principio inevitable. Al que rehúye confiar en los demás, no le queda más que un remedio: suicidarse".

[408] Warren R. *Liderazgo con propósito.* Grand Rapids (Mi). Editorial Vida Zondervan; 2005. p. 27.

estructural como situacional, es decir, saber adaptarse al medio. Tolstoi decía[409]: *es muy fácil escribir leyes, pero gobernar es difícil.* De alguna manera estamos ante los condicionantes debidos al tipo de objetivos, misiones y valores, estrategia y todos aquellos problemas que resolver. El problema no es realmente implantar un modo de gobierno, sino tener los socios adecuados que tengan tal unidad de propósito que posteriormente permita el implantar un Gobierno Colegiado. La participación es una circunstancia de suma importancia porque une y hace propio, viviéndolo, lo que es objeto en común de los integrantes. Por saberlo compartir con los demás, lo hace objeto de su propia vida. Alvira comenta[410]: *vivir algo es la forma más radical de participar ya que participar no es simplemente ejecutar algo, es tener, ejecutar, cumplir una parte materialmente, pero vivir el todo con la cabeza y con el corazón. Hacerlo propio sin que por eso deje de ser de los demás. Al contrario, sólo es propio si se comparte.*

La decisión de gobernar colegiadamente, por tanto, está relacionada principalmente con el objeto a gobernar y con la presidencia de la Institución; en segundo lugar, con las personas disponibles y que sean aptas para este modo de gobierno. Se debe contar con una tradición previa que facilite la incorporación, la formación previa y la disposición a actualizar esa formación durante su dedicación a las tareas de gobierno y el trabajo tanto personal como coordinado de sus miembros. Es necesaria una selección de las circunstancias y situaciones que aparecen en el gobierno para enfocarlas al trabajo de lo importante. De esta manera, con todo este sustrato, el marco de acción, las reglas de funcionamiento y el procedimiento de toma de decisiones, sí se puede ser operativo en un Gobierno Colegiado, aunque sea necesario más trabajo y algo más de tiempo para que sea eficaz.

El gobierno colegiado mejora, habitualmente a las propias personas que lo constituyen, provoca que el último fondo de las acciones y sus consecuencias sea un eco de la rectitud moral de las personas (INTERIORIDAD, con ciertas resonancias éticas)[411]. Por eso, lo positivo o negativo, tanto para los ejecutores de las acciones como para aquellos en quien repercuten (*stakeholders*), dependerá en gran parte de las cualidades personales de quien actúa. Un órgano de gobierno, como afirma Ponz[412], *ha de confiar en las personas y saber distribuir funciones y res-*

[409] Tolstoi L. *Guerra y Paz.* (1865).
[410] Llano A, Alvira R, Calleja T et al. *El humanismo en la empresa.* Madrid: Rialp; 1992. p. 1-128.
[411] Ibíd. Calleja LM y Rovira M. *Gobierno institucional. La dirección colegiada.* p. 36.
[412] Ponz F. *Principios fundacionales de la Universidad de Navarra.* Anuario de la historia de la Iglesia. 2001; 10: 643-688.

ponsabilidades. La confianza, como ya hemos indicado anteriormente, es la virtud por principio inevitable, como afirma Spaemann[413] y es preciso abandonarse a ella para evitar quedarse consigo mismo. Gobernar supone concertar voluntades; tender a que se comprendan los criterios y disposiciones de gobierno, más que a imponerlos; explicar medidas que contradicen propuestas o recaban sacrificios. Los asuntos se deben exponer de forma sencilla, veraz, objetiva, sin dramatismos, falseamientos, ni actitudes maniobreras. La decisión justa no se alcanza por la destreza en la pugna entre los intereses en conflicto, sino mediante el estudio sereno y la ponderación de las cuestiones argumentos y circunstancias. La medida adoptada no tiene por qué contentar a todos, pero aquellos a quienes no contente no deben sentirse irremediablemente excluidos porque en realidad, han participado y ha sido útil su concurso, y además porque el ejercicio de la decisión se ha llevado a cabo de manera colegiada. Cuando se gobierna hay que procurar sembrar paz, serenidad, sosiego, alegría, visión positiva y esperanzada, aliento y optimismo. Procurar resolver problemas y no inducir estériles nerviosismos o debates infructuosos. Con fortaleza se ha de impulsar el trabajo, exigir el cumplimiento del deber, y corregir deficiencias o errores. Hay que disponer de valentía y desprendimiento de sí mismo, ser generosos y hacerlo con el convencimiento de que se está implicado en una tarea que merece la pena transmitir a los que vienen detrás.

La colegialidad encierra la riqueza de la profesionalidad de sus componentes, que ven en el gobierno una manera de servir. No es una táctica, sino una actitud básica: la de la unidad de criterio, de responsabilidad solidaria y complementación[414].

La colegialidad logra combinar las ventajas del gobierno "monárquico" o autocrático, pues resulta imposible organizar nada si no está claro quién tiene la última palabra, con las del mejor gobierno "aristocrático" (aristocracia del talento, el "areté" de los atenienses) ya que se ha de seleccionar a los que de verdad saben sobre la materia en cuestión y con la deseable participación "popular", pues la finalidad de un Buen Gobierno Colegiado es el bien común que incluye aspectos desde la atención personal a los diversos interesados (*stakeholders*) hasta la generación de beneficios justos en todos los órdenes y esto sólo se puede llevar a cabo desde la participación. Un gobierno que apunta en la dirección de la eficacia, del deseo de mejorar, de consolidar la misión y los valores de la institución, que mira

---

[413] Ibíd. Spaemann R. *Confianza*. p. 131-148.
[414] Ibíd. Calleja LM y Rovira M. *Gobierno institucional. La dirección colegiad*. p.135.

en el largo plazo y con una justa y adecuada estructura participativa basada en la confianza y en las aportaciones de todos[415].

Por todo lo reseñado en los párrafos anteriores y de acuerdo con Calleja y Rovira, consideramos que la fórmula de gobierno en colegialidad es la forma más apropiada para la sostenibilidad de las organizaciones y la perspectiva de futuro, objetivo prioritario del gobierno corporativo. Por ello, en el caso de los Colegios profesionales, una forma de hacer mucho más atractiva la participación, la credibilidad y la confianza en el propio Colegio. Esta es una gestión del cambio de gobernanza deseable para las corporaciones profesionales.

Después de años de fomentar la idealización del líder empresarial y social se ven indicios de vuelta a la sabiduría del Gobierno Colegial, tanto en instituciones sociales como en las instancias de gobierno corporativo de firmas profesionales, instituciones, organizaciones profesionales y empresas[416].

---

[415] Ibíd. Alvira R. *No hay buen gobernante sin formación humanista. La propuesta clásica ante el futuro fracaso del futurismo económico.* p.125.

[416] Ibíd. Calleja LM y Rovira M. *Gobierno institucional. La dirección colegiada.* p. 148.

CAPÍTULO 8
A MODO DE CONCLUSIÓN

El trabajo de los Colegios profesionales siempre ha estado enfocado hacia la propia profesión y por supuesto, hacia los destinatarios de los servicios profesionales que realizan sus propios colegiados. Bien es cierto que las propias profesiones constituyen un agente más del mercado, pero los Colegios son los que deben buscar siempre entre sus profesionales, unos comportamientos basados en la Ética de la verdad que dispongan de tres raíces muy interdependientes: bienes que sean bienes verdaderos, servicios que sirvan correctamente a la comunidad, riqueza que sea distribuida con justicia y trabajo bueno, digno y que sea valorado en su justa medida. Deben tener presente y transmitir a sus profesionales que la justicia es una virtud que supone un aprendizaje para relacionarse con los demás, ya sea con el resto de los profesionales con quienes interactúan, como con los receptores de sus servicios, los ciudadanos. Decía el profesor Rafael Alvira que uno de los principios básicos en las profesiones, aparte de la autonomía, es la libertad y no se puede ser libre si no se es capaz de renunciar y de aceptar limitaciones equilibradas y lógicas. Un buen líder colegial es aquel que es capaz de renunciar, de aceptar las limitaciones y de obedecer a la verdad práctica, pues será entonces el que tenga la capacidad de decidir de forma correcta para el bien de todos los *skateholders*.

Los profesionales colegiados están obligados moralmente a desempeñar su actividad bajo la premisa de ofrecer garantías de conocimiento fundamentado y bien obrar en sus servicios a la comunidad, siempre bajo aspectos como son: la independencia de criterio o autonomía facultativa, la ética de la responsabilidad y de la integridad y la aceptación del control del ejercicio profesional que le exige la pertenencia a su Colegio profesional, ya que es éste el que se debe encargar, de modo equilibrado, objetivo, moral y justo, de la ordenación del ejercicio, de la representación de los intereses profesionales de todos los colegiados y también de la protección de los ciudadanos receptores de sus servicios y además debe ejercer el liderazgo ético en la profesión.

Este libro terminé de escribirlo en Fuenterrabía, frente al mar, el 27 de agosto de 2022 celebración de Santa Mónica, madre de San Agustín, día de mi cumpleaños también. El ejemplo de perseverancia y confianza en Dios de una madre santa, ha sido de gran inspiración para mí.

ÍNDICE DE ABREVIATURAS

ACE: Áreas de capacitación específica

ACPE: Accreditation Council for Pharmacy Education

AEMPS: Agencia Española de Medicamentos y Productos Sanitarios

BIR: Biólogo Interno Residente

CA: Comunidad Autónoma

CCAA: Comunidades Autónomas

CE: Constitución Española

CGCOF: Consejo General de Colegios Oficiales de farmacéuticos

CNMC: Comisión Nacional de Mercados y Competencia

COF: Colegio Oficial de farmacéuticos

CSP: Code de la santé publique. Código de la Salud Pública

CTS: Sentencia del TS

DPC: Desarrollo Profesional Continuo

EA: Estatutos de Autonomía

EES: Espacio de Educación Europeo

EIR: Enfermero Interno Residente

ENAC: Entidad Nacional de Acreditación

FEFE: Federación de Empresarios Farmacéuticos de España

FIP: International Pharmaceutical Federation. Federación Farmacéutica Internacional

FIR: Farmacéutico Interno Residente

LCP: Ley de Colegios profesionales

LCSP: Ley de Contratos con el Sector Público

LGS: Ley General de Sanidad

LGUM: Ley de Garantía de la Unidad de Mercado

LOAPA: Ley Orgánica de Armonización del Proceso Autonómico

LSP: Ley de Sociedades profesionales

LTBG: Transparencia, derecho de acceso a la información pública y Buen Gobierno

MIR: Médico Interno Residente

OMS: Organización Mundial de la Salud

OTC: Over de counter. Venta Libre

PGEU: Grupo farmacéutico de la UE

QUIR: Químico Interno Residente

RAE: Real Academia Española de la lengua

RD: Real Decreto

RDL: Real Decreto Ley

SNS: Sistema Nacional de Salud

STC: Sentencia del TC

STS: Sentencia del TS

TC: Tribunal Constitucional

TFUE: Tratado de funcionamiento de la UE

TICs: Tecnologías de la Información y Comunicaciones

TS: Tribunal Supremo

UE: Unión Europea

UP: Unión Profesional

VPC-r: Valoración periódica de la colegiación, recertificación